Mulligan
手法指南

一步步教你掌握 Mulligan 手法治疗精髓
（国际版）

超过 1500 张配图
（包括治疗师常见的错误图示）

（印）迪帕克·库马尔 (Deepak Kumar) 著
徐建武 李宏图 杨少峰 主译

Deepak Kumar
物理治疗专业硕士，印度物理治疗师协会会员，博士，前 Mulligan 疗法国际认证讲师

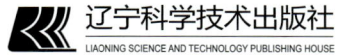

辽宁科学技术出版社
LIAONING SCIENCE AND TECHNOLOGY PUBLISHING HOUSE

图书在版编目（CIP）数据

Mulligan手法指南：一步步教你掌握Mulligan手法治疗精髓 /
(印) 迪帕克·库马尔 (Deepak Kumar) 著；徐建武等主译.
—— 沈阳：辽宁科学技术出版社，2018.3
 ISBN 978-7-5591-0683-4

Ⅰ.①M… Ⅱ.①迪… ②徐… Ⅲ.①推拿-研究 Ⅳ.①R244.1
中国版本图书馆CIP数据核字(2018)第062804号

Manual of Mulligan Concept
by Dr. Deepak Kumar
Copyright ©2015, Deepak Kumar
Originally published by Capri Institute of Manual Therapy
All Rights Reserved by Deepak Kumar
Published by : Capri Institute of Manual Therapy
179, Jagriti Enclave, Karkardooma,
Vikas Marg, New Delhi, INDIA
PIN: 110092
Ph.: +91 9312430264, +91 9810265641
e-mail : deepakcapri@gmail.com
web : www.capri4physio.com
ISBN : 978-81-930073-9-6
©Author

All rights reserved. No part of this publication should be reproduced, stored in a retrieval system, or transmitted in any form or by any means: electronic, mechanical, photocopying, recording, internet, scanning, e-mail, webinar, or otherwise, without the prior written permission of the authors. Every attempt has been made to trace and acknowledge copyright, but in some cases this may not have been possible. The publisher/author apologizes for any accidental infringement and would welcome any information to redress the situation.

注 意

本译本由 Dr. Deepak Kumar 和辽宁科学技术出版社完成。相关从业及研究人员必须凭借其自身经验和知识对文中描述的信息数据、方法策略、搭配组合等进行评估和使用。由于医学科学发展迅速，临床诊断和操作方法等尤其需要经过独立验证。在法律允许的最大范围内，出版社、译文的原文作者、译者及原文内容提供者均不对译文或因产品责任、疏忽或其他操作造成的人身及／或财产伤害担责害及／或损失担任，亦不对由于使用文中提到的方法、产品、说明或思想而导致的人身及／或财产伤害及／或损失承担责任。

版权所有　侵权必究

出版发行：辽宁科学技术出版社
　　　　　北京拂石医典图书有限公司
地　　址：北京海淀区车公庄西路华通大厦B座15层
联系电话：010-88019650/024-23284376
传　　真：010-88019377
E － mail：fushichuanmei@mail.lnpgc.com.cn
印　刷　者：北京天恒嘉业印刷有限公司
经　销　者：各地新华书店

幅面尺寸：185mm×260mm
字　　数：447千字　　　　　　　　　　印　　张：18
出版时间：2018年3月第1版　　　　　　印刷时间：2021年11月第2次印刷

责任编辑：李俊卿　　　　　　　　　　责任校对：梁晓洁
封面设计：咏　潇　　　　　　　　　　封面制作：咏　潇
版式设计：咏　潇　　　　　　　　　　责任印制：丁　艾

如有质量问题，请速与印务部联系　联系电话：010-88019750

定　　价：168.00元

献给我的妻子
Chanchal Kumar 夫人
我成功背后的女人

作者简介

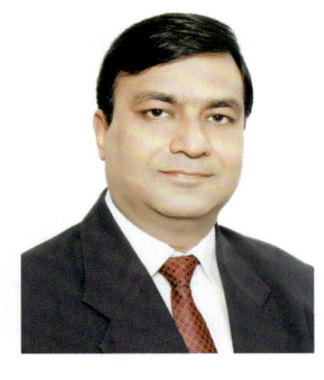

Deepak Kumar 博士，物理治疗专业硕士，印度物理治疗师协会会员，博士（前 Mulligan 疗法国际认证讲师）

Deepak Kumar 博士 1993 年毕业于国立研究所，2000 年完成运动物理治疗学硕士学习，2012 年获得 Mulligan 疗法博士学位。2002 年进入澳大利亚科廷大学主修推拿理疗。2006 年被印度物理治疗师协会授予杰出服务奖，2010 年成为印度物理治疗师协会名誉理事。目前担任印度各高校的临床教师和主考官。

他是前 Mulligan 疗法国际认证讲师，也是亚洲区 McConnell 手法资格认证讲师。在过去的 11 年间培训超过了 10000 名来自亚洲各名校的学生。在手法治疗、电疗及运动疗法领域拥有 12 项发明。主持 53 项研究项目且仍有新增。在各种地区、国内及国际会议（如 IFOMT、WCPT）上发表研究论文 34 篇，9 篇荣获一等奖、6 篇获二等奖。在核心期刊上发表论文 4 篇。Mulligan 疗法的相关新技术已被 Brian Mulligan 认可并在其第 5 和第 6 版的书中有所提及。

Deepak Kumar 博士在手法治疗教育方面有着丰富的教学、研究和临床管理操作经验。在过去的 25 年里与其团队共同治疗了超过 85000 名患者。作为卡普里推拿研究所的所长，其管理着超过 60 名理疗师和辅助人员。组织过上百次继续医学教育、研讨会、专题会议等，包括 2005、2006、2013 及 2014 年的国际手法治疗学会议。

创始人简介

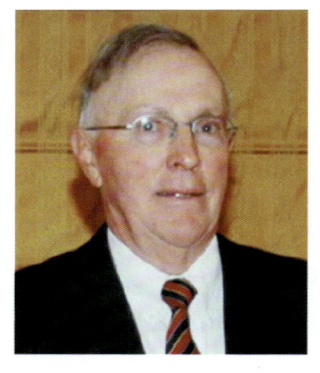

Brian R. Mulligan，新西兰物理治疗协会荣誉会员，物理治疗专业学士，Mulligan 疗法资格认证理疗师，Mulligan 疗法讲师协会创始人。

Brian R. Mulligan 是手法治疗学领域的传奇，1984 年他首创 Mulligan 疗法。1954 年毕业于新西兰物理治疗学校，成为一名物理治疗师。二十世纪六十年代由老师们如 Stanley Paris 引导其进入手法治疗领域。他的导师 Freddy Kaltenborn 以及 James Cyriax，Geoff Maitland，Robin McKenzie，Robert Elvey 对他在手法治疗领域的发展起到了不可估量的作用。直到 2000 年他才从惠灵顿的私人诊所退休。Brian1968 年加入新西兰手法治疗学会，1972 年开始他的国际教学之旅。1996 年他创建 Mulligan 疗法讲师协会，此时他已经在全球超过 20 个国家教学过。

Brian 不断完善了"动态关节松动术"和"疼痛释放技术"的手法治疗，并记录在他的第 6 版教材（2010 年 1 月 11 日出版）中。Mulligan 疗法是一种功能性且无痛的治疗方法。这种疗法包括很多自我治疗技术，Brian 已经详细记录在他的著作《自我治疗下背、颈椎、四肢》中了。

全球有超过 100 篇刊登在各类期刊上的学术文章已经证实了 Brian Mulligan 基于临床实践创立的"动态关节松动术"的良好疗效。

Brian 所获荣誉：

* 新西兰物理治疗师协会荣誉会员（1996 年）
* 新西兰物理治疗师协会终身会员（1996 年）
* 新西兰推拿治疗师协会终身会员（1993 年）
* 新西兰物理治疗学院终身会员（1998 年）
* 在出版的案例研究中获得卓越动态奖（1997 年）
* 世界物理治疗师联合会卓越奖（2007 年）
* 新西兰奥塔哥大学名誉教授

为了传播 Mulligan 疗法，Mulligan 疗法讲师协会已经拥有 20 个国家的 55 名讲师，而且振奋人心的是，Brian 直到如今依然在不懈传授着这门技术。

CMP CON 2014

首届国际认证 Mulligan 手法治疗师大会
2014 年 10 月 10 日，印度新孟买

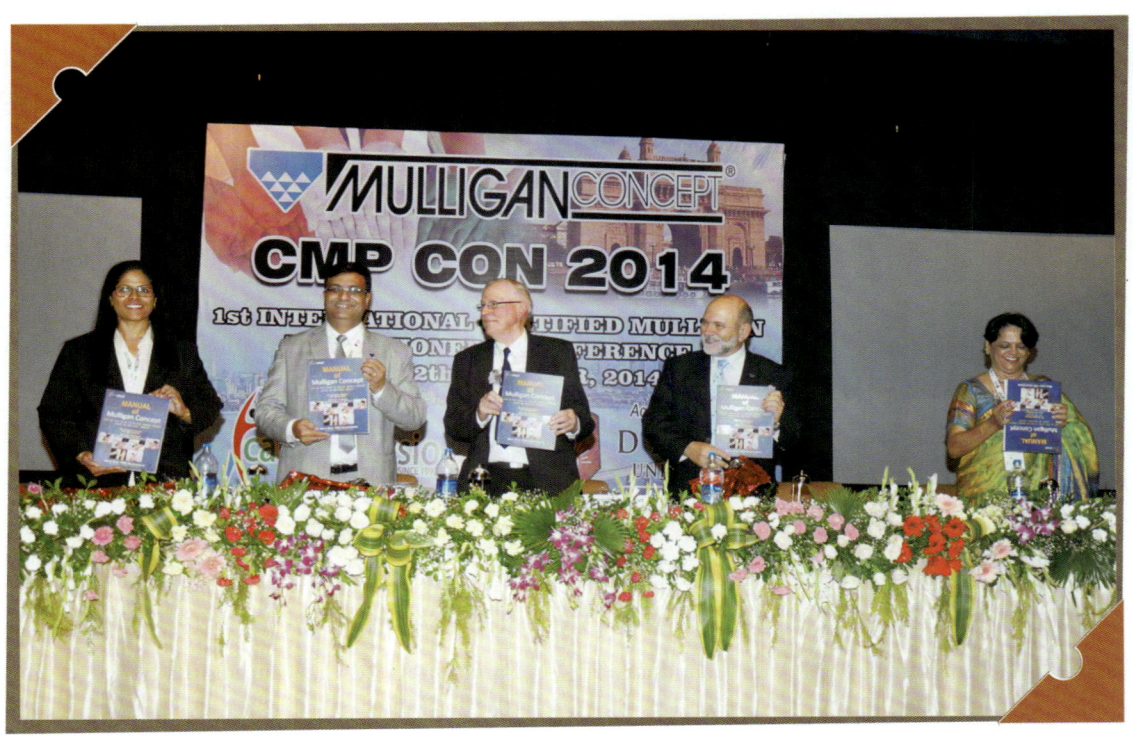

  2014 年 10 月 10 日，首届国际认证 Mulligan 手法治疗师大会在印度新孟买帕蒂尔大学礼堂隆重举行。非常感谢从新西兰、澳大利亚远道而来的 Brian Mulligan 和 Gaetano G. Milazzo，二位在会上宣布发行首版《Mulligan 手法指南》。感谢他们二位给予的建议，现已纳入本版内容中。

致 谢

首先，笔者感激上帝赋予我能力和勇气承担这项艰巨又极具挑战性的工作，以此造福人类。

其次，非常感谢我的恩师尤其是 Jaspal Singh Sandhu 教授、Krishan Broota 教授和 A.G. Dandapani 博士，感谢你们给予我极大的勇气和不断的鼓励，感激你们一直以来对我工作的坚定支持。

非常荣幸能够在此表达我对 Brian Mulligan 的感激之情，一位手法治疗领域的传奇大师，他给了我很多学术上的建议，也给了我无微不至的关怀和温暖。他因在手法治疗领域的创新且实用的方法，也就是 Mulligan 疗法，而享有盛誉。他的研究建议，卓有见地的批评，以及患者的鼓励，极大地帮助我完成了这本书。他积极支持我寻找、发掘自己的潜力，帮助我完成这项艰巨的工作。他在我的职业生涯中极其关键，让我的自身水平有了质的飞跃。我非常感激。

这项工作能够完成，也得益于 Dawn Mulligan 女士，Barbara Hetherington 女士，Chanchal 女士以及所有 Mulligan 疗法讲师协会的成员们，感谢你们对我的各种帮助。

我还要真诚地感谢 Shekhar Agarwal 博士（德里市 Sant Parmanand 医院院长）给我机会运用 Mulligan 疗法治疗他的患者。他一直以来给予我指导，无私地与我分享经验，鼎力相助我完成工作。

还要感谢 Gurpreet Kaur 女士，Bhini Semwal 女士，Pardeep Kumar 先生和 Adhya Kumar 女士给予的极富价值的建议和意见。没有他们长久以来的支持和帮助，这本书不可能完成。特别鸣谢《Physiotimes》的 Amit Chaudhary 先生，Parul Gupta 女士，Gaurang Baxi 先生，Jibu G. Varghese 先生，Sreelekha Nair 女士，Tanmay Kumar 先生，Ashish Singla 先生，Akanksha Kapoor 女士，Priyanka Gawde 女士和 Mukesh Nayak 先生在本书图示部分给予的极大帮助。

笔者还要感谢帕蒂亚拉 Punjabi 大学的 Subhash Chander Rahi 先生在本书的校订过程中给予的帮助和宝贵建议。真心感谢 Sandeep Malhotra 先生在本英文版书印制过程中给予的宝贵建议。我还要感谢我的学生们，这本书融合了很多在教学过程中的实践经验，感谢他们。

感谢我的家人，在我的工作中你们一直以来的配合和精神支持对我来说举足轻重。

在这里，感谢那些直接或者间接给予我帮助的人们，可能没能在此列出你们的名字，但是依然非常感谢！

前　言

本书献给所有开展手法治疗的物理治疗师及所有有兴趣学习Mulligan疗法的临床医生。从Mulligan疗法刚开始传入国内到近些年，因其立竿见影的治疗成效而逐渐受到极大的欢迎。

Mulligan疗法在手法治疗领域已是首选疗法之一。它能帮助患者在功能位无痛完成激惹动作，疗效显著，因此已然成为临床医生们治疗患者的首选。

本治疗术由新西兰物理治疗师先驱Brian Mulligan创立。目前他已经在美国91个城市，世界20个国家开展过教学。如今他被视为手法治疗领域里的代表大师。现在全世界只有获得Mulligan疗法讲师协会认证的讲师才可以教授他的Mulligan疗法。成功通过考核的物理治疗师们可称为"CMP"，即认证的Mulligan手法治疗师。

这本书的作者是Deepak Kumar博士。Deepak Kumar博士是前Mulligan疗法讲师协会成员，在近11年里已培训过成千上万名Mulligan疗法物理治疗师。他1993年毕业于国立研究所，2000年获得运动物理治疗专业硕士学位，2012年成为Mulligan疗法博士。他还于2002年进入澳大利亚科廷大学主修推拿理疗专业。

这本书旨在循序渐进地阐明Mulligan疗法，以确保大家能够简单易懂地掌握。书中系统的教授方式对物理治疗师们亲身实践学习Mulligan疗法来说尤为可贵。

这本书一大亮点在于使用了连续插图来示范阐释Mulligan疗法。本书重点放在患者体位及治疗师治疗位置、手和治疗带的放置，包括正确操作及治疗原理推论。要达到最佳疗效，准确地运用手法必不可少，本书也通过所列的注意事项来强调这一点。书中的用语通俗易懂，可以更好地保证大家学习使用。

本书完成耗时超过四年，我们希望我们的努力可以让大家满意。希望同行治疗师和临床医师能从书中受益，书中的手法值得应用于临床。

各位读者阅读本书的过程中，若有任何建议或意见，敬请联系本书作者。

我们希望本书能够帮助规范提升临床医师们的手法技能，最终帮助患者以无痛的方式解除肌肉骨骼疼痛。

译者序

当手捧这本书时，我不禁想起了去年 8 月 25 日至 27 日北京体育科学学会运动医学分会主办的"第一届北京运动康复研讨会"场景。我们特邀 85 岁的 Mulligan 动态关节松动术创始人、国际手法治疗大师 Brian Mulligan 就 MWM 手法治疗技术进行专题讲座和现场演示，当时气氛热烈，大师通过治疗多个案例让在场的每一位学者见证了 MWM 手法的神奇，同时也给中国广大的物理治疗师和运动康复领域相关人员打开了一扇肌肉骨骼医学治疗领域的大门。

Mulligan 手法自从大师 1993 年正式提出以来，这二十多年都在不断补充和发展，它是一个开放的体系，同时也是一个科学的体系，是经得起实践检验的。虽然老话"师傅领进门，修行在个人"说得好，我们学习 Mulligan 手法需要知道在什么情况下用 (when and what)、怎样用 (how) 和为什么这样用 (why)，这样我们才能在手法治疗领域中获得更好的修行，才能走得更远。

印度学者 Deepak Kumar 博士写的这本《Mulligan 手法指南——一步步教你掌握 Mulligan 手法治疗精髓》专著，很好地解决了以上的问题。Dr. Deepak Kumar 是前 Mulligan 疗法国际认证讲师，在过去十余年的时间里培训了数千名 Mulligan 手法物理治疗师。本书正是他的培训和临床治疗经验总结，同时他也继承和发展了 Mulligan 疗法体系，书中最后一章"脊柱关节松动术配合手臂/腿部动作及动态小面关节松动术的神经动力学技术"是介绍将关节、肌肉和神经结合起来进行治疗的内容，进一步充实了 Mulligan 疗法。本书清晰地阐明了每个部位、每种手法的适应证，让读者知道可以在什么情况下用 (when and what)。例如，在颈椎如果有整体活动障碍，可先偿试操作小面关节松动术（NAGs）；如特定平面存在活动障碍，可进行功能性动态小面关节松动术或动态关节松动术；如果同时伴有手臂放射性疼痛，可进行脊柱关节松动术配合手臂动作（SMWAM）或者 SNAGs 神经动力学技术。每个部位、每一种手法的操作展示 (how) 是本书的编写重点，书中按照患者体位、治疗师位置、手的位置、操作步骤、手法变化、注意事项进行阐述，同时全书通过超过 1500 幅动作示意图详细讲解 Mulligan 手法的操作步骤和易犯错误，语言通俗易懂，让读者能够从细节上把握手法的精髓，因此本书可以作为一本 Mulligan 手法工具书和学习的辅助教材。

Mulligan 手法的神奇是建立在它对人体肌肉骨骼损伤机制的科学认识基础上的，它重点强调关节错位矫正，恢复关节的最大活动范围。通过恢复关节正确位置，最终要恢复日常的动作功能，因此很多手法都是在负重的体位下进行。这也与另一位物理治疗大师扬达对肌肉骨骼疾病的治疗思路异曲同工。在我们翻译引进的中国大陆第一本动态手法松动术专著《MULLIGAN 手法治疗——脊椎、四肢动态关节松动术》中，Mulligan 大师提出了"PILL"

和"CROCKS"原则,他强调治疗无痛以及与患者的沟通和配合技巧,树立了以患者为中心的治疗理念。"No Pain More Gain",已经在治疗实践中不断被证实,正说明手法治疗不仅是一种科学,也是一种艺术。

本书能够在 Brian Mulligan 大师来华传授 Mulligan 手法不到半年的时间与大家见面,在这里要特别感谢北京体育科学学会、北京市体育科学研究所在本书引进过程中给予的大力支持!要感谢辽宁科学技术出版社、北京拂石医典图书有限公司李俊卿总编在本书翻译过程中给予的指导和帮助!

正如大师所说"只需 2 分钟或更少的时间来确认这种手法治疗的适应证,再选用适合的动态关节松动术来治疗,而患者中 75% 的人被证实会有非常显著的疗效"。希望通过翻译引进本书,进一步扩大 Mulligan 手法治疗技术的影响,通过培养能正确操作使用该技术手法的专业人员,更好地让该种手法治疗技术服务于广大人民群众,促进全民健康!

为了让读者更好地理解手法操作之间的联系,整体把握手法适应证,译者在重点、易混淆手法介绍时特意将正确操作图示进行总结。请先关注拂石医典的公众微信号,使用时扫描书中附带的二维码,将会自动显示相关图片。

徐建武
2018 年 2 月 28 日

译者简介

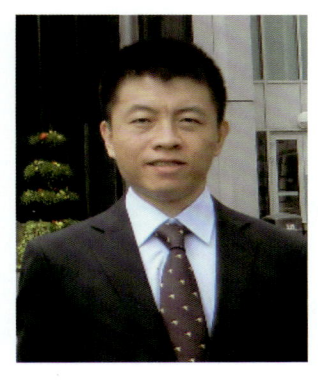

北京市体育科学研究所研究员 北京市体育局运动康复学科带头人，2016年入选国家体育总局"优秀中青年专业技术人才百人计划"。《中国运动医学杂志》审稿人。FMS高级认证专家。

2003年北京中医药大学中西医结合骨科专业研究生毕业，先后承担并完成了多项国家体育总局、北京市科委和北京市体育局课题。其中课题《国家自行车队备战雅典奥运会综合攻关服务（2003－2004）》，主要为2004年雅典奥运会自行车比赛银牌运动员江永华的膝关节损伤提供治疗和保障，该课题荣获第二十八届奥运会科研攻关与科技服务奖二等奖。2007年参加了国家体育总局国家队医疗康复专项赴德培训班，深入学习了德国优势体育项目的先进医疗康复理论和方法，引进和推动了北京市体育局运动康复专业的发展。从2009年至今共为400余名北京专业运动队优秀运动员的肩、膝、踝关节和腰部损伤进行术后康复和运动能力恢复训练，涉及排球、足球、摔跤、柔道、拳击、羽毛球等十余个运动项目。通过持续开展应用型课题研究，围绕"运动损伤风险的筛查和预防""整体辨证康复治疗""康复体能一体化"，首先提出并逐步形成了康复领域的"运动康复三级预防体系"。2014年9月在《中国运动医学杂志》发表论文《功能动作测试（FMS）在优秀运动员损伤风险评估中的应用研究》，对训练实践中减少运动损伤的可能性，提高运动表现具有重要意义。

2014年3月出版《膝关节运动损伤康复学》专著一本，2017年6月翻译出版中国大陆第一本动态手法松动术专著《MULLIGAN手法治疗——脊椎、四肢动态关节松动术》。并于2017年8月邀请85岁Mulligan动态关节松动术创始人、国际手法治疗大师Brian Mulligan参加"第一届北京运动康复研讨会"，因手法技术水平得到大师认可，被大师亲授橙色治疗带。目前正在开展常见慢性肌骨疾病干预方面的研究。

译者简介

李宏图

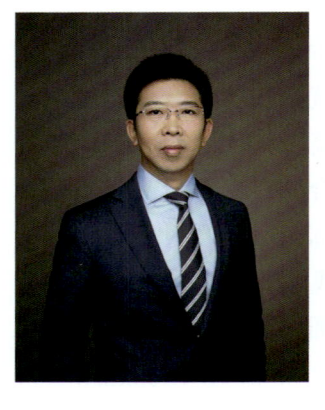

Dr Sam Li 李医生康复品牌创始人兼 CEO；Dr Sam Li 运动损伤五层诊疗体系创始人；中国注册康复医生；新西兰注册物理治疗师；华北理工大学客座教授；长江商学院 MBA 荣誉导师；新西兰物理治疗协会成员；新西兰运动物理治疗协会成员；新西兰 Peace Physio 创始人；戈 7- 戈 11 五届玄奘之路商学院戈壁挑战赛医疗总顾问及运动康复总顾问；全国数十场马拉松、越野赛医疗保障总顾问。

曾师从于世界顶级手法治疗大师 Brian Mulligan。擅长动态关节松动术和动态关节贴扎术，吸取并结合国内外优秀康复治疗技术，在解决颈、胸、腰椎、四肢关节疼痛问题上有独到的见解和治疗方式；并在神经、骨科、妇科、老年及少儿康复领域具有丰富的海内外临床实践经验。在结合了多年医学临床诊疗经验与世界各先进手法治疗的基础上独创 Dr Sam Li 运动损伤五层诊疗体系和 SAM（Selected Active Mobilization）选择性动态手法治疗术。

在运动损伤分析和运动控制障碍方面，有丰富的实践经验，并创建了 Dr Sam Li 赛事安全防护及保障体系。长期活跃在国内外知名赛事、运动康复教育、运动队等一线，把国际先进技术理念运用在实践中，并结合国内现实情况，构建了独特的运动防护体系。例如，拟定并搭建了玄奘之路 EMBA 戈壁挑战赛的医疗保障体系；服务 5000 余名走过玄奘之路的 EMBA 成员，并成功参与多场大型马拉松赛事和越野赛事的医疗及运动康复保障。

杨少峰

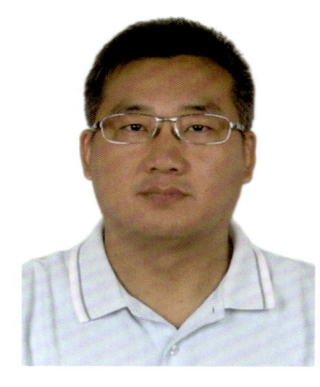

现任首都体育学院运动科学与健康学院党委书记兼副院长，中国康复医学会体育保健康复专业委员会委员、中国康复医学会康复医学教育专业委员会第三届运动康复教育学组委员。参与两项国家体育总局的重大课题、北京市体育局基金项目一项，主持北京市教委社科计划项目 1 项，发表学术论文 10 篇（其中核心期刊 5 篇），参与编写教材 3 部、专著 3 部。亲身见证了 Brian Mulligan 大师的两次中国大陆之行，对 MWM 进行了深入学习、实践，在 MWM 应用的临床决策方面进行了积极探讨和研究。

备注

本书不能替代 Mulligan 手法治疗教学及研究课程。本书可用于 Mulligan 疗法讲师资格认证的辅助教材。运用 Mulligan 手法实地操作还需通过正规的教学课程学习及资格认证考核。

免责声明

本书旨在帮助读者了解一种物理治疗方法——Mulligan 疗法。本书语言通俗易懂，并提供了 1500 多幅连续的手法图示。作者保证书中所载内容准确无误，但是有一些技巧，例如手握力度，手的放置位置，患者体位，治疗师位置，治疗带位置，松动的方式部分有些许改动，可能会与其他 Mulligan 动疗法讲师或者其他有关 Mulligan 疗法的书中有所不同。作者结合自身治疗神经肌肉骨骼失调疾病 22 年的临床经验，用自己认为最有效的方式阐释了这些手法技术。读者会发现这些方法有所不同，但它们依旧秉承了 Mulligan 疗法的原则和精神。

而且，动态关节松动术先驱 Brian Mulligan 大师在他的第 6 版教材 53 页中如此说到：一旦掌握了这些手法技术，治疗师们可以根据自身需要对它们有所改动，因为每位患者的机体骨骼构造都是独一无二的。这些手法可以稍加改动，但原则不变。

作者承诺书中所有技术手法均无误，经得起临床检验，但是针对任何人在使用该治疗技术过程中造成的一切损伤或损害，作者、出版商以及每位给予过本书帮助的人均不承担任何责任。

阅读指南

　　本书一大特色在于利用摄影照片示范让每一步手法简单易懂。通俗的语言也可以让读者有切身体会。

　　连续的图示更让读者可以参照图示准确地操作。在阅读正文前，读者有必要了解以下手势和符号含义：

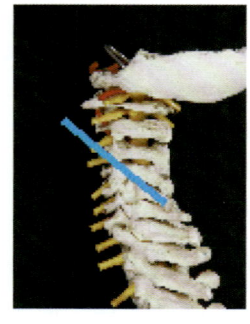
蓝线 – 代表治疗平面

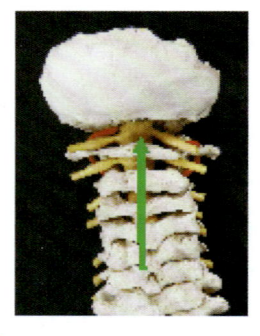
绿箭头 – 代表滑动方向

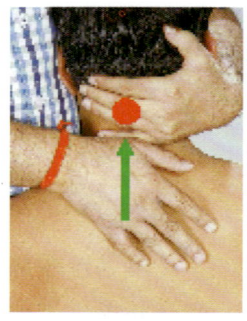
红点 – 代表固定点

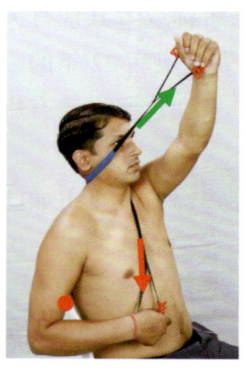
红箭头 – 代表固定方向

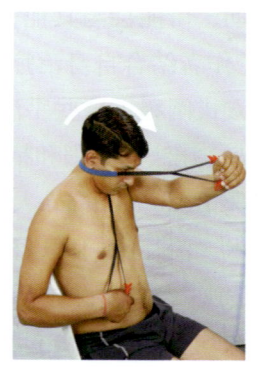
白线 – 代表运动平面

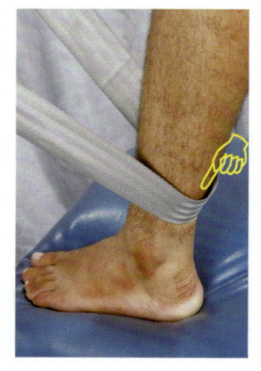
伸出的手指 – 代表此处需注意

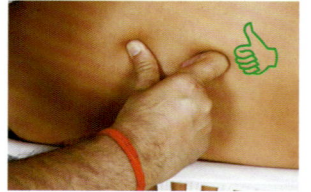
大拇指朝上 – 代表正确的手放置位置 / 治疗师体位

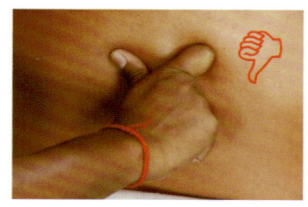
大拇指朝下 – 代表错误的手放置位置 / 治疗师体位

xvi

目 录

引言

1 颈椎   1–34

1.1	小面关节松动术（NAGs）	3–6
1.2	反向小面关节松动术（Reverse NAGs）	7–9
1.3	动态小面关节松动术（SNAGs）	9–13
1.4	功能性动态小面关节松动术/颈椎动态关节松动术	13–16
1.5	拳头式牵引	17–18
1.6	颈椎节段牵引	19–20
1.7	前臂牵引颈椎	20–21
1.8	颈源性头痛的评估	21–22
1.9	动态小面关节松动术治疗头痛	23–24
1.10	反向动态小面关节松动术治疗头痛	25–26
1.11	动态小面关节松动术治疗头痛（无头痛时）	26–28
1.12	动态小面关节松动术治疗眩晕	28–30
1.13	自助式动态小面关节松动术	31–34

2 胸椎   35–48

2.1	胸椎节段牵引	37–38
2.2	动态小面关节松动术	38–41
2.3	胸椎、腰椎自助式 SNAGs	42
2.4	肋间关节的动态关节松动术	43–46
2.5	肋软骨和肋椎关节的动态关节松动术	46–47
2.6	第一肋骨动态关节松动术	47–48

3   腰椎   49–64

  3.1   腰椎节段牵引   51–52
  3.2   动态小面关节松动术   52–60
  3.3   曲腿抬高法（BLR）   60–62
  3.4   两腿旋转法 /GATE 术   63–64

4   骶髂关节   65–80

  4.1   髂骨前部功能障碍（后内侧动态关节松动术）   67–71
  4.2   髂骨后部功能障碍（前外侧动态关节松动术）   72–74
  4.3   动态关节松动术上 / 下滑移功能障碍   74–75
  4.4   动态关节松动术治疗前倾功能障碍   76–77
  4.5   动态关节松动术治疗后倾功能障碍   77–78
  4.6   动态关节松动术治疗章动 / 反章动功能障碍   78–79

5   髋关节   81–100

  5.1   髋关节屈曲动态关节松动术（无负重）   83–84
  5.2   髋关节内 / 外旋动态关节松动术（无负重）   85–86
  5.3   髋关节伸展动态关节松动术（无负重）   86–87
  5.4   Faber 测试阳性动态关节松动术   87–88
  5.5   髋关节外展动态关节松动术（负重）   88–89
  5.6   髋关节伸展动态关节松动术（负重）   90–91
  5.7   髋关节屈曲动态关节松动术（负重）   91–92
  5.8   髋关节内 / 外旋动态关节松动术（负重）   93–94
  5.9   髋关节外展动态关节松动术（内收肌紧张）   94–96
  5.10 髋关节伸展动态关节松动术（股四头肌紧张）   97–98
  5.11 直腿抬高牵引   98–99
  5.12 直腿抬高加压   99–100

6   膝关节   101–122

  6.1   膝关节伸直内侧动态关节松动术   103–104
  6.2   膝关节伸直用治疗带进行内侧动态关节松动术   105–106

6.3	膝关节屈曲内侧动态关节松动术	106-107
6.4	膝关节屈曲用治疗带进行内侧动态关节松动术	107-108
6.5	膝关节伸直外侧动态关节松动术	108-109
6.6	膝关节伸直用治疗带进行外侧动态关节松动术	109-110
6.7	膝关节屈曲外侧动态关节松动术	110-112
6.8	膝关节屈曲用治疗带进行外侧动态关节松动术	112-113
6.9	膝关节内旋动态关节松动术	113-115
6.10	膝关节外旋动态关节松动术	115-117
6.11	挤捏术	117-118
6.12	膝关节屈曲范围末端的动态关节松动术	119
6.13	上胫腓关节动态关节松动术	120-122

7　踝与足复合体　　　　　　　　　　　　123–138

7.1	踝关节摇摆术	125
7.2	跗跖骨动态关节松动术	126
7.3	跖骨动态关节松动术	126-127
7.4	脚趾动态关节松动术	128
7.5	踝关节扭伤动态关节松动术	129-131
7.6	踝关节跖屈动态关节松动术	131-132
7.7	踝关节背屈动态关节松动术	132-134
7.8	负重位踝关节背屈动态关节松动术（徒手）	134-136
7.9	负重位踝关节背屈动态关节松动术（用治疗带）	136-138

8　肩关节　　　　　　　　　　　　139–160

8.1	肩关节分离动态关节松动术	141-142
8.2	肩关节内/外旋动态关节松动术（用治疗带）	142-144
8.3	肩关节屈曲动态关节松动术（用治疗带）	144-145
8.4	肩关节牵引动态关节松动术	145-147
8.5	肩关节内旋范围末端动态关节松动术	147-148
8.6	肩关节疼痛的后外侧动态关节松动术	148-150
8.7	肩关节屈曲（30°-120°）用治疗带进行后外侧动态关节松动术	150-152
8.8	评估肩锁关节	152-153
8.9	肩锁关节动态关节松动术	154

8.10	胸锁关节动态关节松动术	154-155
8.11	肩关节屈曲（大于120°）用治疗带进行后外侧动态关节松动术	155-156
8.12	肩关节内/外旋（整体受限）动态关节松动术	156-157
8.13	肩带动态关节松动术（坐位四点矫正法）	157-158
8.14	肩带动态关节松动术（狮式）	159

9 肘关节和前臂   161–177

9.1	肘关节和前臂伸直内外侧动态关节松动术	163-164
9.2	肘关节和前臂屈曲内外侧动态关节松动术	164-166
9.3	肘关节屈曲/伸直外侧动态关节松动术（用治疗带）	166-168
9.4	肘关节屈曲/伸直内侧动态关节松动术（用治疗带）	168-170
9.5	肘关节自助式动态关节松动术	171
9.6	网球肘动态关节松动术（外侧滑动）	172
9.7	网球肘动态关节松动术（用治疗带）	172-174
9.8	网球肘自助式动态关节松动术	175
9.9	远端桡尺关节动态关节松动术	175-176
9.10	近端桡尺关节动态关节松动术	176-177

10 腕关节和手   179–188

10.1	近端指间关节、远端指间关节及掌指关节动态关节松动术	181-182
10.2	掌骨动态关节松动术	182-183
10.3	腕骨间关节动态关节松动术	184
10.4	腕关节动态关节松动术（内侧/外侧/旋转）	184-186
10.5	腕关节动态关节松动术（前/后侧）	186-187
10.6	腕关节动态关节松动术（负重）	187-188

11 贴扎技术   189–202

11.1	肩胛骨	192
11.2	腰椎	192
11.3	腕关节	192-193
11.4	近/远端指间关节	193

11.5	网球肘	194-195
11.6	膝关节（骨关节炎）	195-196
11.7	骶髂关节	197-198
11.8	肩关节	198
11.9	踝关节扭伤	199
11.10	跟腱痛／跟腱拉伤	199-200
11.11	足底筋膜炎	200
11.12	跗跖关节	201
11.13	其他	201-202

12 疼痛释放技术 203–210

12.1	髋关节	205
12.2	肩关节	206-207
12.3	桡骨茎突狭窄性腱鞘炎	207
12.4	小关节（跗骨间，腕骨间和手指关节）	208
12.5	高尔夫球肘	208
12.6	网球肘	209
12.7	籽骨和大踇趾	209-210

13 脊柱关节松动术配合手臂／腿部动作及动态小面关节松动术的神经动力学技术 211-243

13.1	脊柱关节松动术配合手臂动作（SMWAM）	215-217
13.2	神经组织松动术（神经动力学测试体位）	217-221
13.3	SMWAM（桡神经）	221-222
13.4	SMWAM（正中神经）	223-224
13.5	SMWAM（尺神经）	224-225
13.6	SNAGs 神经动力学技术（桡神经）	226-227
13.7	SNAGs 神经动力学技术（正中神经）	227-228
13.8	SNAGs 神经动力学技术（尺神经）	228-229
13.9	脊柱关节松动术配合腿部动作（SMWLM）	229-232
13.10	两位治疗师 SMWLM（股神经）技术	232-234
13.11	三位治疗师 SMWLM 技术	234-236

13.12	一位治疗师 SMWLM（坐骨神经）技术	236-237
13.13	一位治疗师 SMWLM（股神经）技术	237
13.14	SNAGs 神经动力学技术（坐骨神经）	237-239
13.15	SNAGs 神经动力学技术（股神经）	240-241
13.16	SNAGs 神经动力学技术（隐神经）	241-243
参考文献		245-258

引 言

Mulligan 疗法是 1984 年 Brian R. Mulligan 创立的一种"轻松无痛、立竿见影的方法"。作为物理治疗师，当我们讨论手法治疗时，我们通常更喜欢关注被动辅助活动或者快速推拿方法，但是其实按摩、轻缓的被动活动或者强化训练（通常徒手完成），这些都是手法治疗的方式。经常有人问，为什么掌握手法治疗对一个物理治疗师来说至关重要？不了解规范的手法治疗方法难道就不能有效治疗患者了吗？有人回答因为通过手法治疗会得到更快更好的疗效。这个回答没问题，但是为什么我们能得到快速明显的疗效？这就可能有多重因素了。

病理力学矫正

我强烈认为，使用手法治疗治标且治本。换个角度，如果家里着火，你该做什么？你应该简单地打开排风扇还是应该找到火源，用水或沙子扑灭后再打开排风扇？很相似，使用手法治疗，你就是在治疗关节的病理力学，你就是在矫正使患者痛苦的错误的关节生物力学。

神经生理效应

我们都很熟悉 Melzack 和 Wall 提出的"疼痛闸门控制理论"，也弄清了振动和热治疗后疼痛缓解的原因。这些振动或者温热的感觉早于疼痛的刺激到达脊髓后角胶状质的神经元突触，从而抑制痛觉，也促进了像内啡肽和脑磷脂这些神经递质的释放，因此患者疼痛减轻。但是振动或者温热疗法都需要时间。有趣的是，不仅我，还有很多手法治疗师们在几次滑动手法治疗后都注意到了这一点，那就是不但减轻了疼痛，而且还能增加关节活动范围。学术上习惯称之为手法治疗引发的神经生理效应。他们称手法治疗强烈刺激了关节内及周围的机械性刺激感受器和本体感受器，从而产生更强的化学因子，不仅能减轻疼痛，还能增加关节活动范围。我建议可以称之为"高速公路理论"，因为这种改变后的关节表面的感觉会更快到达大脑。

关节营养

我们都知道关节软骨没有血液供给。因此，即使用别的物理方法增大血液循环量（就算它们都能显著增加血液循环），也无法让其获得营养供应。软骨通过滑膜壁的运动产生滑膜液来获得营养支持。关节活动时滑膜也在动。要活动关节，就得有关节活动范围；要有关节活动范围就得有关节内活动。我们又需要通过手法进行关节附属运动来恢复关节内活动。所以手法治疗也可以帮助我们的关节获得营养支持。无论何时只要可能，一有机会就要争取尽早恢复关节活动范围（这就是早期松动术的理念！）

关节活动范围

要保证关节活动范围良好，则关节内各结构必须完整。关节囊要能保证正常的活动，同时限制不可取的动作。韧带要完好无损，能稳定关节至适当的位置。肌肉组织要保持功能性，并能协调同步、有效地带动关节活动。当然，上述这些组织结构只有在关节灵活时才能发挥作用。关节内活动是提高关节活动范围最重要的因素。想象一下关节僵硬动弹不得，也就是无活动度的时候，高强度的锻炼、协同训练对关节有益吗？或者你能完成功能锻炼吗？当然不能！以上这些方案均只在关节活动范围正常的情况下才有效。因此，在运用 PNF 技术或者肌肉拉伸／强化训练／负重训练前，必须做关节滑动。要注意所有关节都有一定的关节内活动度，这也直接与关节活动范围相关。肩关节和骶髂关节就是如此。在主动或者被动的活动中，关节相互间滚动和滑动。如果关节不能滑动，就会挤压受伤。此外，滑动能力降低会导致关节可动性减少。当关节损伤，手术或者固定，关节内活动将减少，这时可以在被动附属运动（手法治疗）下轻松恢复。用各种物理疗法恢复关节活动至关重要。当今时代，了解手法治疗是每一位物理治疗师必备的技能。

当关节的病理力学得到矫正，关节周围的肌肉会恢复平衡。例如，Jenny McConnell 证明了当肩关节疼痛时，肱骨头会在关节窝里从正常位置向前移位。因此，前面关节囊被绷紧，前面组织紧张，后面松弛，造成病理缺陷。即使组织收缩也不能产生有效的关节活动范围。此时，如果你做外展动作，旋前肌会过度收缩以避免肩峰撞击。这是机体天生的防御机制。当身体前部组织活动过多，前后组织之间不平衡时，极易得肌腱炎。所以关节应有正确的对位和对线。手法治疗可提高关节面的对位和对线，有助于恢复健康。

手法治疗不仅让关节部位病理力学得到矫正，还能刺激在关节内部和周围的机械性感受器和本体感受器，有助于缓解疼痛。此外，滑液的流动也能加强关节的营养供给。手法治疗能帮助增加关节内活动，从而提高关节活动范围。

Mulligan 疗法

我 1992 年在新德里师从 Barbara Hetherington 学习 Mulligan 疗法及手法治疗。那时起我一直伴着其他手法治疗实践 Mulligan 疗法。22 年来，我在德里有了 5 家诊所 40 多名理疗师，我们治疗了超过 85000 名各种神经肌肉骨骼疾病的患者。我发现 Mulligan 疗法对患者来说高效便捷，轻松安全。我们的口号是"轻松无痛，立竿见影"。是的，用 Mulligan 疗法，我们确实可以实现无痛治疗。我相信疼痛是一种警示。它是一种机体自生的保护自己不受更多伤害的机制。疼痛提示我们的身体有问题，不能忽视。产生疼痛时，我们必须寻根溯源找到原因。

当一名冻肩患者来到诊所时，他会主诉"肩膀僵硬"。但当他走出诊所的时候，他的主诉变成了"肩膀又疼又硬"，可能是因为治疗后引起的疼痛和炎症。第二天，他会痛到不愿意再来诊所。在这种情况下，如果患者能在家自助治疗，何尝不是我们期望的呢？疼痛让他的肩膀动弹不得。如此一来，无痛治疗必不可少。用这种方法，大脑会提示在这种疗法下活动不会受到伤害，则患者就能够活动受累的关节。我们会鼓励患者一遍又一遍活动，则第二天他的关节活动范围会变好。但是，如果我们的治疗方法非常痛苦，无论我们再怎么鼓励患者在家自主训练或者他自己多么想做，他都做不了。结果是第二天他的关节活动范围没有改善甚至更糟。"一分耕耘，一分收获"的道理在这行不通。所以无论何时你治疗患者时都要用无痛的方法。无痛的活动会让大脑产生积极的反馈，患者也有信心做康复训练改善自己。因此，我要说Mulligan疗法真的是一种高效便捷、轻松安全的手法。

注意事项

开始任何治疗之前，都必须对患者做详细的检查。我劝所有的物理理疗师认认真真评估患者的情况，不仅要找到病因，还要排除一些危险因素。相对禁忌包括骨质减少，关节过度活动综合征，妊娠，还有患者是否在接受抗凝治疗。绝对禁忌（不限于此）包括骨质疏松症，活动性炎症，感染，肿块，代谢性骨病，骨髓疾病，神经损伤，不稳定关节/骨折部位以及非联合骨折。

适应证

使用Mulligan疗法进行手法治疗的指征包括所有神经肌肉骨骼疾病（非禁忌症），可动性减少（术后/外伤导致的关节僵硬），需保持活动能力（关节炎/衰老）以及延迟性可动性减少（强直性脊柱炎）。我总是告诉我的学生们，只要不是禁忌证，就值得一试（当然不能忽略了它的局限性和实质/疼痛的种类/疾病）。

错位理论

正如Brian Mulligan所述，错位是两个关节面一种微小的错位排列，放射学检查无法发现。在我看来，如果你能通过放射学检查看到，它就不能称为错位，我会称之为脱位或者脱臼。所以，如果是一种微小的错位并且被治疗师矫正了，患者会立刻疼痛消除，关节活动范围恢复。就像汽车的轮子。假如你正开着车，确感觉到车正渐渐失控。你下车检查轮胎，感觉它们还是直的，但是行驶的时候总会偏向一边，你会注意到轮胎上那些磨损不匀的橡胶小孔。然后你把车开到修车店，修理工拿激光器扫描车轮，告诉你有一个轮子已经偏了两度。然后他拧了几个螺丝，车就被修好了。这就是正确修整车轮的方法。可能，相同的问题也会出现在我们的身体上。

想象一下，轮胎仅偏离两度就会导致整辆车失控，那关节错位可能会改变这些微小关节的生物力学机制。所以关节在原本合适的位置极其重要，关节周围肌肉均衡也一样重要。这些通过Mulligan疗法都能帮助达到。我们通过Mulligan疗法矫正关节位置，继而加强薄弱肌肉力量和拉伸紧张的肌肉，使身体机能恢复。而且，矫正错位还有助于其炎症消退。

Barbara Hetherington也提出过相同的理论。她说踝关节外侧韧带，尤其是距腓韧带是很强健的韧带。这条韧带强健有力，除非它附着的骨片没了（腓骨骨折撕裂）。如此强健的韧带怎么会扭伤呢？她提出的另一点很合理，即拉伸韧带能诊断扭伤。你越拉伸就越痛。一旦外踝扭伤，跖屈、内翻都会拉伸距腓韧带以致疼痛。现在如果你加大拉伸，把腓骨向后用力推，并且让患者做相同的跖屈、内翻动作，会比之前更加疼痛。但是更多拉伸韧带后患者却说不疼了，那这怎么叫踝关节扭伤？其实只是腓骨错位。在临床上我见过很多情况，把腓骨向后推，再让患者做那些激惹的动作（跖屈内翻），患者疼痛完全缓解。还有你矫正关节错位后关节活动范围会立即恢复。

几乎没人相信，其实我们不是矫正错位，而是正在制造临时的错位。我们改变了关节排列及其相互联系。这种改变刺激了关节内部和周围的机械性感受器和本体感受器，产生强烈的神经生理效应，继而促进释放更强的化学因子，既减轻疼痛又能提高关节活动范围。

所以这可以称为"神经生理效应"或者"错位理论"。无论怎么说，这种动态松动法（动态关节松动术）只要力度、角度、位置无误就是值得运用。

Mulligan 疗法的显著特点：
负重

Brian Mulligan 建议无论何时，只要可能，就应在负重体位给予患者治疗。理由是通常关节负载时患者会痛。例如，如果得了膝关节或者髋关节炎，患者站立、走路、上下楼都会疼，只有坐着或者躺着不疼。所以为什么我们治疗时让患者躺着呢？如果我们在患者负重体位进行治疗，会增加功能性，可以立即判断出滑动关节是否有效。只要你可以向患者证明松动术后由开始的活动疼痛变为现在不疼了，患者会立即对你的治疗充满信心。当患者感觉良好时，他会认为先前的活动时疼痛已经消除了，所以患者会受到鼓舞，更加积极接受治疗。另外，它是功能性的，相比下负重时改变非常明显，效果会非常持久，也能节省很多时间。但是如果关节发炎或者 SIN（疼痛的严重性、应激性、性质）非常高，那就不能负重治疗。这样的患者，先部分负重然后再全负重治疗。如果部分负重还是疼痛，就得先无负荷治疗，然后再加部分负重，最后到全负重治疗。如此可以省时，实用，长效，你也能立刻获得患者的信任。

被动加压后再主动活动

这是重要的第二点。我得强调一下，某种程度上来说，它容易伤人，但不会伤己。当你正对患者进行被动活动，由于关节内或者周围微小的创伤，你可能触发疼痛（P_2级范围），引发新的炎症。但是如果患者主动活动，无论如何，他的疼痛都不会超出 P_2 级范围，他会在疼痛 P_1 和 P_2 级间更安全的区域活动，创伤的几率也会减小，你也不可能引起新的炎症，同时还能尽可能达到极限活动范围。所以只要有可能，无论何时，患者应被动加压后再主动活动。如果可能，被动加压应该也由患者自己做。如果患者不能，患者家属或者治疗师再做。但是任何情况下，被动加压都不应该引起疼痛。这种被动加压应该只在治疗师发现新的 P_1 或者 R_1 时使用。如果 P_1 或者 R_1 在同样的关节活动范围还是相同的程度，不支持用被动加压，因为这意味着你的滑动治疗有可能无效。这样情况下，治疗师需要改一下滑动方法，然后再确定新的 P_1 区间。如果治疗师有了新的 P_1 或者 R_1，再用被动加压。被动加压后主动活动可以避免微小的创伤，不至于引起新的炎症。

无痛

当是适应证时，滑动是无痛的。如果没效果，那说明并非适应证，应该试试其他方法。正如我刚开始所说，疼痛并非有害无利，它说明患者身体出现了问题。如果滑动治疗很痛苦，你的身体无法接受，那你也不应该继续。所以，无论何时只要你做了滑动治疗，一定可以在很大程度上减少疼痛并且增大关节运动度。如果效果不佳，可能你的滑动方式不对。这种情况下，你必须改变你的治疗面、角度、按压强度、力度、侧边（针对脊柱）等。也许，如果你认为这只是一种碰撞，一种试验性方法，并不科学，那就大错特错了。它其实非常科学。每个人的生理结构不同，都是独一无二的，我们需要根据患者自身调整一下某些因素（角度，侧边，按压强度，力度等）。因此，对每位患者都有不同的治疗平面，以确保滑动可以有效缓解疼痛，增大关节活动范围。如果不行，就调整一下滑动的影响因素，以保证无痛。记住，每个人的情况都不一样！

此外，当评估患者病情时，治疗师必须辨别患者的症状。症状可能是关节活动范围的降低，一动即痛，或者做某个特定动作时疼痛。滑动治疗能缓解疼痛，增大关节活动范围。如果不能改变这些症状，说明治疗师没有找到正确的治疗平面、力度、用力方向或者脊柱节段。也有可能用的手法不对症或者有急性炎症，亦或是诊断错误。因此，如果指征明显，无痛治疗是肯定的。如果疼痛，你需要改变条件（做能做的一切）使滑动无痛。你需要确保 P_1/R_1 达到新的相关点，一旦达到了，再给予被动加压。

最大活动范围

可以理解，如果没到极限，你不会获得新的活动范围。因此，你需要达到关节最大活动度。否则你就是浪费你的时间和精力。

保持滑动

Mulligan 疗法和其他疗法的不同之处在于，当患者进行激惹动作时，可以持续这种滑动治疗（而不是反复的振动）。如果持续适当地滑动，就会无痛。不疼痛，患者能够活动幅度更大，这样会收效迅速。确保你的滑动全程一气完成直到回到开始的位置。一旦手法正确，力度方向得当，那一定要重复 6~10 次。6~10 次后，再次检查关节活动范围及疼痛程度。如果有所改善，一定要再来两组。

自助治疗

Mulligan 疗法里有很多自助式松动的方法可以教给患者。当你在临床上治疗患者时，你只需进行滑动治疗 5~10 分钟。那一天的另外 23 小时 50 分钟患者需要做什么呢？如果剩下时间他什么都不干，这样第二天患者又会回到相同关节活动范围。所以，教患者自助治疗很重要，让他或她甚至可以自己在家操作，而且恢复得更快。以我的经验，患者自助治疗更加有效是因为患者不会伤害他们自己。他们的力度最恰当，位置最明确。如此，能更快地缓解疼痛，增大关节活动范围。除了自助治疗外，你还能用贴扎治疗。Mulligan 疗法中，滑动在胶布的辅助下持续保持。患者能做激惹动作，以致快速恢复。

遵循治疗平面原则

与其他疗法一样，Mulligan疗法也要遵循治疗平面原则。对于每一个关节，都有不同的治疗平面，你必须遵循。绝大部分时间里，滑动应平行于治疗平面，垂直于活动面。但这并不是准则。你必须为每一位患者找到正确的角度，并且用无痛的方法助其完成激惹动作。

每种动作障碍都有直接的应对方法，而不是碰撞或试验性方法。每种动作障碍还有相应的不同手法应对。在这本书里，我已经试着解释了对每个特定的动作障碍的绝大多数变化的应对方法。例如，如果有颈椎整体活动障碍，你应该试试小面关节松动术（NAGs）；如果特定平面存在活动障碍，你应该试试动态小面关节松动术（SNAGs）；如果产生了联合活动障碍，你应该试试功能性动态小面关节松动术或者动态关节松动术；如果手臂有放射性疼痛，你应该试试脊柱关节松动配合手臂动作（SMWAM）或者SNAGs神经动力学技术。所以，针对每种活动障碍都有特定的手法，操作简单，而且可以用于身体每一处关节。

经常有人问"怎么才能达到最合适的力度"。如果关节肌肉很放松，患者会很轻松，滑动关节只需要用一点点力。少即是多！关节面光滑油腻。事实上，它们比冰面都滑。温柔巧妙的轻推拿非常有效。

临床上，力度要小，才能让关节活动范围内无痛，没有必要用力过狠。学生们经常犯错，他们根据自己的感觉一直推，这其实不对。力量要足够、适当，不能依靠感觉进行滑动。相反，疼痛的程度决定滑动的最佳力度。如果用轻柔的滑动就能使疼痛减轻，那小力量就很理想。再次强调，应该立足于缓解疼痛，提高关节活动范围，而不是靠感觉去滑动。

为达到最佳疗效，请注意以下几点

1. 在负重位或疼痛体位治疗患者，用无痛的方式做激惹动作。
2. 保证无痛活动。如果患者疼痛，调整力度、支撑、角度、治疗面、侧边（脊柱）。
3. 检查合成向量、推拉角度、治疗带与地面平行、你前臂的位置、角度。
4. 保持滑动治疗直到回到初始位置。
5. 不要被动地做动作，因为它大部分是主动的活动。
6. 要达到极限活动范围。
7. 别忘了达到活动范围极限时被动加压，它就像牛奶里的乳脂一样（十分重要）。
8. 平行于治疗平面，垂直于活动面（并非适用于所有的关节和动态关节松动术）。
9. 治疗师的手、前臂、骨盆、身体要与治疗平面协调同步。
10. 治疗师的体位、手握处、治疗带位置不能阻碍患者的活动。
11. 应用于关节的力度要得当。
12. 只有有效的固定，才能采取有效的松动术。
13. 握、抓动作必须牢固，无痛。治疗师的手、治疗带的力量应该均匀分布。注意检查力度和接触部位。
14. 手、治疗带的位置要与治疗平面、关节线相近。保证力作用得当，避免旋转。
15. 治疗时要与患者有适当的交流。要一直解释你要做什么，患者要做什么。一定要看患者是否疼痛。

16. 对比早前的诊断判断疼痛缓解情况和关节活动范围。不要过度治疗患者（按照3次法则）。

17. 只要有可能，无论何时都要教患者自助治疗。

18. 最后，停止观望，开始治疗吧！

颈 椎

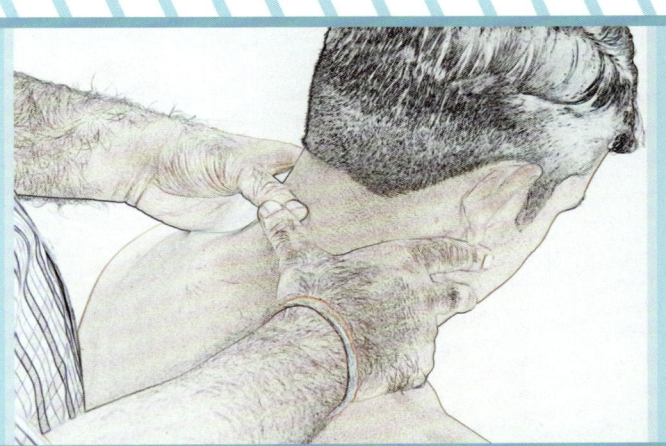

- 1.1 小面关节松动术（NAGs）
- 1.2 反向小面关节松动术（Reverse NAGs）
- 1.3 动态小面关节松动术（SNAGs）
- 1.4 功能性动态小面关节松动术/颈椎动态关节松动术
- 1.5 拳头式牵引
- 1.6 颈椎节段牵引
- 1.7 前臂牵引颈椎
- 1.8 颈源性头痛的评估
- 1.9 动态小面关节松动术治疗头痛
- 1.10 反向动态小面关节松动术治疗头痛
- 1.11 动态小面关节松动术治疗头痛（无头痛时）
- 1.12 动态小面关节松动术治疗眩晕
- 1.13 自助式动态小面关节松动术

1 颈椎

1.1 小面关节松动术（NAGs）

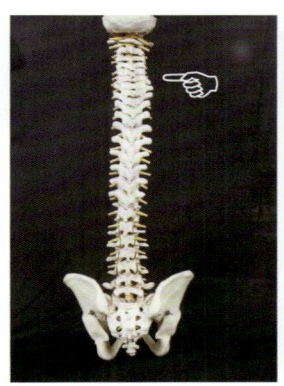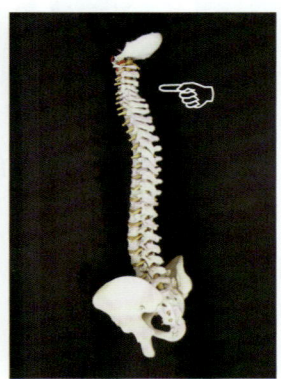

图 1.1.1　颈椎

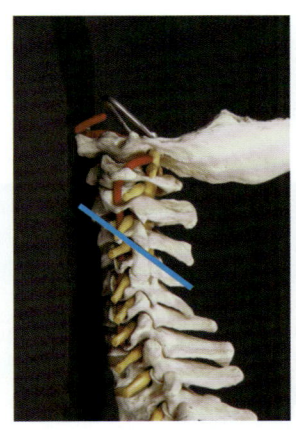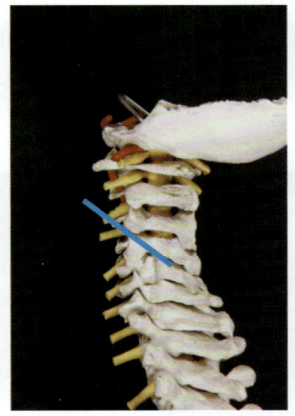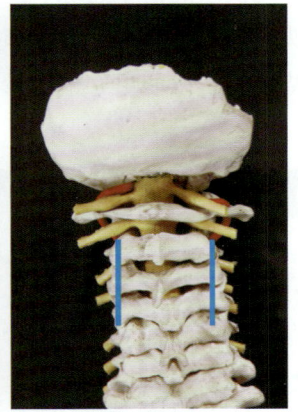

图 1.1.2　颈椎及 NAGs 治疗平面

小面关节松动术
- 小面关节松动术（NAGs）是一种小幅度、多次、有节奏、中至末端轻柔的振荡滑动，可应用于第 2 至第 7 颈椎。
- NAGs 是最温和的手法治疗方法。
- 这些轻柔滑动治疗应无痛。如果正确应用这些滑动治疗仍然产生疼痛，那么其他所有手法治疗均会产生疼痛。

适应证
- 颈部活动范围整体受限。

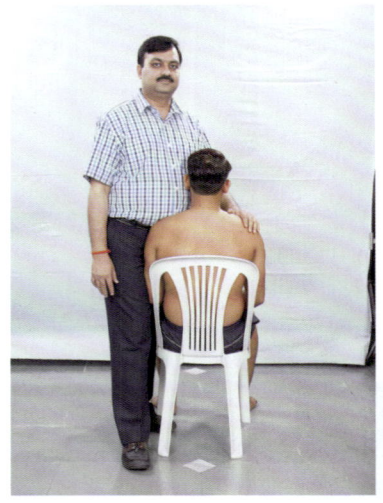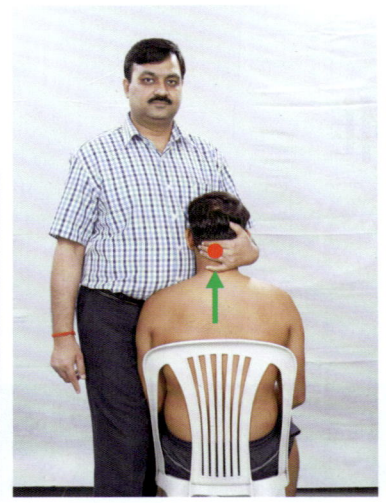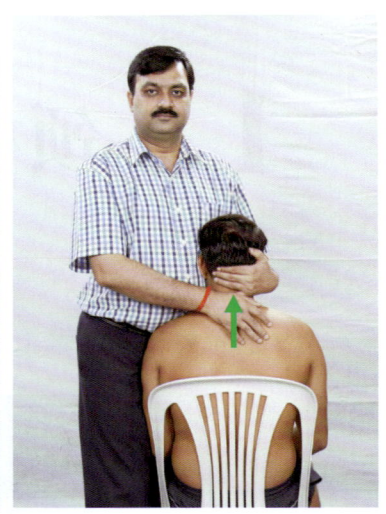

图 1.1.3　中央 NAGs 治疗时治疗师与患者位置

- 适用于患有严重脊柱变形的老年患者。
- 减轻手法治疗后酸痛。
- 检查颈椎的激惹性。

患者体位

- 坐直于无扶手的椅子边缘 (图 1.1.3)。
- 患者头部保持中立位（无痛时，颈部可以保持微屈，以便更好地触诊）。

治疗师位置

- 以行走姿势站在患者前外侧，体重在双脚平均分布 (图 1.1.3)。
- 治疗师的躯干下部保持与患者肩部前外侧接触。
- 治疗师用手、前臂和前外侧躯干稳定患者头部。

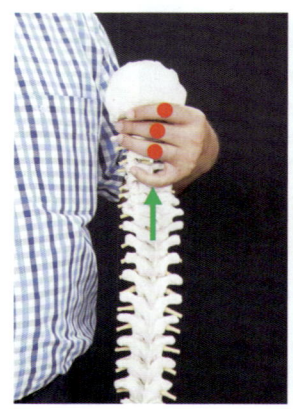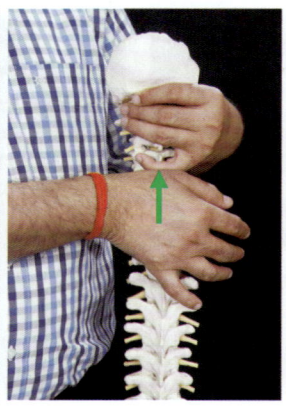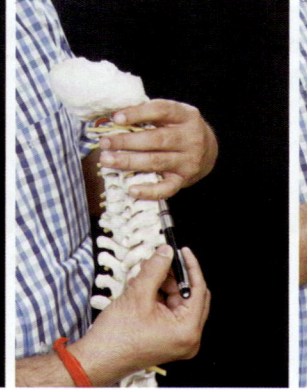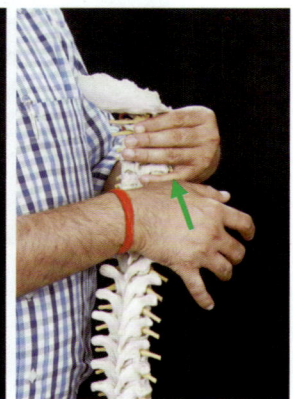

图 1.1.4　行中央和单侧 NAGs 治疗脊椎时，治疗师手的位置

手的位置

（a）稳定手

- 治疗师用食指、中指和无名指（小指以外）抓握患者头枕部和松动节段位置以上的椎骨。
- 将同一只手的小指中节指骨置于治疗棘突之下，将棘突钩向所需位置（需治疗的椎骨）。

（b）治疗手

- 保持小指和无名指中留有缝隙（图 1.1.4）。
- 其鱼际隆起外侧边缘倾斜地置于稳定手小指下方，并向患者眼睛方向推动（沿治疗平面）。
- 治疗手腕轻度尺偏，中度旋前。

操作步骤

- 治疗手的大鱼际向前颅方向（向患者眼球方向）推动稳定手小指的中节指骨，在治疗平面产生滑动（图 1.1.2，图 1.1.4，1.1.6）。
- 单侧 NAGs 向患者对侧眼球方向推动颈椎小面关节（图 1.1.4）。
- 治疗师每秒行 2-3 次振动。
- 患者放松后，治疗师在关节活动范围的中间至末端进行有节奏的滑动治疗。

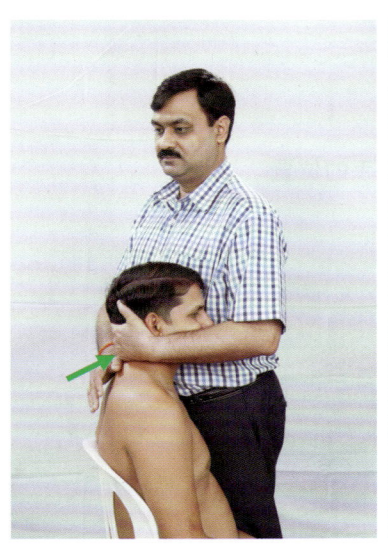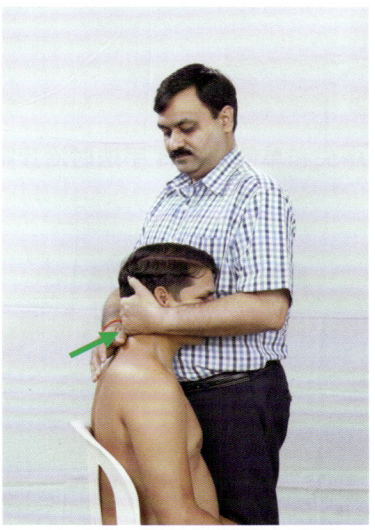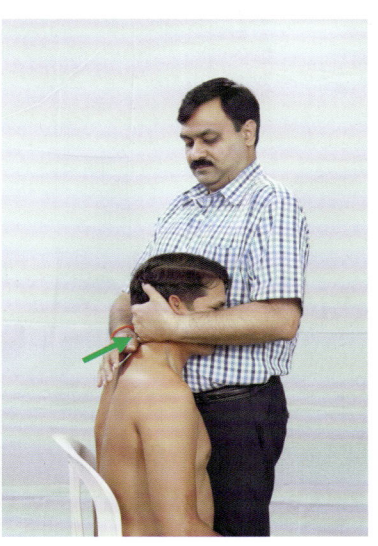

图 1.1.5 中央 NAGs 伴随轻柔牵拉时治疗师和患者位置

手法变化

- 上述手法也可用于颈椎节段牵引。
- 治疗师通过将重心从前脚移到后脚上以增加身高，来牵拉患者颈椎，然后在所需治疗面上进行滑动。
- 针对颈椎过度前伸的患者，指导患者收下颏后，治疗师行上述的滑动治疗。
- 行单侧 NAGs 时，从棘突稍侧移小指将其放置在患侧的小面关节上（图 1.1.6)。

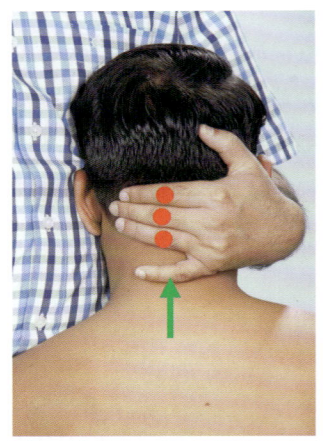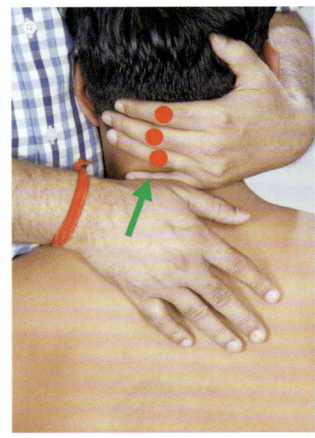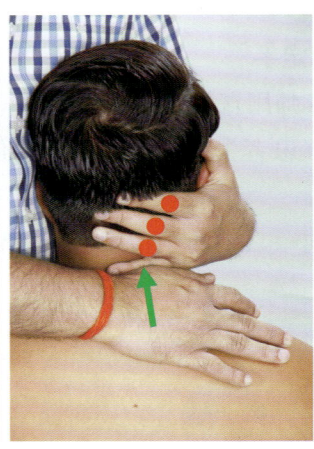

图 1.1.6　中央和单侧 NAGs 手法时治疗师手的位置

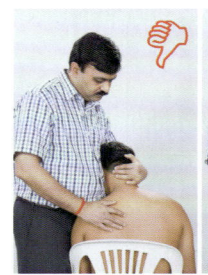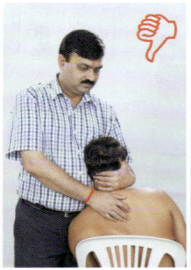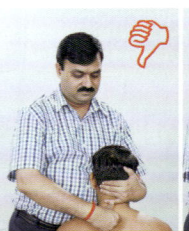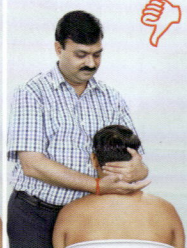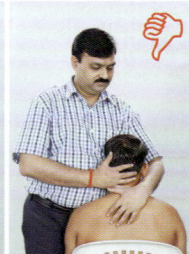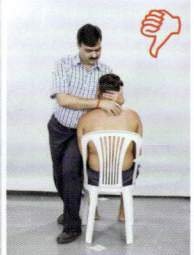

图 1.1.7　NAGs 时常见错误

注意事项

- 不要阻塞患者的气道。
- 避免任何颈部旋转、侧屈动作（图 1.1.7）。
- 女治疗师可用枕头或厚毛巾垫在其胸部和患者头部之间。应适当稳定患者躯干（图 1.1.8）。
- 治疗师应使用治疗手前臂的肱桡肌而非旋前肌进行滑动动作（图 1.1.5）。

治疗原理

- 在下位椎体的上关节突上向颅位滑动上位椎体的下关节突（在治疗 C_{4-5} 节段时，对第 4 颈椎小面关节 / 棘突进行松动术）。
- 松动有助于为小面关节和椎间盘提供营养。
- 可能矫正了所作用的小面关节之间的错位。

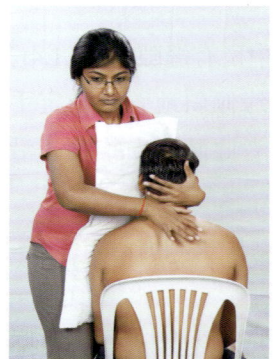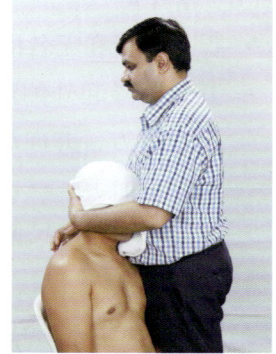

图 1.1.8　NAGs 时使用枕头 / 毛巾

1.2 反向小面关节松动术（Reverse NAGs）

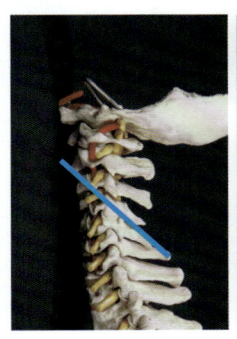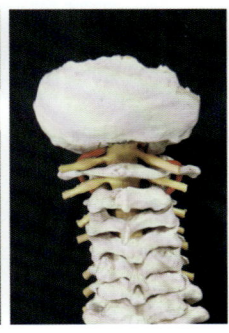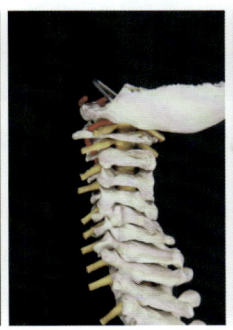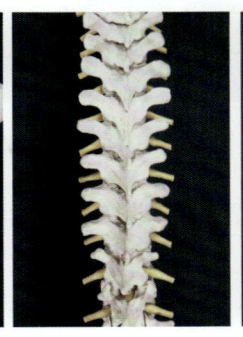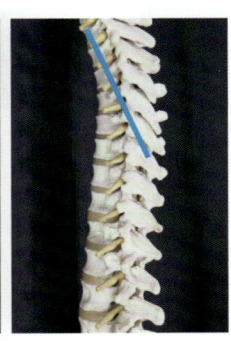

图 1.2.1　颈胸椎及 Reverse NAGs 手法的治疗平面

适应证

- 当 NAGs 手法无效时。
- 颈胸交界处受累。
- 肩胛骨间区域疼痛。
- 下颌前伸患者。
- 久坐工作，长时间使用电脑的人群。
- 后脖鼓包患者。

患者体位

- 坐直于无扶手的椅子边缘。
- 患者头部保持中立位（图 1.2.2）。

治疗师位置

- 以行走姿势站在患者前外侧。
- 治疗师的躯干下部保持与患者肩部前外侧接触。
- 治疗师用手、前臂和前外侧躯干稳定患者头部（图 1.2.2）。

手的位置

治疗 C_5–C_6、C_6–C_7 及 C_7–T_1 节段

- 使用抓握钥匙的手势（V 型）（图 1.2.3）。
- 治疗手前臂应处于旋前位。

（a）稳定手

- 手指环绕患者枕骨和所有高于松动平面的椎骨，使之稳定。

（b）治疗手

- 食指指间关节屈曲，拇指和食指的掌指关节保持在轻微伸展位，形成"V"型。

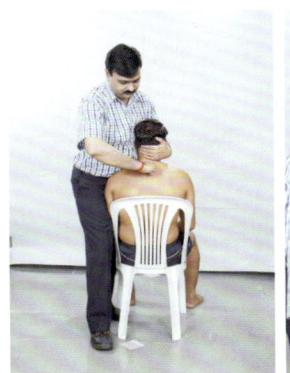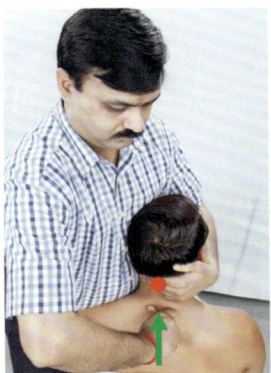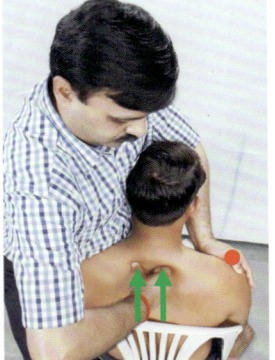

图 1.2.2　行反向 NAGs 治疗 C_7 和 T_2 关节时，患者和治疗师位置（后视图）

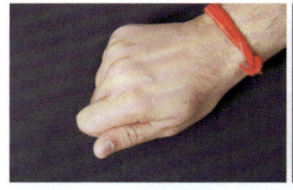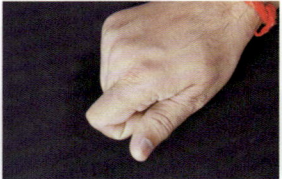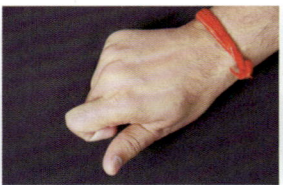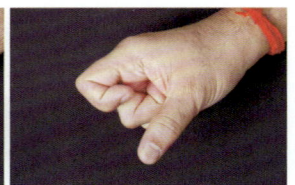

图 1.2.3　治疗师治疗患者下颈椎及上胸椎时，手抓握姿势

- 此"V"型手置于需进行松动的脊椎棘突下。
- 治疗师肩部外展内旋，治疗手在患者背部以正确的角度沿着治疗平面进行松动手法。

治疗 T_2–T_6 节段

- 手枪握把手势

（a）治疗手

- 拇指和食指以握手枪的姿势，接触 T_2–T_6 段胸椎两侧较宽的横突。
- 患者头部微曲，置于治疗师固定对侧肩部的手臂上。
- 治疗师治疗手前臂处于中度旋前位（图 1.2.3 至图 1.2.6)。

（b）稳定手

- 治疗师稳定手置于患者肩部，以稳定患者的胸椎/躯干。治疗师的腹股沟/腹部稳定患者另一侧肩部。

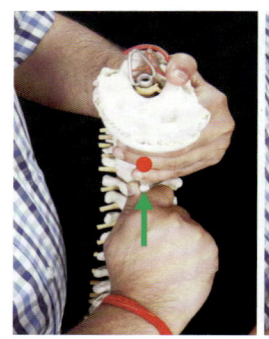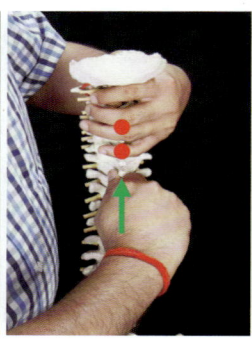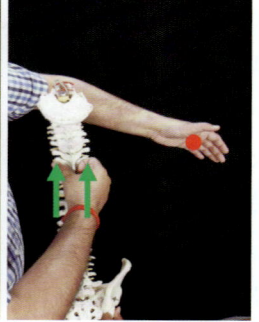

图 1.2.4　行反向 NAGs 治疗 C_7 和 T_2 时，治疗师手放置位置

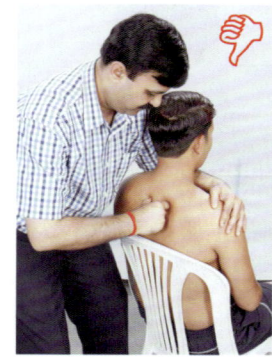

图 1.2.5　行反向 NAGs 时，治疗师错误位置

操作步骤

- 沿治疗平面向前颅方向进行滑动，即患者眼球方向滑动（图 1.2.2）。
- 治疗 C_6-T_1 段脊椎时，治疗师通过指关节施压于棘突（图 1.2.4）。
- 治疗 T_2-T_6 段脊椎时，治疗师通过食指中节指骨和拇指指腹施压横突（图 1.2.4）。
- 患者放松后，治疗师在关节活动范围的中间至末端进行有节奏的滑动治疗。

手法变化

- 治疗师改变一侧横突压力并加压可以进行单侧滑动（单侧反向 NAGs）。

注意事项

- 使患者的肩胛骨微微前伸，以利于触摸横突。
- 应避免任何头颈部旋转、侧屈动作。
- 患者躯干需适当固定（图 1.2.2）。

治疗原理

- 在上位椎体的下关节突上方向颅位滑动下位椎体的上关节突（在治疗 T_{2-3} 节段时，对 T_3 胸椎小面关节/横突进行松动术）。
- 松动有助于为小面关节和椎间盘提供营养。
- 可能矫正了所作用的小面关节之间的错误位置。
- 此方法会松解在小面关节间包埋的半月板样结构。
- 它可能刺激关节内和周围的机械感受器和本体感受器。
- 它有助于放松关节周围的肌肉。

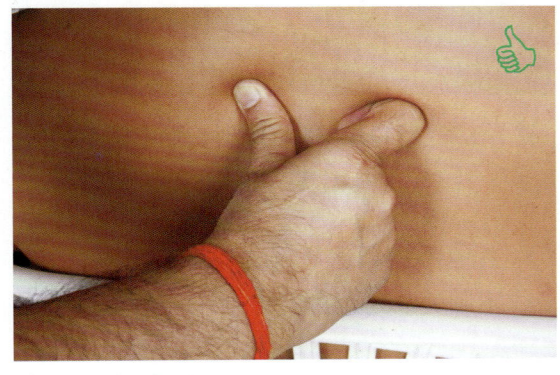 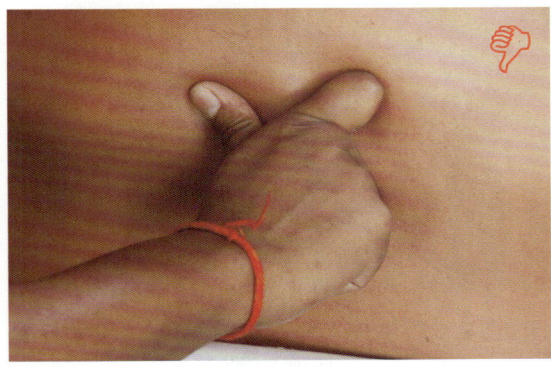

图 1.2.6　行反向 NAGs 治疗 T_2 段时，治疗师手正误放置位置

1.3 动态小面关节松动术（SNAGs）

适应证

- 颈椎运动疼痛和/或颈椎运动范围受限。
- 单一平面的疼痛/运动能力丧失。
- 中央 SNAGs 治疗双侧胸椎疼痛/僵硬。
- 单侧 SNAGs 治疗单侧胸椎疼痛/僵硬。

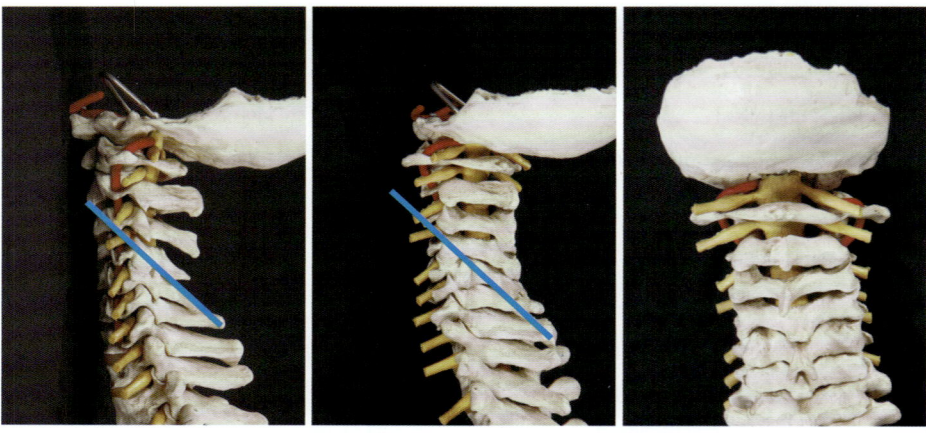

图 1.3.1　颈椎及 SNAGs 治疗平面

患者体位
- 坐直于椅子上

治疗师位置
- 两腿分开站于患者身后 (图 1.3.2)。

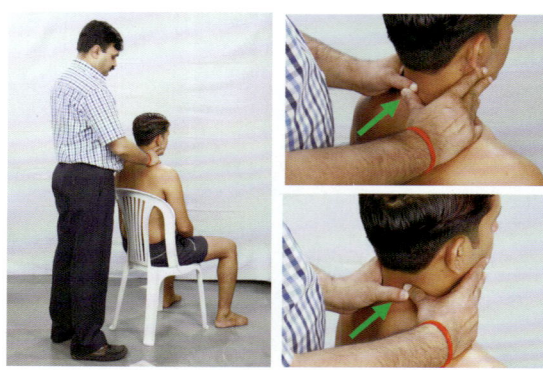

图 1.3.2　行中央 / 单侧 SNAGs 时，患者与治疗师位置

手的位置
行中央 SNAGs 时
稳定手
- 治疗师将拇指远节指骨的内侧边缘斜置于需治疗的棘突下 (图 1.3.2)。

治疗手
- 治疗师将治疗手拇指指腹置于稳定手拇指的侧面 (图 1.3.3，图 1.3.4)。

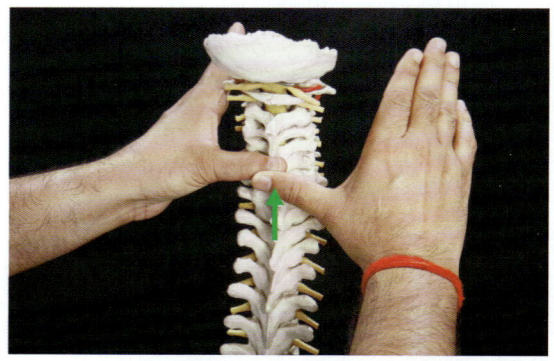

图 1.3.3　行中央 SNAGs 时，治疗师手摆放位置

- 其他手指舒适地放置在患者下颌骨 / 颞下颌关节处 (图 1.3.2)。

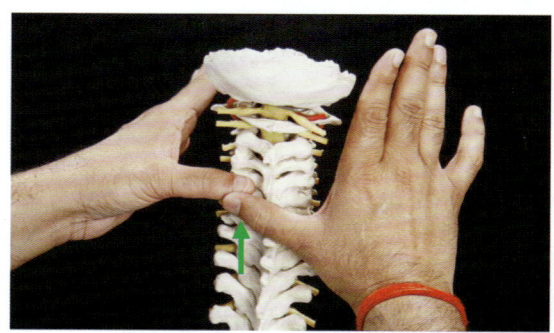

图 1.3.4　行单侧 SNAGs 时，治疗师手摆放位置

行单侧 SNAGs 时

- 治疗师将拇指远节指骨内侧边缘放置在患者椎骨小面关节处(图 1.3.2，图 1.3.4)。
- 如果在患者右侧行 SNAGs，右手拇指置于小面关节处，此时左手拇指协助按压右侧右手拇指的下方。
- 如果在患者左侧行 SNAGs，左手拇指置于小面关节处，此时右手拇指协助按压左侧左手拇指的下方。
- 其他手指舒适地放置在患者下颌骨/颞下颌关节处。

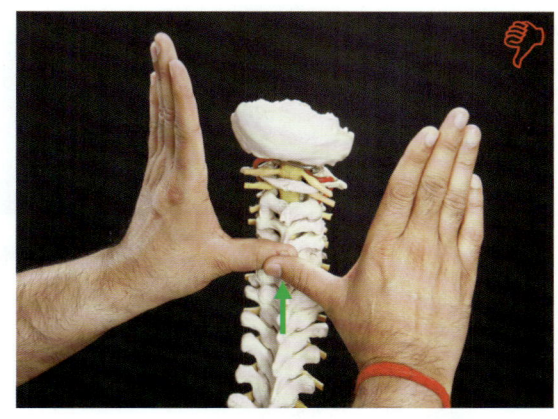

图 1.3.5　行中央 SNAGs 时，治疗师手错误摆放

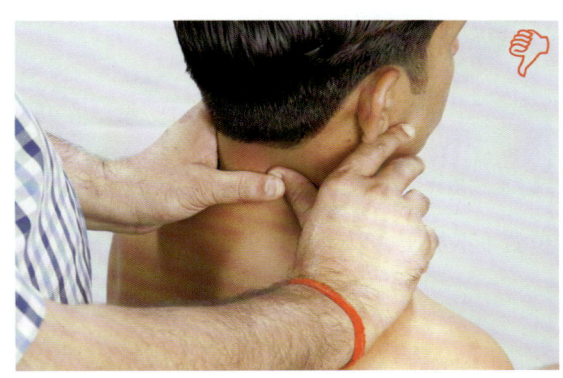 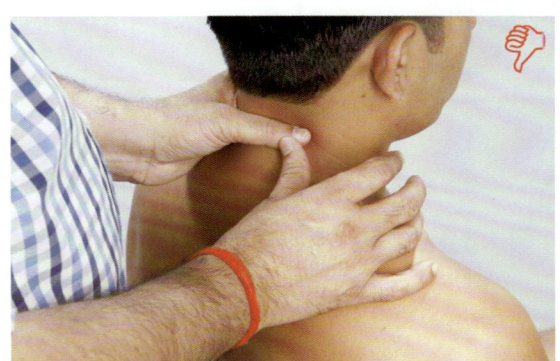

图 1.3.6　行 SNAGs 时，手错误摆放

操作步骤

行中央 SNAGs 时

- 向患者眼球方向推动棘突以进行滑动(图 1.3.3)。
- 患者此时向疼痛/受限方向运动（激惹运动）(图 1.3.7 至图 1.3.11)。
- 治疗师随患者脊柱移动同步运动双手，以维持治疗平面滑动。

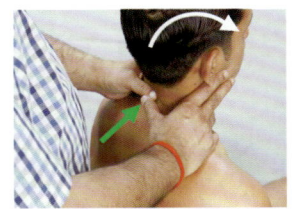 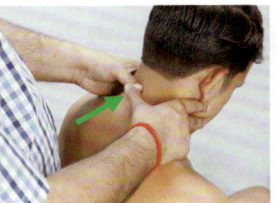 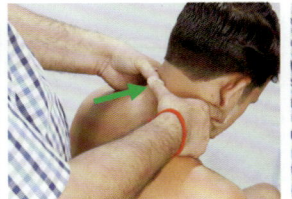 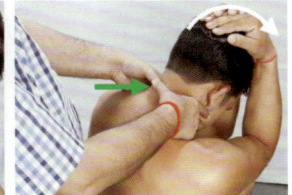

图 1.3.7　颈椎屈曲行 SNAGs

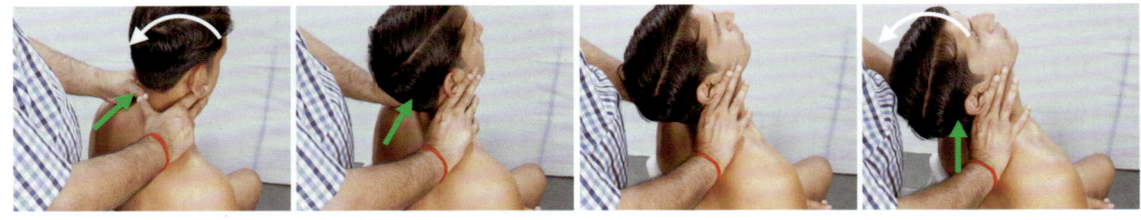

图 1.3.8　颈椎伸展行 SNAGs

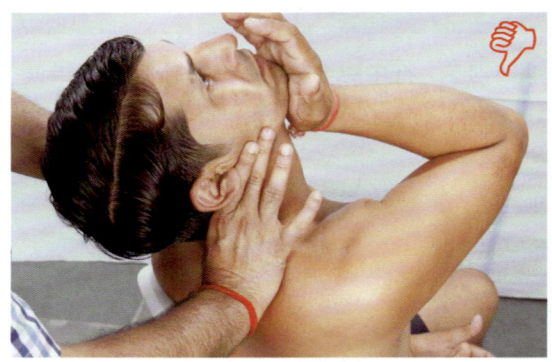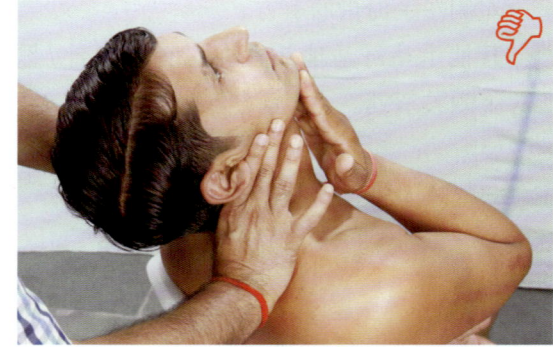

图 1.3.9　颈椎伸展时行 SNAGs，治疗师与患者位置（不加压，以避免对小面关节产生挤压）

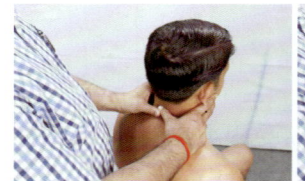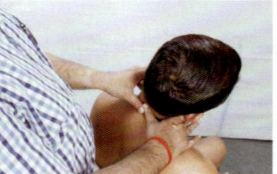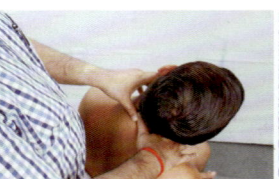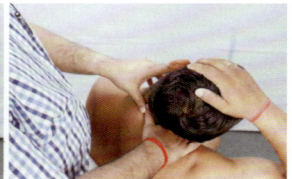

图 1.3.10　颈椎侧屈行 SNAGs

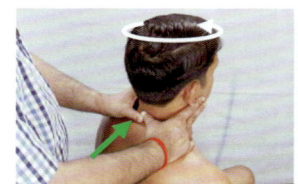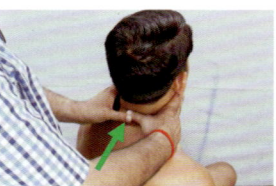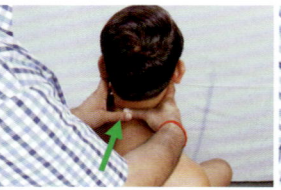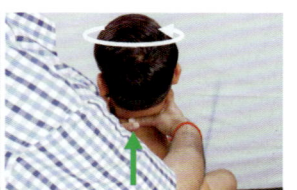

图 1.3.11　颈椎旋转行中央 SNAGs

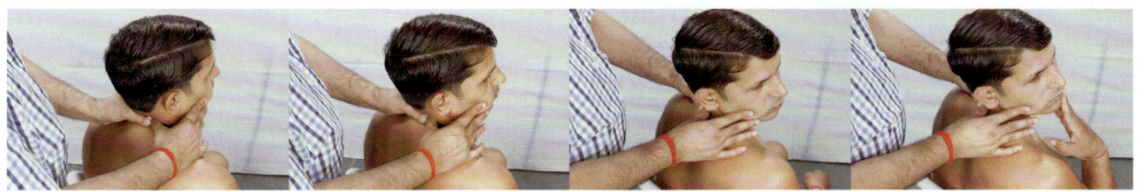

图 1.3.12　颈椎旋转时行单侧 SNAGs，治疗师与患者位置

行单侧 SNAGs 时
- 向患侧眼球方向推动患侧小面关节（有时为对侧）以进行滑动（图 1.3.12）。
- 患者此时向受限/疼痛方向运动。

手法变化
- 为提高 SNAGs 疗效，患者可在关节末端活动范围进行无痛自我加压。
- 患者可在自助式 SNAGs 带协助下行自助式 SNAGs（本章后文提及）。

注意事项
- 在整个治疗期间，滑动动作应持续，直至患者头部回至初始位置。
- 治疗师随患者头部移动同步运动，以维持沿治疗平面滑动。
- 治疗师只用拇指的内侧，而不是指腹接触，此时一次可只运动一个关节平面（图 1.3.5，图 1.3.6）。

治疗原理
- 在下位椎体的上关节突上向颅位滑动上位椎体的下关节突（在治疗 C_{4-5} 节段时，对第 4 颈椎棘突/小面关节进行松动术）。
- 它可能松解被挤压的小面关节，有助于拉伸激惹运动的凸侧的结构，并扩大凸侧椎间孔。
- 松动有助于为小面关节和椎间盘提供营养。
- 可能矫正受影响小面关节之间的错误位置，从而矫正关节的生物力学。
- 此方法会松解在小面关节间包埋的半月板样结构。
- 它可能刺激关节内和周围的机械感受器和本体感受器，有助于放松关节周围的肌肉。

1.4　功能性动态小面关节松动术/颈椎动态关节松动术

适应证
- 颈椎合并运动功能丧失，如伸展和侧屈。
- 在两个或更多平面上出现疼痛、僵硬。
- 下颈椎受累时手臂放射痛。
- 下颈椎和/或上胸椎僵硬。

患者体位
- 坐直于椅子上。

治疗师位置
- 站于患者身后。

1\ 颈椎

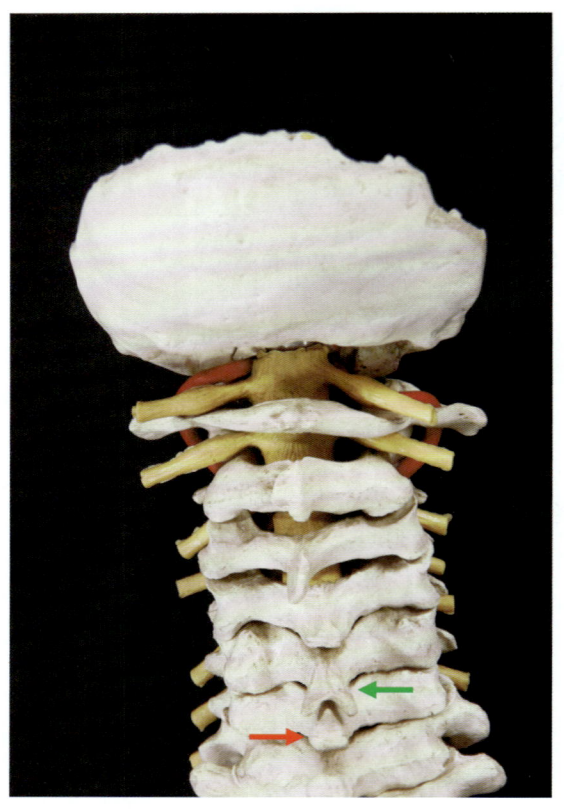

图 1.4.1　功能性 SNAGs/ 颈椎 MWMs 滑动方向

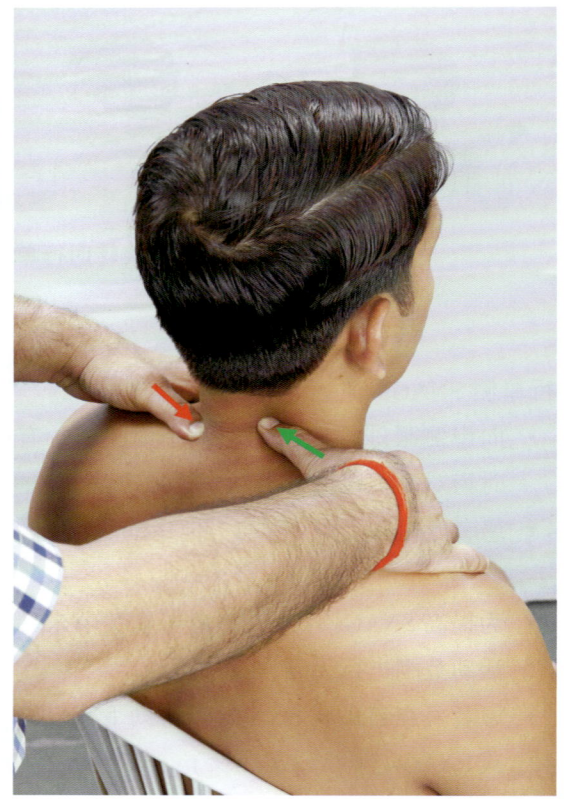

图 1.4.2　功能性 SNAGs /MWMs 时，治疗师手放置位置

手的位置

松动 C_5–C_6 脊椎段时

- 治疗师一只手的拇指指尖置于 C_5 椎体棘突外侧 2–3cm (图 1.4.2)。
- 治疗师另一只手的拇指指尖置于 C_6 椎体棘突外侧 2–3cm (图 1.4.2)。

操作步骤

- 治疗师双手拇指横向交叉进行治疗平面滑动 (图 1.4.2，图 1.4.4)。
- 在治疗平面上滑动同时，患者进行激惹动作。
- 如果患者向右侧屈和伸展受限，治疗师从右侧向左滑动第 5 颈椎，并从左侧向右滑动第 6 颈椎 (图 1.4.5)。

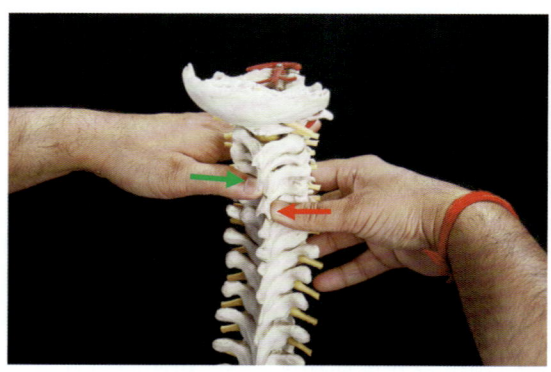

图 1.4.3　功能性 SNAGs /MWMs 时，治疗师手放在患者脊柱的位置

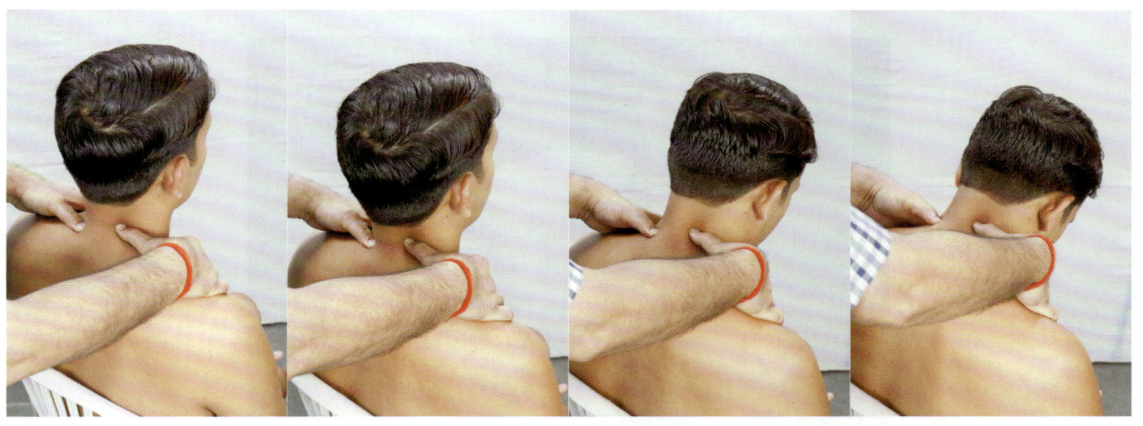

图 1.4.4 功能性 SNAGs /MWMs 时,治疗师和患者位置(颈椎屈曲及侧屈)

手法变化
- 治疗多节段时,加大力量进行一次滑动可能涉及多关节段,但可能疗效不如单一关节。
- 患者可在关节末端活动范围自我加压(仅当有需要时)。

注意事项
- 治疗过程中应无痛。

- 治疗师前臂保持水平 (图 1.4.6)。
- 在进行滑动治疗之前,应先放松肌肉。
- 应适当放松软组织,以避免松动无需治疗的软组织。
- 双手拇指不能交叉到对侧 (图 1.4.6)。

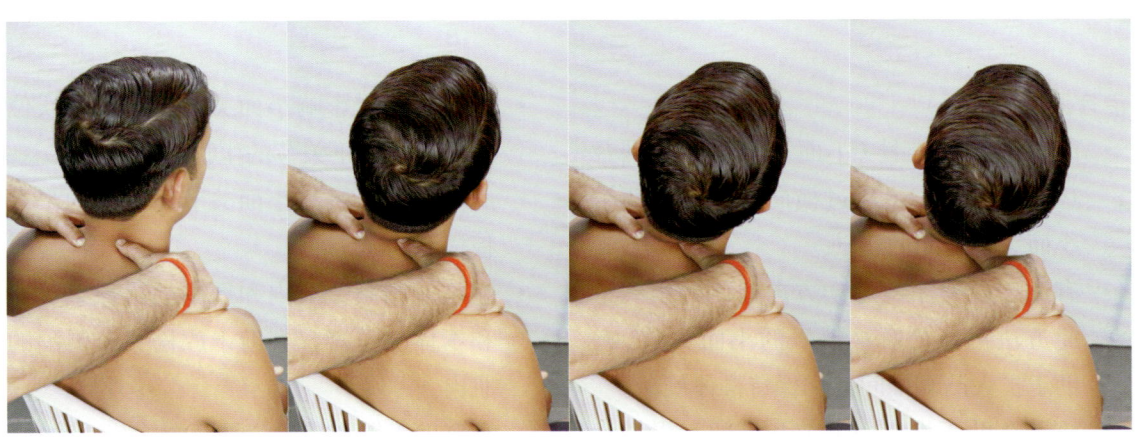

图 1.4.5 功能性 SNAGs /MWMs 时,治疗师和患者位置(颈椎伸展及侧屈)

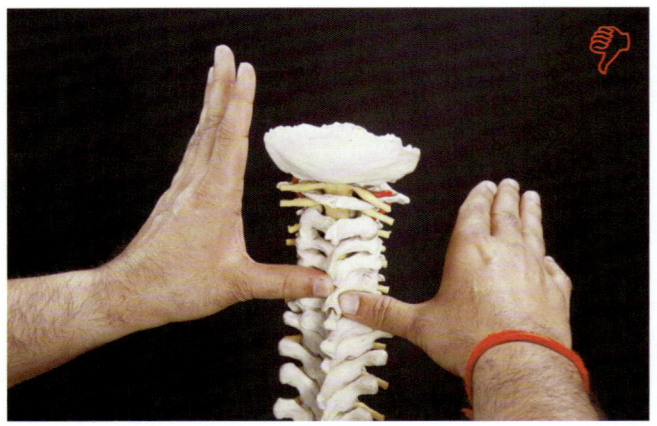

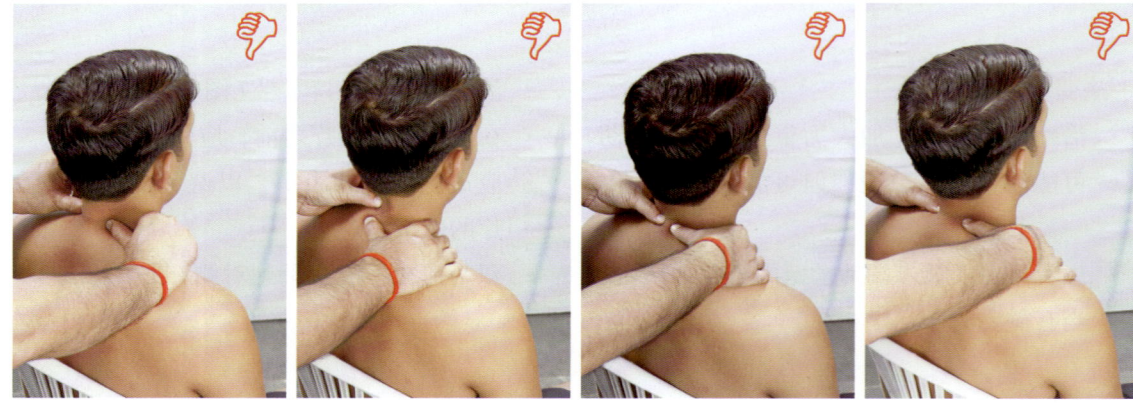

图 1.4.6　功能性 SNAGs /MWMs 时，治疗师手错误摆放

治疗原理

- 改善卡住的椎骨/小面关节之间的耦合运动（旋转），通过横向滑动促进两个小面关节之间的运动。
- 有助于拉伸激惹运动方向对侧的组织。此方法可能松解被挤压的小面关节，有助于扩大凸侧椎间孔和保持椎体旋转。
- 松动有助于为小面关节和椎间盘提供营养。
- 可能矫正受影响小面关节之间的错误位置，从而矫正关节的生物力学。
- 此方法会松解在小面关节间包埋的半月板样结构。
- 它可能刺激关节内和周围的机械感受器和本体感受器，有助于放松关节周围的肌肉。
- 它有助于提高需治疗平面的关节活动性。

1.5 拳头式牵引

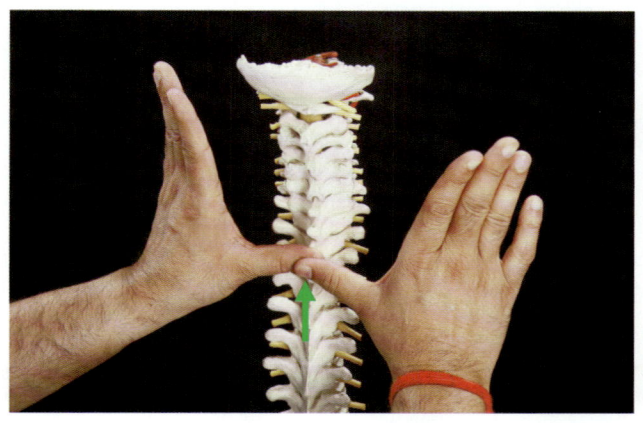

图 1.5.1　拳头式牵引 SNAGs 时，治疗师手放置位置

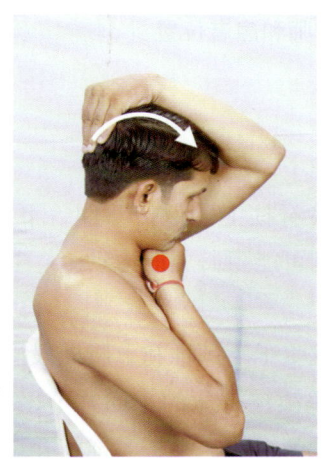 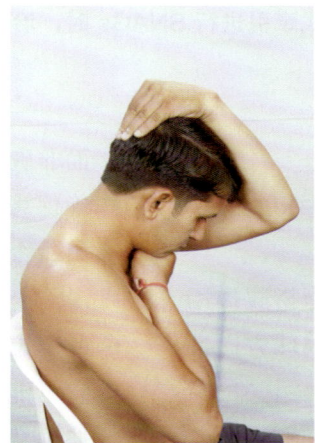 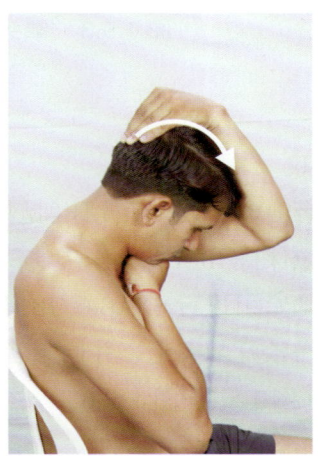

图 1.5.2　拳头式自我牵引时患者手放置位置

适应证

- 治疗 C_6-T_3 段脊椎。
- 颈胸联合受累。
- 肩胛骨间区域疼痛。
- 下颌前伸。
- 关节屈曲受限。
- 急性小面关节绞锁。

患者体位

- 坐直于无扶手的椅子上。

治疗师和患者手的位置

- 治疗师一只手的拇指指腹放置在另一只手拇指上，以加强疗效（图1.5.1，图1.5.2）。
- 患者握拳，拳外侧向上，将小指端放在胸骨上端。
- 患者下巴置于由握拳食指和拇指形成的圆形平面上。
- 患者另一只手从前方置于枕骨基底部（图1.5.2）。

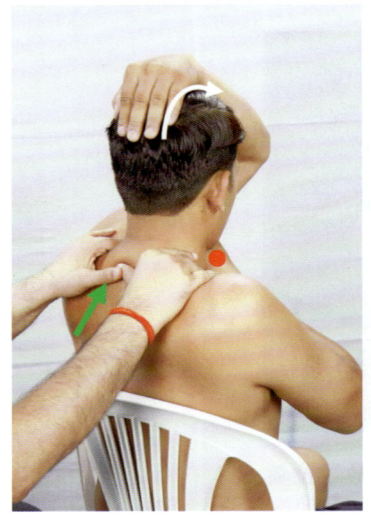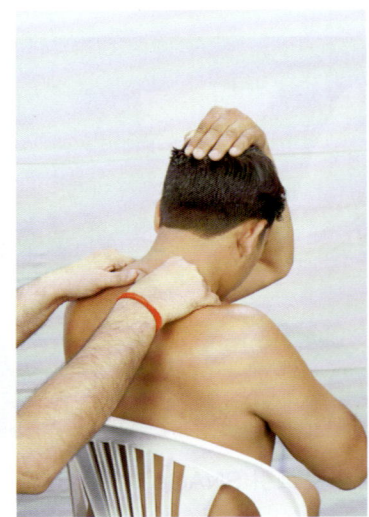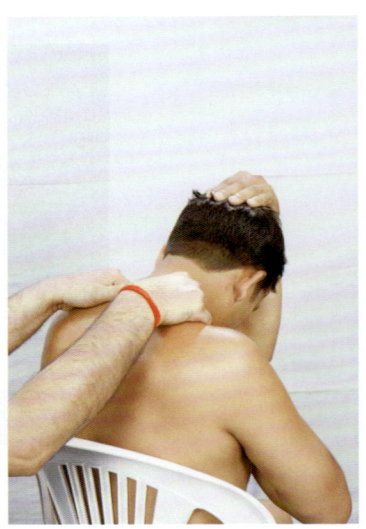

图 1.5.3　拳头式牵引进行 SNAGs 时，治疗师和患者位置

操作步骤
- 患者向前下方拉动枕骨（抛物线运动）。
- 牵拉保持 10~15 秒。
- 伴随牵引进行 SNAGs，用拇指指腹作用于需治疗棘突上，并向患者眼球方向推动 (图 1.5.1，图 1.5.3)。

手法变化
- 可同时行拳牵引技术和 SNAGs，此时可达到关节活动范围末端。
- 可在胸骨切迹和拳头之间放置毛巾或一本书，以减轻疼痛，因为此处缺乏脂肪和筋膜而易引起不适。
- 通过改变毛巾或书本的厚度，可以改变牵拉力。若书 / 毛巾较厚，则会产生较高的牵拉力。

注意事项
- 牵引需无痛。
- 确保患者在欲治疗节段进行激惹动作，而非胸椎中段或腰椎。
- 确保患者脊柱上段保持弯曲，下巴不突出，否则可能阻碍屈曲运动。

治疗原理
- 此牵拉发生于下颈椎和上胸椎段。
- 它可能解锁被挤压的小面关节，帮助拉伸颈部后侧组织，并扩大椎间孔。
- 松动术有助于为小面关节和椎间盘提供营养。
- 可能矫正受影响小面关节之间的错误位置，从而矫正关节的生物力学。
- 此方法会松解在小面关节间包埋的半月板样结构。
- 它可能刺激关节内和周围的机械感受器和本体感受器，有助于放松关节周围的肌肉。
- 它有助于提高需治疗平面的关节活动性。

1.6 颈椎节段牵引

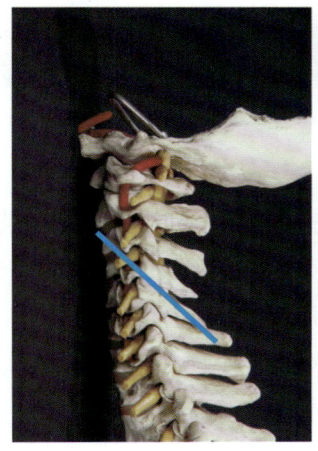 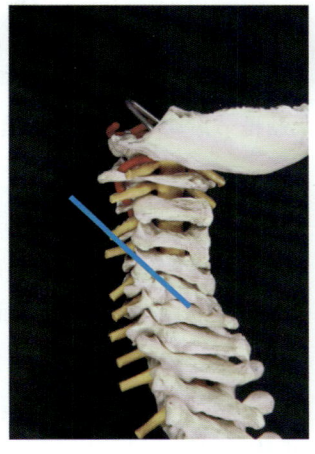 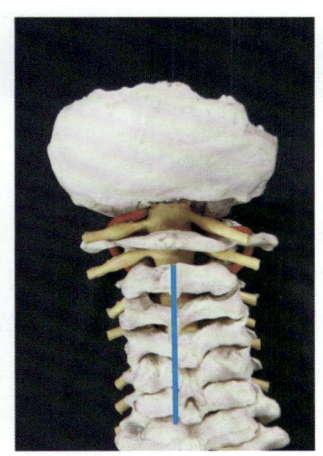

图 1.6.1　颈椎及牵引时治疗平面

适应证
- 颈椎疼痛，僵硬。

患者体位
- 仰卧（下巴内收）。

治疗师位置
- 面对患者头部站立。

治疗带位置
- 治疗带环绕治疗师上背部，并穿过治疗师上臂的桡神经沟。
- 食指和中指应在治疗带内侧（图 1.6.2）。

手的位置
- 患者需治疗的颈椎节段应在治疗师食指和中指间（治疗带内）。

操作步骤
- 在治疗师钩住患者需治疗的节段后，治疗师仅重心向后倾斜（弓步）以行纵向牵引（图 1.6.3）。

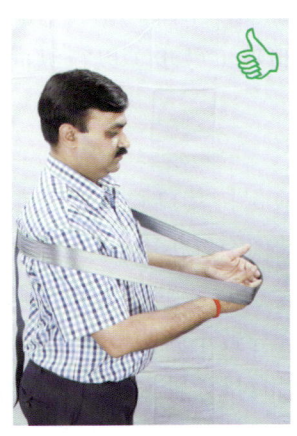 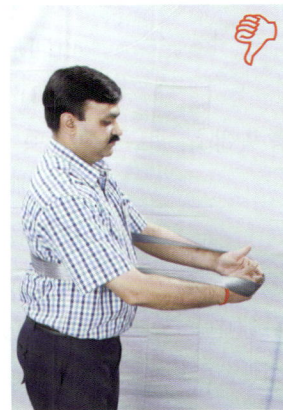 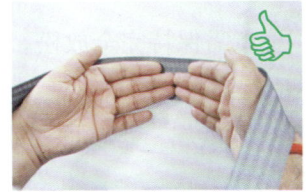 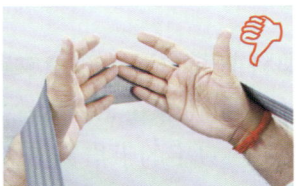

图 1.6.2　治疗师用治疗带牵引颈椎节段时手的正确和错误摆放

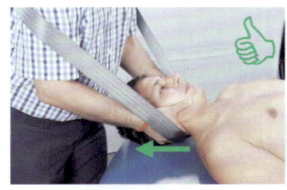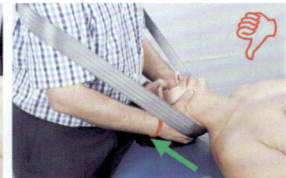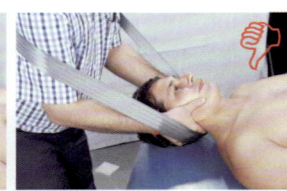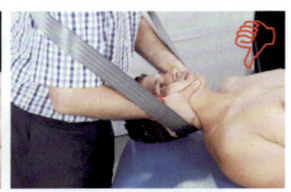

图 1.6.3　颈椎节段牵引的正确和错误操作

注意事项
- 牵引时，患者颈部不应伸展。
- 治疗带应置于治疗师指关节而不是腕关节 (图 1.6.2)。

治疗原理
- 对所需治疗节段的牵引可以防止作用力传递到其他节段，导致牵引痛。
- 它可能解锁被挤压的小面关节，帮助拉伸颈部后侧组织，并扩大椎间孔。
- 松动有助于为小关节和椎间盘提供营养。
- 可能矫正受影响小面关节之间的错误位置，从而矫正关节的生物力学。
- 此方法会松解在小面关节包埋的半月板样结构。
- 它可能刺激关节内和周围的机械感受器和本体感受器，有助于放松关节周围的肌肉。
- 它有助于提高需治疗平面的关节活动性。

1.7 前臂牵引颈椎

适应证
- 眩晕
- 颈源性头痛
- 上段颈椎牵引

患者体位
- 仰卧，患者需保持完全放松。

治疗师位置
- 治疗师双膝微屈，跨步面对患者头部站立 (图 1.7.1)。

手的位置
- 治疗师将前臂的近端部分放置在患者颈椎下，使得桡侧缘在患者后枕部间隙中。
- 治疗师另一只手的手指置于患者下巴上。
- 治疗师双手肘部应置于治疗床上，防止治疗过程中背部产生压力 (图 1.7.1)。

操作步骤
- 治疗师通过前臂旋前施加牵引力，同时对下巴施加力量以提供平移分量。此治疗结合了治疗师前臂旋转和平移。
- 为了施加更大的牵引力，治疗师仅重心向后倾斜（弓步）以行纵向牵引 (图 1.7.1)。

注意事项
- 治疗师应保持其口腔远离患者的面部，以避免任何空气传染。
- 在进行牵引时，患者颈椎应避免伸展，因为它会导致小面关节绞锁。
- 牵引应沿脊椎长轴方向纵向进行。
- 施加在患者枕骨和下巴上的力应相等。
- 如果患者有过度的颈椎前凸，患者可能

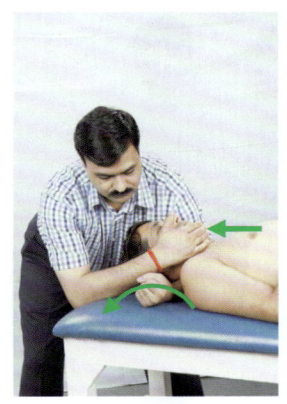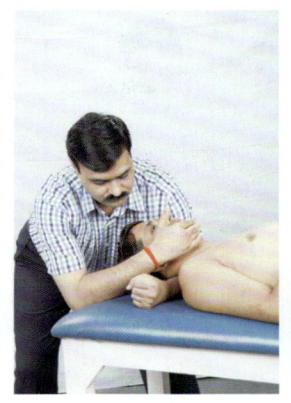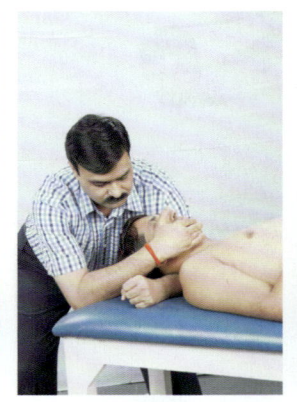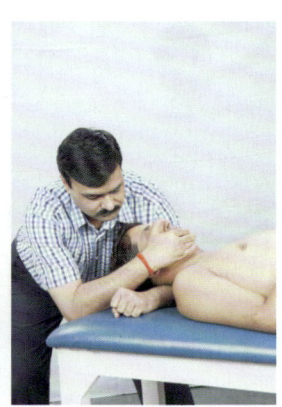

图 1.7.1　在颈椎节段牵引（前臂牵引）时，患者和治疗师位置

需要在牵引治疗前将下巴收缩。

治疗原理
- 此方法会牵拉患者上段颈椎小面关节。
- 会产生之前所述松动术的所有作用。

1.8 颈源性头痛的评估

适应证
- 检查疼痛是颈源性还是其他病理原因引起的。
- 严格于患者**没有头痛**的一天进行评估。
- 特定检查 C_1-C_2 段颈椎关节的旋转活动范围（颈源性头痛的旋转角度小于 45°）。

患者体位
- 仰卧。
- 患者的头部应该远离治疗床，床边缘与其肩部水平（图 1.8.1）。

治疗师位置
- 治疗师面对治疗床头站立（图 1.8.1）。

手的位置
- 治疗师双手置于患者脸颊，以托住患者头部（图 1.8.1）。

颈源性头痛的评估
- 患者头部应固定在完全屈曲的位置（包括锁住上段颈椎），以防止出现点头动作（图 1.8.2）。
- 为检查上颈椎段的关节活动范围，以 C_1-C_2 段颈椎为例：治疗师协助由患者主动完成的旋转运动（正常 C_1-C_2 段旋转范围为 45°）。
- 如旋转范围受限，可对患者行头痛 SNAGs 手法，不产生头痛，可以增加旋转范围（在 C_1 段行单侧旋转 SNAGs）。

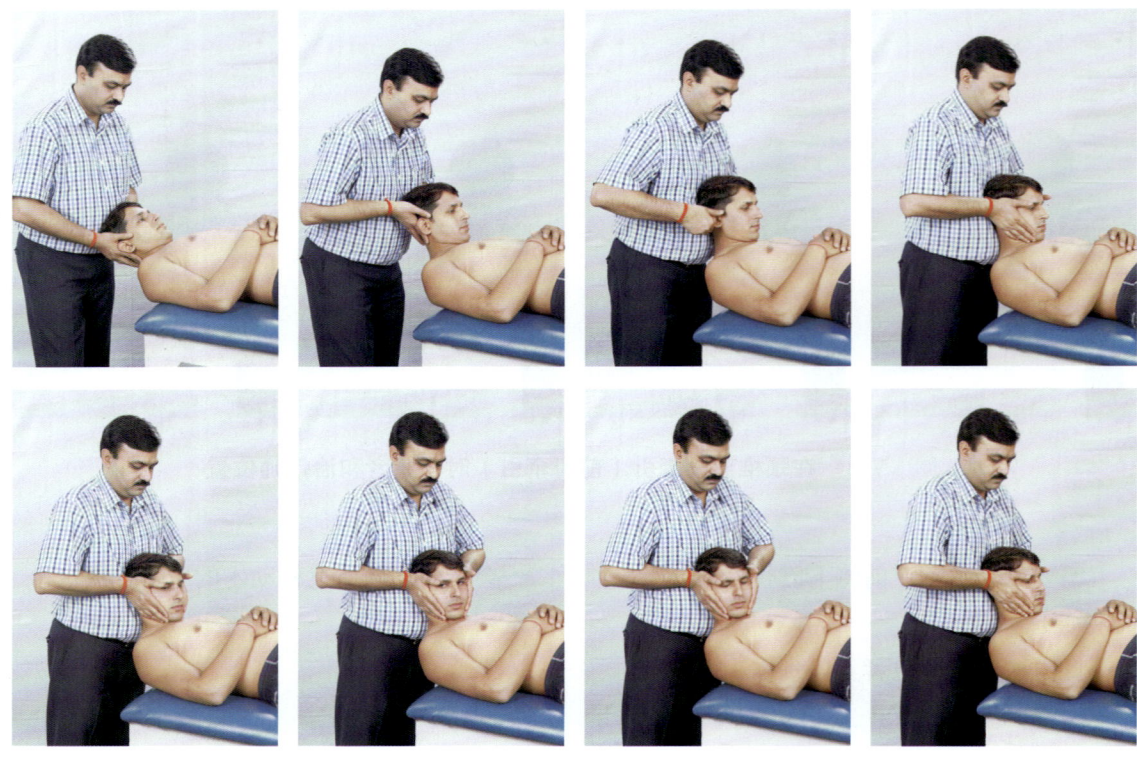

图 1.8.1　颈源性头痛的评估

注意事项
- 患者的头部应完全屈曲，以防止下段颈椎侧旋。

治疗原理
- 此方法可特定检查 C_1–C_2 段颈椎 45° 旋转的活动范围。
- 任何 C_1–C_2 段正常关节旋转范围的变化将为后续评估和治疗该节段提供指导。

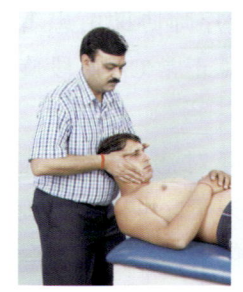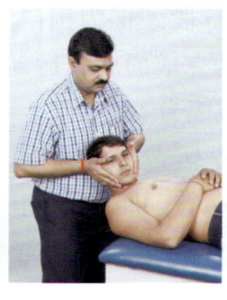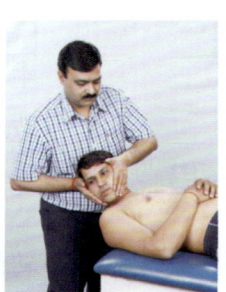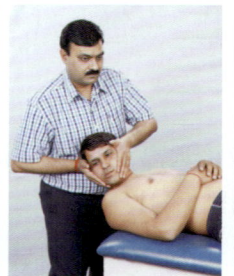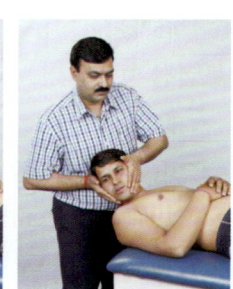

图 1.8.2　颈源性头痛的评估过程中下段颈椎不能充分稳定，导致过度旋转

1.9 动态小面关节松动术治疗头痛

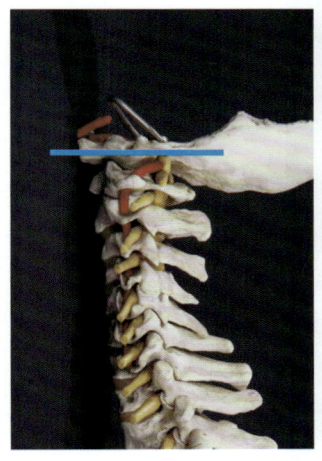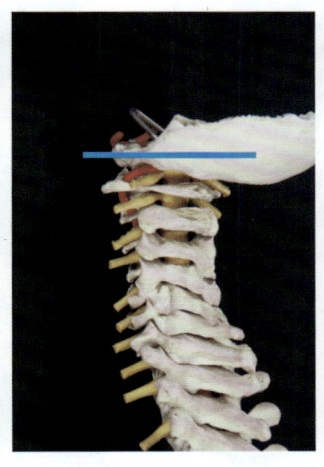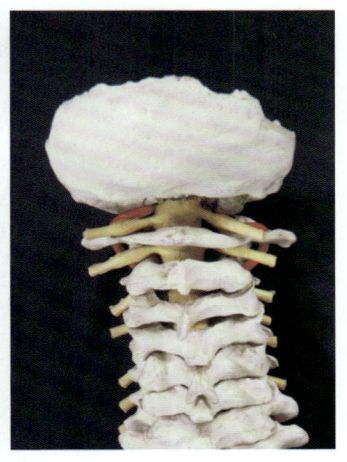

图 1.9.1　上颈椎及头痛 SNAGs 的治疗平面

适应证
- 颈源性头痛(在患者头痛时进行治疗)。
- 颈痛伴头痛。

患者体位
- 坐直于椅子上。

治疗师位置
- 同 NAGs 时站位。

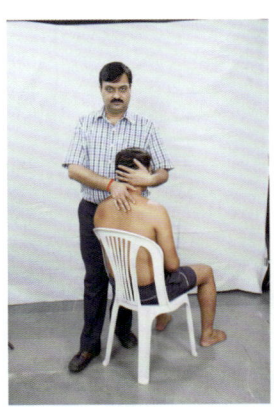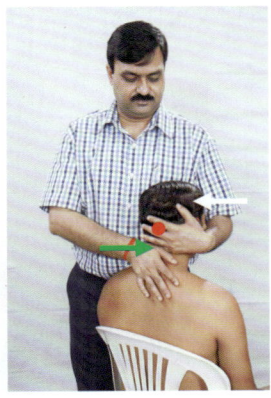

图 1.9.2　SNAGs 治疗头痛时，治疗师与患者位置

- 治疗师用身体和前臂环抱患者的头(图 1.9.2)。

手的位置
稳定手
- 环抱小指中节指骨置于患者 C_2 段颈椎棘突后。
- 食指、中指和无名指置于患者枕骨基底部。

治疗手
- 治疗手的大鱼际边缘放置在稳定手小指的中节指骨后面(图 1.9.3)。

操作步骤
- 治疗师向前滑行 C_2 段颈椎，朝向患者下巴(治疗平面)。
- 治疗师环抱臂向后轻推患者头部(2-3 毫米)。
- 滑动维持 15-20 秒。

注意事项
- 避免患者头部倾斜，仅行向后推移动作。
- 滑动的方向是朝向患者下巴。
- 滑动应持续。

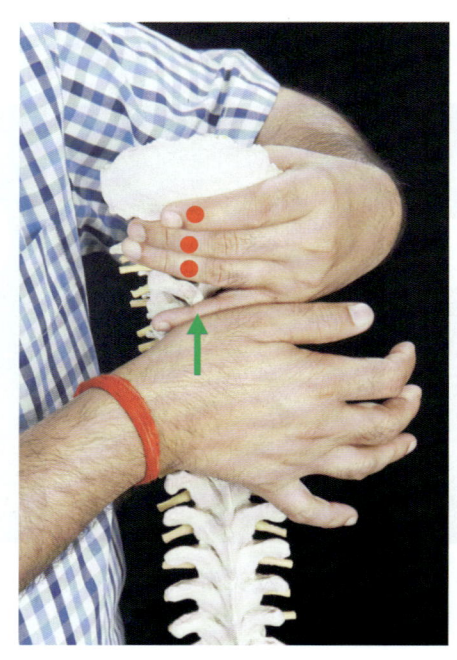

图 1.9.3　SNAGs 治疗头痛时，治疗师手的位置

治疗原理
- 此方法可纠正 C_2 段错误位置。
- 它可能会缓解由于筋膜紧张导致的枕大神经压力。

自助式治疗（借助书本）
- 患者把书本用毛巾包裹，置于床边缘。
- 患者仰卧，C_2 段棘突置于书本边缘（图 1.9.4）。
- 此时患者枕骨将向后下沉，从而提供所需滑动。

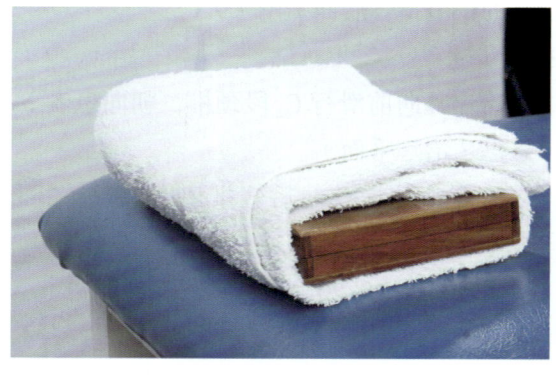 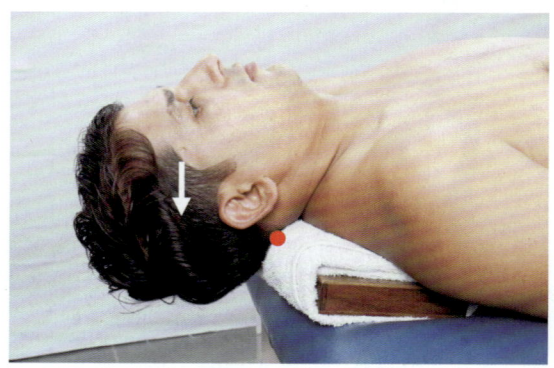

图 1.9.4　自助式 SNAGs 治疗头痛（仰卧于书本边缘）

1.10 反向动态小面关节松动术治疗头痛

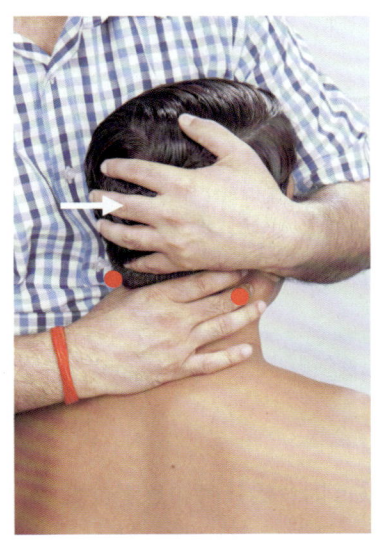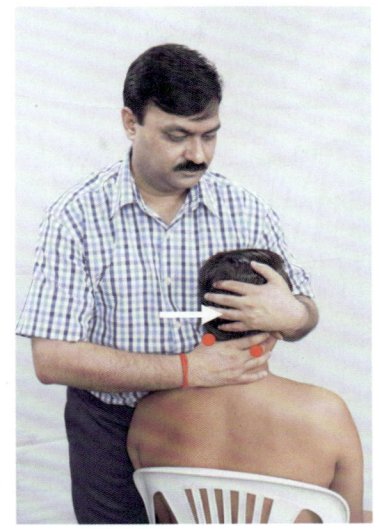

图 1.10.1　反向 SNAGs 治疗头痛时，治疗师和患者位置

适应证
- 当 SNAGs 治疗头痛不起效时。
- 颈源性头痛 (在患者头痛时进行治疗)。
- 颈痛伴头痛。

患者体位
- 坐直于椅子上 (图 1.10.1)。

治疗师位置
- 同 NAGs 时站位。
- 治疗师侧立，用他的身体和前臂环抱患者的头 (图 1.10.1)。

手的位置

治疗手
- 一手环绕患者枕骨底部，使其不与颈椎接触 (图 1.10.2)。

稳定手
- 拇指和中指环绕 C_2 段横突，使它们之间与 C_2 椎体后弓接触。

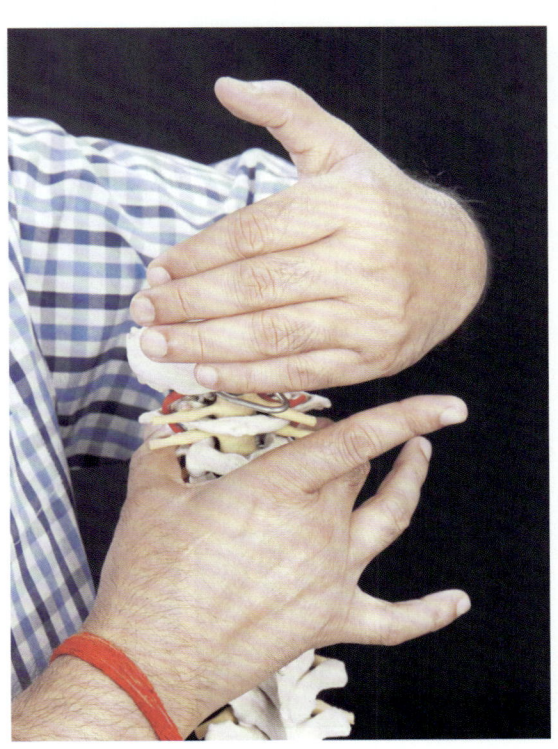

图 1.10.2　反向 SNAGs 治疗头痛时，治疗师手的位置

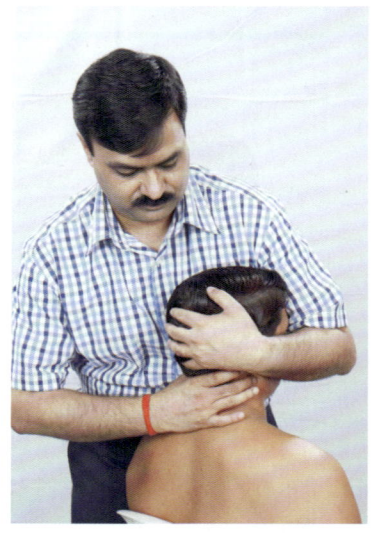 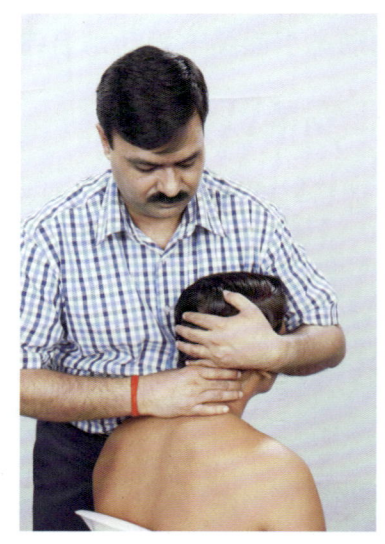

图 1.10.3　操作头痛反向 SNAGs 时，治疗师和患者位置

操作步骤
- 治疗师用环绕患者枕骨的手向前推动枕骨。
- 另一只手向后拉动 C_2 段颈椎（轻柔固定 C_2 段）。
- 滑动维持 15–20 秒（图 1.10.1）。

注意事项
- 避免头部倾斜，只做正向推移动作。

- 适当接触和固定 C_2 颈椎。
- 滑动维持 15–20 秒（无振荡）。

治疗原理
- 此方法可矫正 C_2 段错误位置。
- 它可能会缓解由于筋膜紧张导致的枕大神经压力。

1.11 动态小面关节松动术治疗头痛（无头痛时）

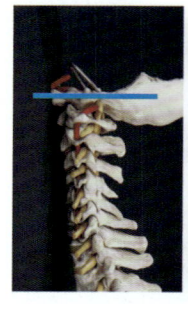 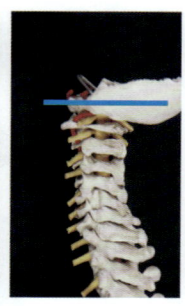 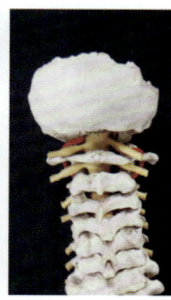

图 1.11.1　上颈椎及无头痛时 SNAGs 的治疗平面

适应证
- 颈源性头痛（在患者无头痛时进行治疗）。
- 上颈椎 C_1–C_2 段关节旋转活动范围受限。

患者体位
- 坐直于椅子边缘。

治疗师位置
- 站在患者身后。

图 1.3.1

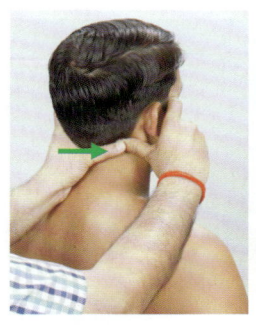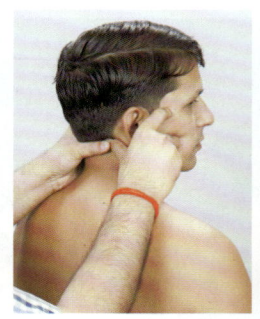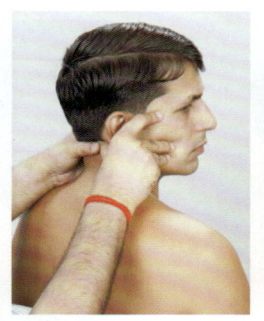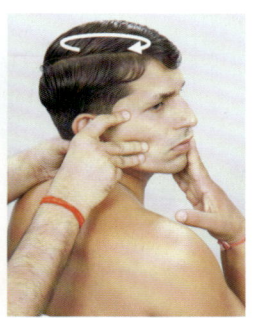

图 1.11.2　SNAGs 治疗时（无头痛），治疗师和患者位置

手的位置

- 治疗师拇指指腹置于 C_1 的后外侧椎弓。
- 如患者右旋受影响，治疗师将拇指置于 C_1 左侧椎弓后外侧，并要求患者行激惹动作，即右旋。
- 如果对侧滑动无效，可行同侧滑动。即，如患者右旋受影响，治疗师将右手拇指置于 C_1 右侧后外侧椎弓。
- 治疗师左手拇指置于右手拇指上，以加强按压。
- 治疗师其他手指置于患者下颌上。

操作步骤

- 治疗师朝患者下巴方向向前滑动椎体。对枕骨下 C_1 椎弓进行触诊。如右旋受限，通常应在 C_1 段左侧行 SNAGs，不过也有在同侧的案例 (图 1.11.2，图 1.11.4)。
- 当在右侧行 SNAGs 时，治疗师将右手拇指置于加强按压的左手拇指下，反之亦然 (图 1.11.3)。
- 患者颈椎向疼痛侧旋转。
- 在旋转活动范围末端患者自行被动加压。

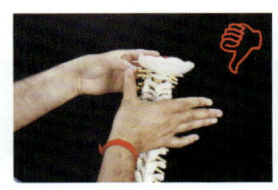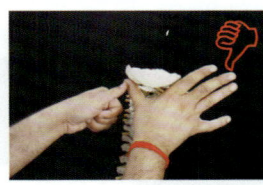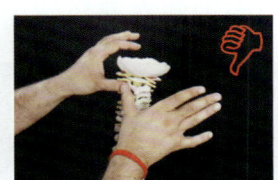

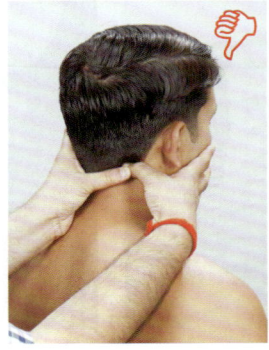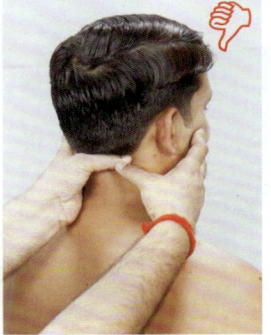

图 1.11.3　SNAGs 治疗时（无头痛），治疗师手错误摆放

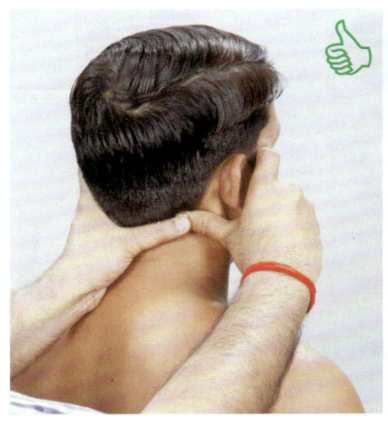 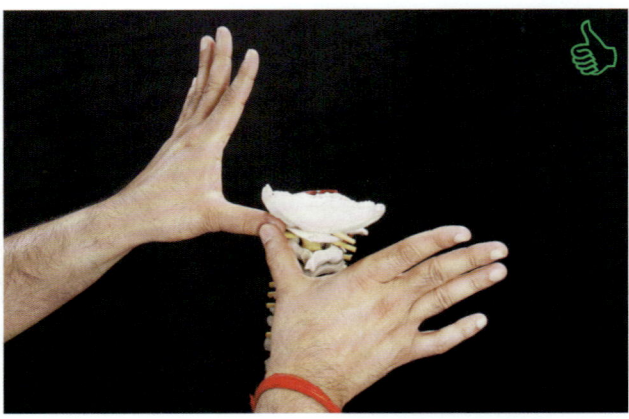

图 1.11.4　SNAGs 治疗时（无头痛），治疗师手的正确摆放

注意事项

- 应保持滑动，直到患者颈部回到起始位置。
- 在行激惹动作时，滑动应无痛。避免任何颈椎屈曲或侧屈。
- 治疗师双手与滑动同步，以维持沿治疗平面治疗。

- 因为 C_1 段颈椎后弓比其他颈椎宽，所以治疗师使用拇指指腹而非拇指内侧进行推动（图 1.11.3）。
- 轻柔推向下巴方向而非朝向患者眼球。

治疗原理

- 此方法可增加 C_1–C_2 段颈椎关节旋转范围。

1.12 动态小面关节松动术治疗眩晕

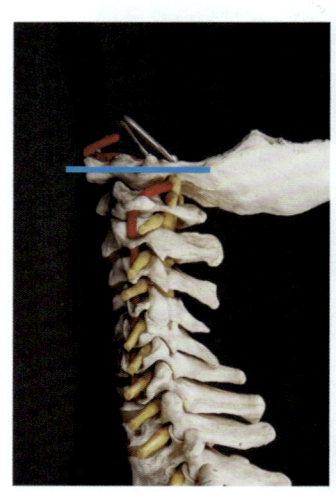 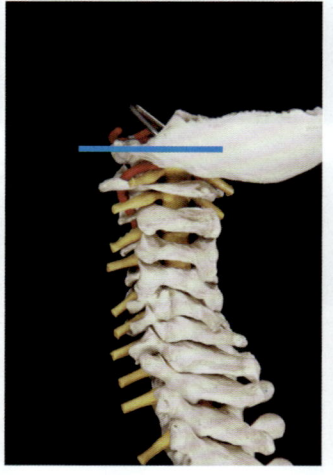 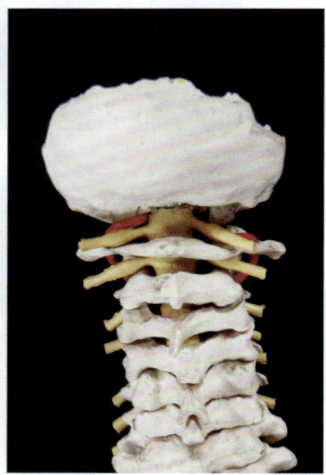

图 1.12.1　上颈椎及眩晕 SNAGs 的治疗平面

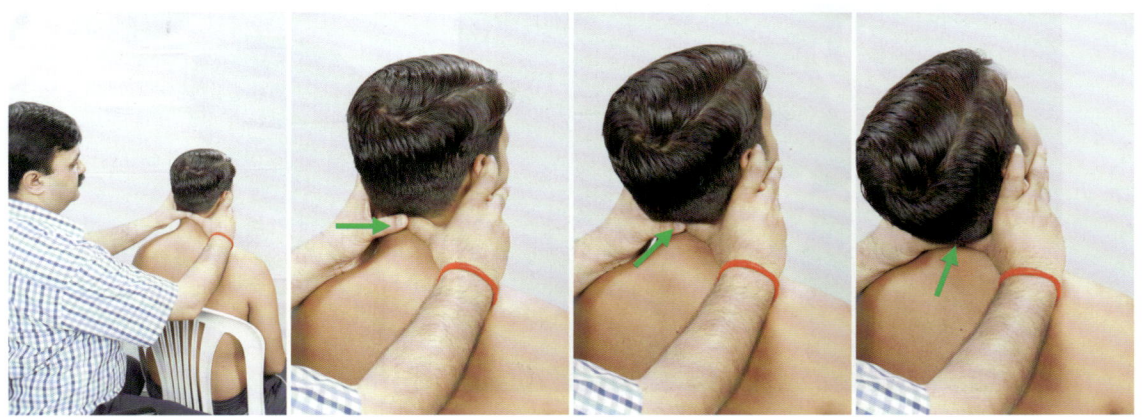

图 1.12.2　SNAGs 治疗眩晕时，治疗师和患者位置 (伸展时进行中央 SNAGs)

适应证
- 眩晕 (由 C_1-C_2 段颈椎错误位置导致颈源性眩晕)。

患者体位
- 坐直于椅子上。

治疗师位置
- 站在患者身后。

手的位置
- 治疗师一只手拇指指腹置于 C_2 段棘突上。
- 用另一只手拇指协助加压 (图 1.12.3，图 1.12.4)。
- 其余手指置于患者颞下颌关节区。

操作步骤
- 治疗师朝患者下巴方向向前滑动脊椎。
- 在维持滑动的过程中，患者可进行旋转或伸展的激惹动作 (图 1.12.2)。

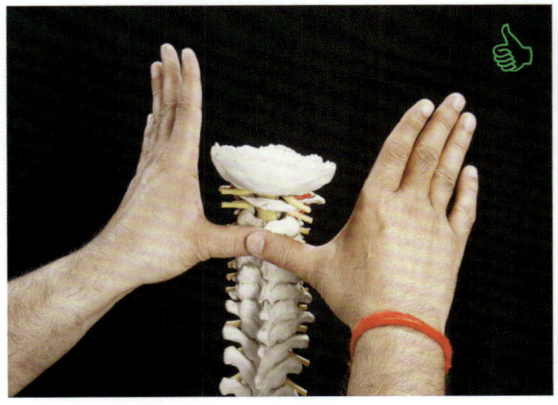 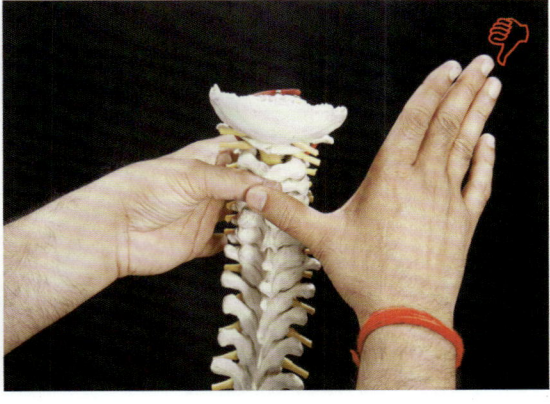

图 1.12.3　SNAGs 治疗眩晕时，治疗师手的正确和错误摆放

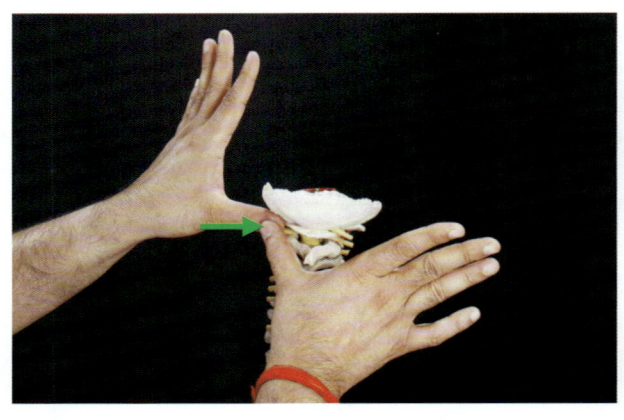 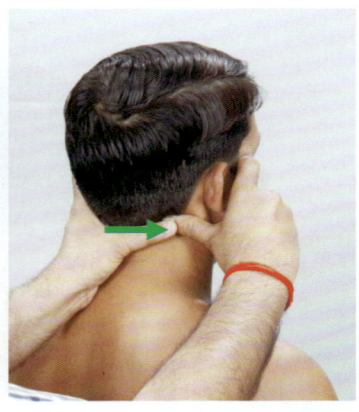

图 1.12.4　SNAGs 治疗眩晕时，治疗师手放置位置（旋转时进行单侧 SNAGs）

手法变化

- 也可在 C_1/C_2 小面关节或关节柱上行单侧 SNAGs（图 1.12.4，图 1.12.5）。
- 可在激惹动作的同侧或对侧行 SNAGs（旋转/侧屈）。

注意事项

- 治疗师双手与滑动同步，以维持沿治疗平面治疗（图 1.12.2）。
- 治疗师向患者下巴方向行滑动治疗。
- 滑行不应在动作中间停止，如果有任何恶化症状，滑动将回到中立位置并反向滑动。

治疗原理

- 矫正 C_1 或 C_2 段颈椎错误位置。
- 椎基底动脉系统短暂缺血发作，内耳眩晕症，低/高血糖，低/高血压所致的眩晕，本方法不起效。
- 会产生之前所述松动术的所有作用。

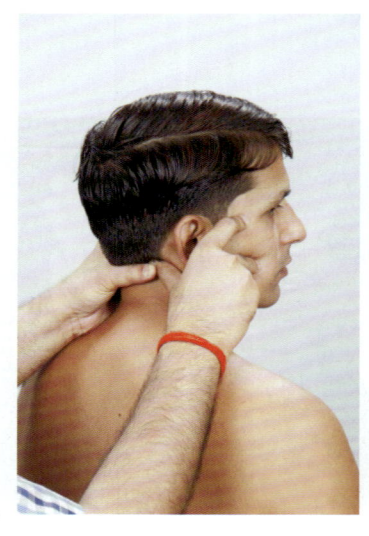 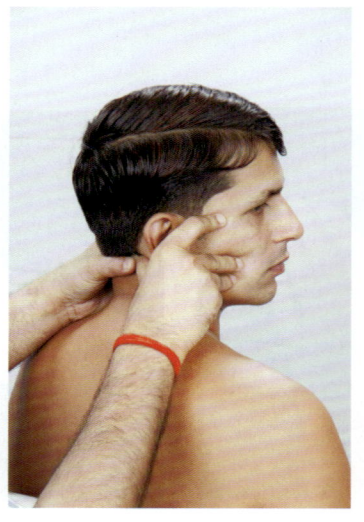 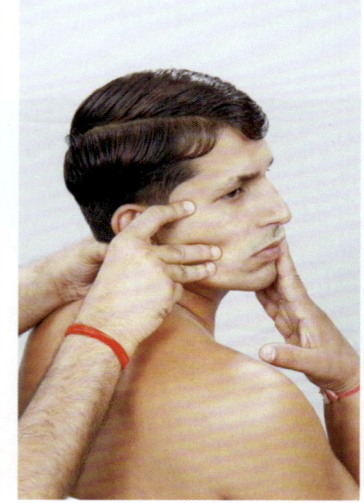

图 1.12.5　SNAGs 治疗眩晕（颈椎旋转）

1.13 自助式动态小面关节松动术

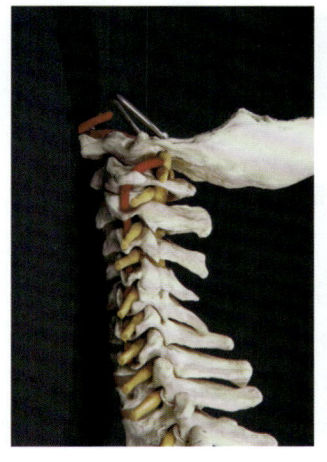 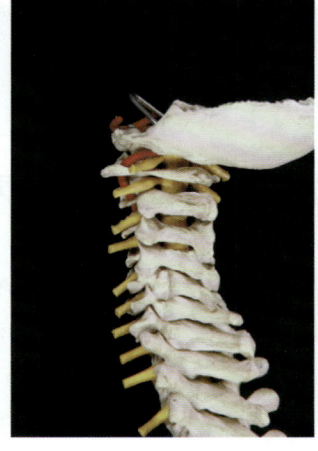 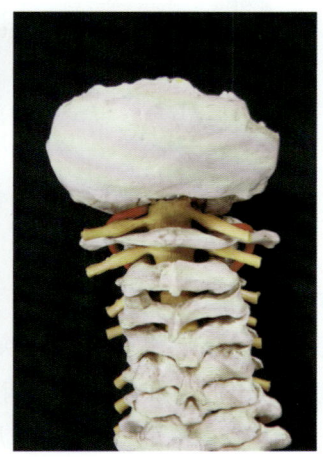

图 1.13.1　颈椎及自助式 SNAGs 的治疗平面

患者体位
- 坐在椅子上。

中央自助式 SNAGs
- 治疗带置于需治疗脊椎棘突下。
- 患者握住并向眼球方向拉动治疗带，以行中央 SNAGs。
- 维持拉动时，患者进行激惹动作（图 1.13.2，图 1.13.3）。
- 患者双手与颈部运动同步，以维持沿治疗平面治疗。

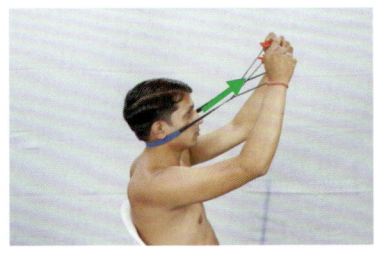 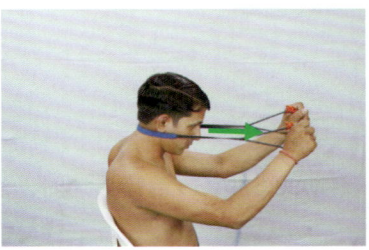 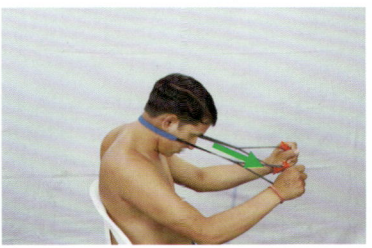

图 1.13.2　自助式 SNAGs 时，治疗带位置（颈椎屈曲）

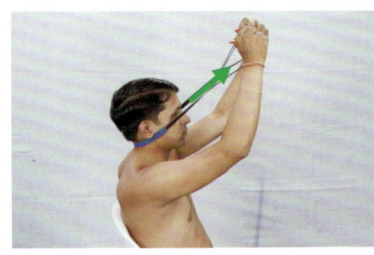 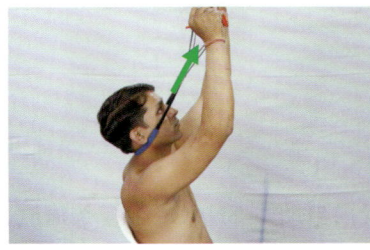 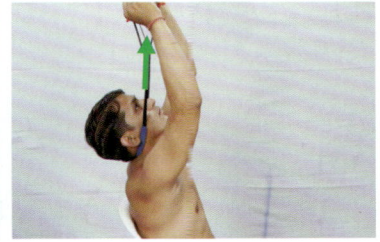

图 1.13.3　自助式 SNAGs 时，治疗带位置（颈椎伸展）

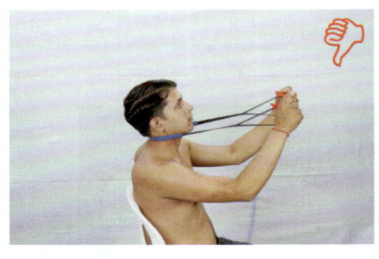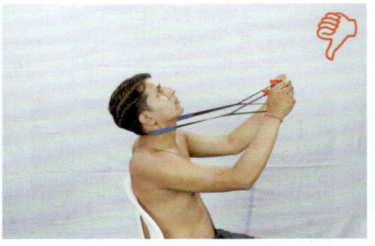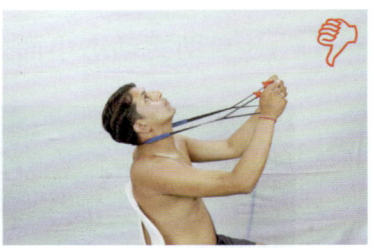

图 1.13.4　自助式 SNAGs 时，患者手错误摆放

自助式 SNAGs 治疗头痛

- 患者将治疗带置于 C_2 段棘突下。
- 患者沿下颌角握住治疗带柄。
- 患者收缩下巴的同时，拉动治疗带以向下巴方向拉动 C_2 段颈椎 (图 1.13.5)。

反向自助式 SNAGs 治疗头痛

- 患者将治疗带置于 C_1 段颈椎后外侧椎弓。
- 将 C_1 段颈椎沿下巴方向拉动 (图 1.13.6)。

自助式 SNAGs 治疗眩晕

- 患者将治疗带置于 C_2 段颈椎。
- 患者沿下颌角握住治疗带柄。
- 将 C_2 段颈椎沿下巴方向拉动而非眼球方向。
- 当滑动维持时，患者行主动颈部伸展。
- 患者双手与颈部运动同步，以维持沿治疗平面治疗 (图 1.13.7)。

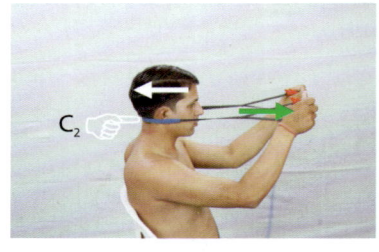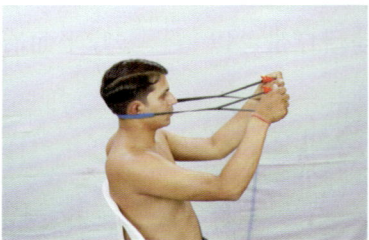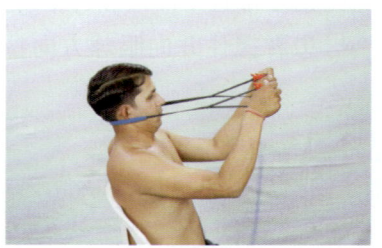

图 1.13.5　自助式 SNAGs 治疗头痛时，治疗带位置

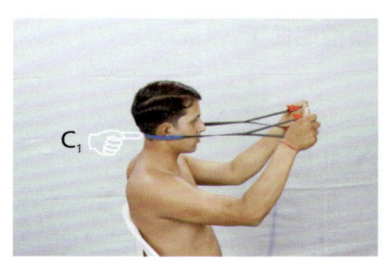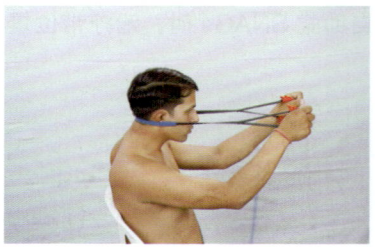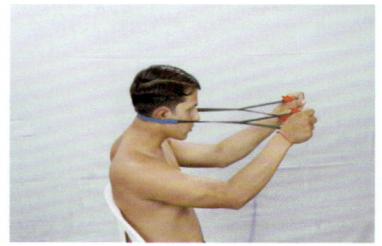

图 1.13.6　反向自助式 SNAGs 治疗头痛时，治疗带位置

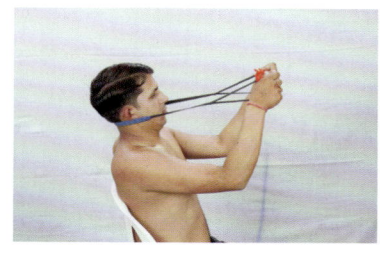 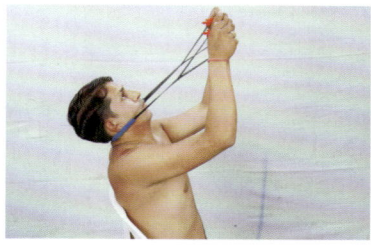 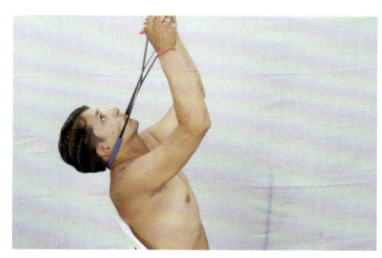

图 1.13.7　中央自助式 SNAGs 治疗眩晕（伸展）时，治疗带位置

单侧 SNAGs

- 右手握住治疗带左柄，左手握住治疗带右柄，以交叉治疗带。
- 将治疗带置于需治疗的小面关节上。
- 患者向眼球方向（治疗 C_3–C_7 段颈椎）或向下巴方向（治疗 C_1–C_2 段颈椎）拉动治疗带，以行单侧 SNAGs。
- 当滑动时，患者进行激惹动作（图 1.13.9 至图 1.13.13）。
- 在单侧滑动时，患者用肘钩住椅子以固定胸部。

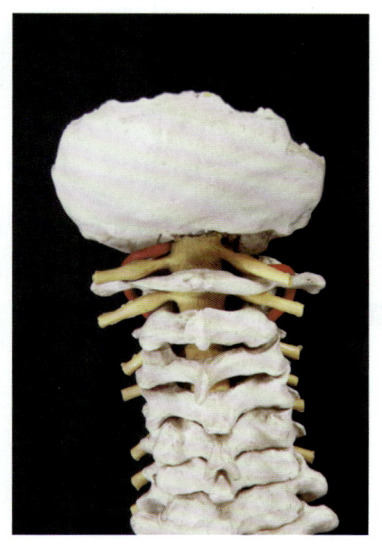

图 1.13.8　颈椎

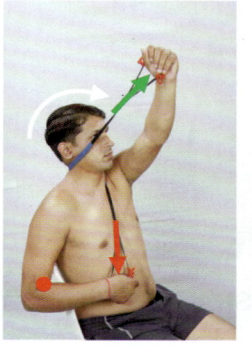 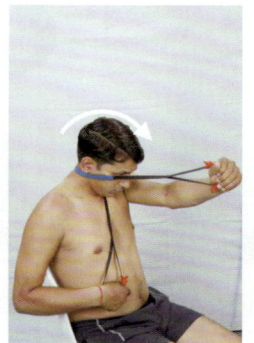 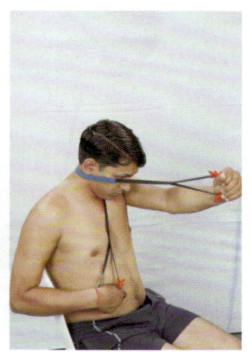

图 1.13.9　单侧自助式 SNAGs 时，治疗带位置（颈椎屈曲）

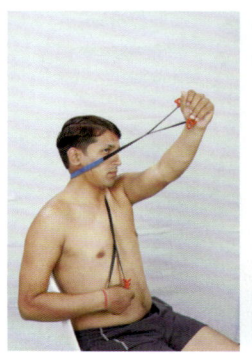 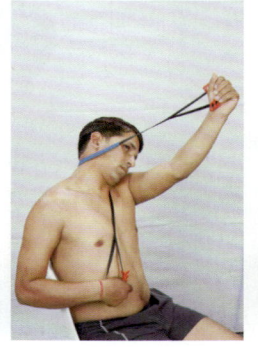 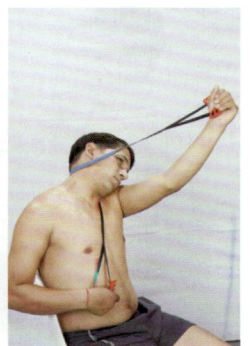

图 1.13.10　单侧自助式 SNAGs 时，治疗带位置（颈椎侧屈）

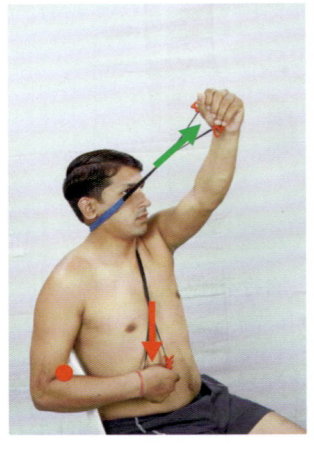 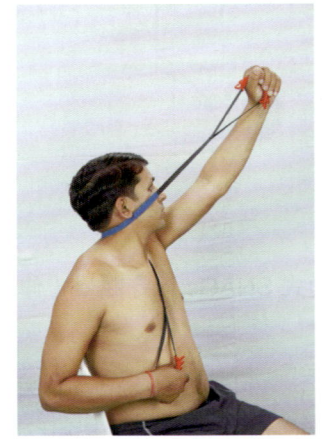 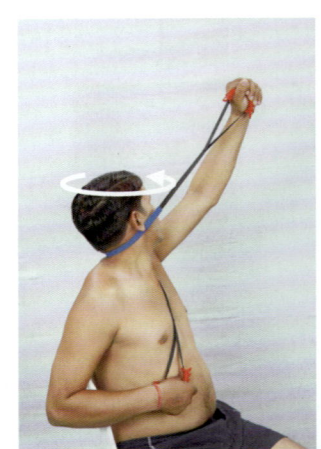

图 1.13.11　单侧自助式 SNAGs 时，治疗带位置（颈椎旋转）

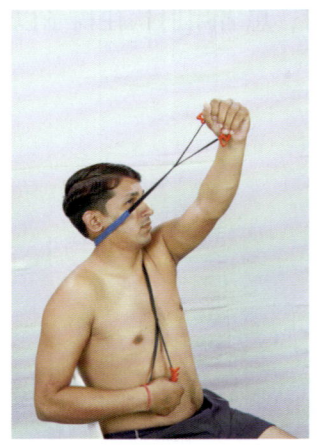 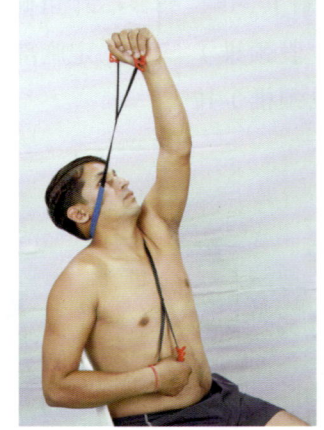 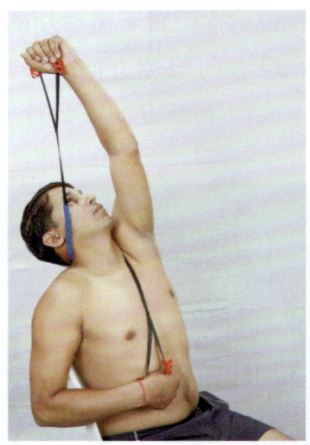

图 1.13.12　单侧自助式 SNAGs 时，治疗带位置（颈椎伸展）

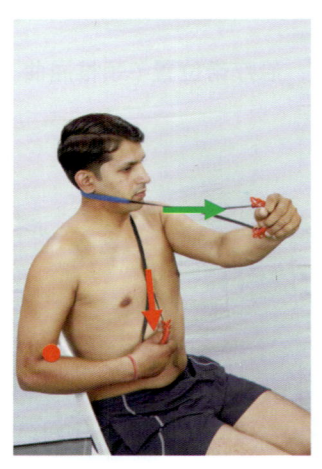 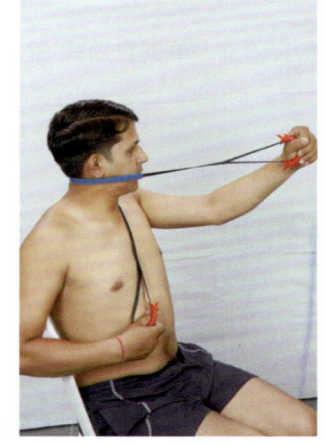 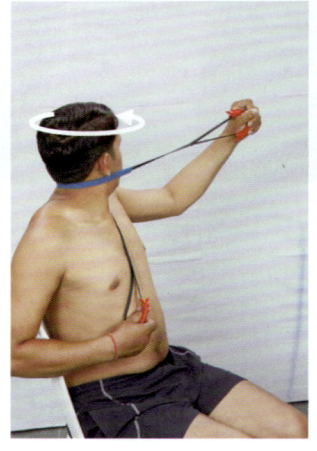

图 1.13.13　自助式 SNAGs 治疗头痛（无头痛时），治疗带位置

胸椎

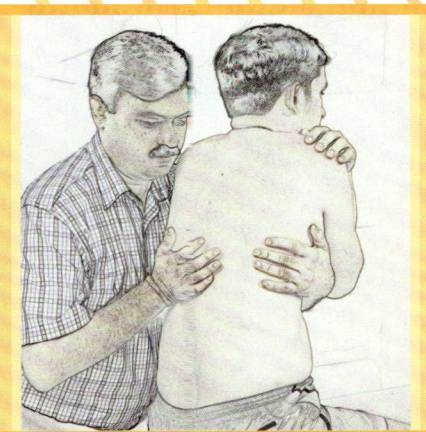

- 2.1 胸椎节段牵引
- 2.2 动态小面关节松动术
- 2.3 胸椎、腰椎自助式 SNAGs
- 2.4 肋间关节的动态关节松动术
- 2.5 肋软骨和肋椎关节的动态关节松动术
- 2.6 第一肋骨动态关节松动术

2 胸椎

2.1 胸椎节段牵引

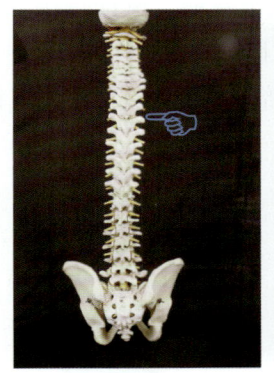 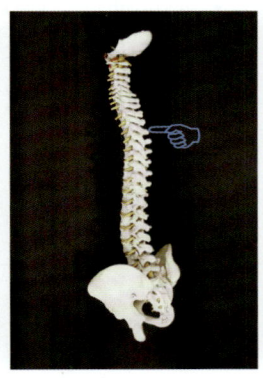 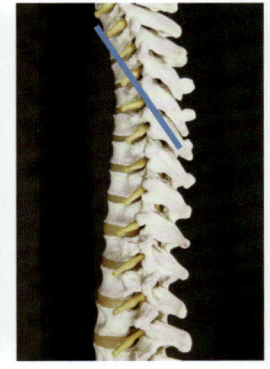 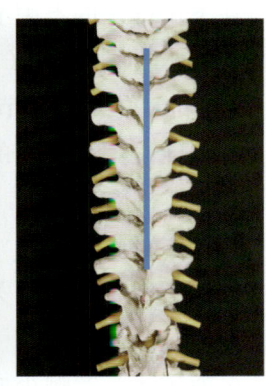

图 2.1.1　脊柱　　　　　　　　图 2.1.2　胸椎及其治疗面

适应证
- 胸椎疼痛。
- 胸椎强直。

患者体位
- 仰卧位（图 2.1.3）。
- 为露出肩胛骨处脊柱，需保持手臂在头顶上方。

治疗师位置
- 站在患者头部一端。
- 将手放在患者肩部附近床面。

治疗带安放位置
- 治疗师将治疗带固定在患者的异常胸椎处。
- 治疗带固定在治疗师上臂外侧，肱骨桡神经沟处（图 2.1.3）。

操作步骤
- 治疗师通过弓步向后倾斜以沿着脊柱长轴进行纵向牵引。
- 持续牵引 15–20 秒或间歇性牵引（如适用）。
- 患者自身体重将提供反作用力（图 2.1.3）。

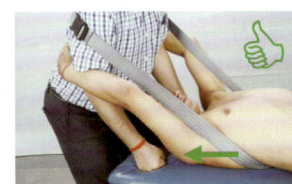 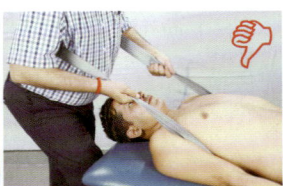 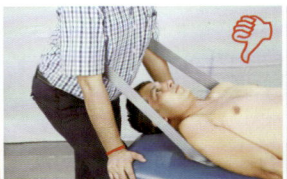 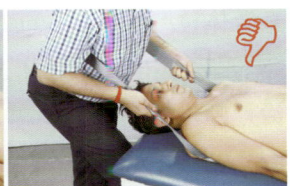

图 2.1.3　胸椎节段牵引中治疗带正确和错误放置位置

注意事项

- 治疗师的上臂不应在松动带外侧。
- 治疗师的手应该支撑在治疗床上。
- 治疗师沿患者脊柱长轴拉动，通过弓步从髋部向后发力，避免自身脊柱后伸发力。
- 患者和治疗师的胸椎不应向后伸展。

治疗原理

- 在下位椎体的上关节突上向颅位滑动上位椎体的下关节突（在治疗 T_{4-5} 节段时，对第4胸椎小面关节/棘突进行松动）。
- 它可能松解被挤压的小面关节，帮助拉伸和放松周围肌肉。
- 扩大椎间孔。
- 松动有助于为小面关节和椎间盘提供营养。
- 可能矫正受影响小面关节之间的错误位置，从而矫正关节的生物力学。
- 此方法会松解在小面关节间包埋的半月板样结构。
- 它可能刺激关节内和周围的机械感受器和本体感受器，有助于放松关节周围的肌肉。

胸椎腰椎的自助式牵引

适应证

- 对于患有突发性背痛的患者，这是一种有用的急救措施。

患者体位

- 患者站在两把椅子中间。
- 肘部伸展，膝关节弯曲，脚保持接触在地板上；让身体下沉。
- 膝盖在头部、肩部和髋部垂线稍前方（图2.1.4）。

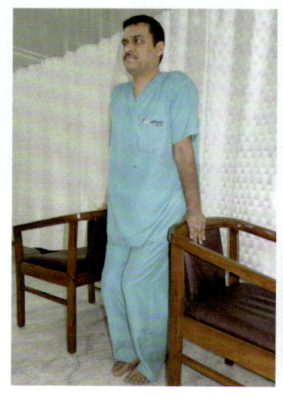 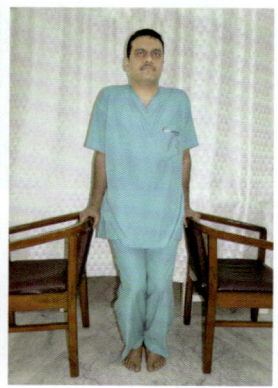

图 2.1.4　胸椎腰椎的自助式牵引

2.2 动态小面关节松动术

适应证

- 胸廓运动疼痛和/或胸廓运动范围受限。
- 单一平面中疼痛/运动能力的丧失。
- 中央 SNAGs 治疗双侧胸廓疼痛/僵硬。
- 单侧 SNAGs 治疗单侧胸廓疼痛/僵硬。

患者体位

- 骑马式坐在治疗床上（图2.2.3）。

治疗师位置

- 站在病人的后外侧（图2.2.3）。

手的放置

- 患者双手交叉，手掌放在肩膀上。
- 治疗师用一只手环抱病人的躯干（在需松动位置的上方）。
- 治疗师将另一只手掌的小鱼际隆起对应于需治疗的棘突处（图2.2.2）。

Mulligan 手法指南

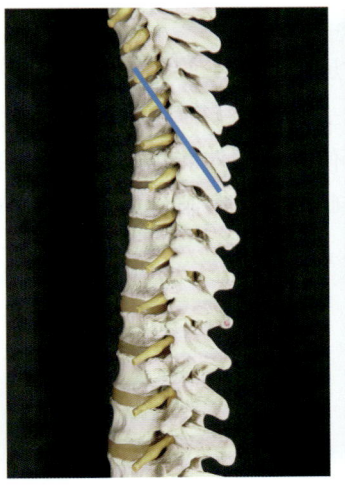
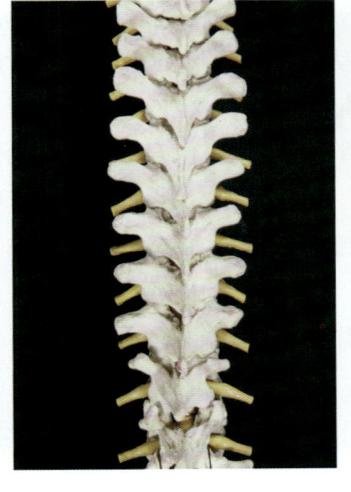
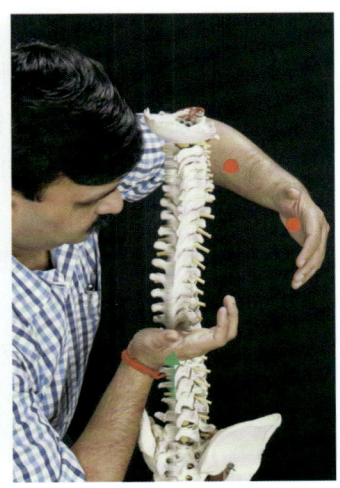

图 2.2.1　胸椎及其治疗平面

图 2.2.2　胸椎 SNAGs 时，治疗师手摆放位置

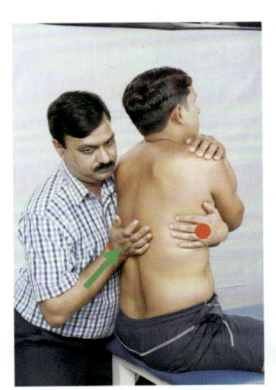
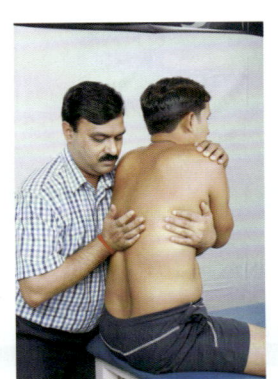
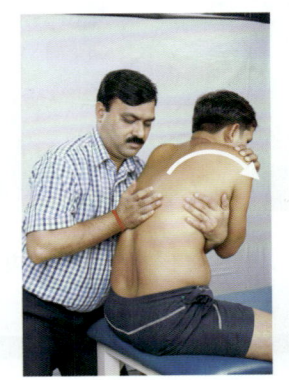
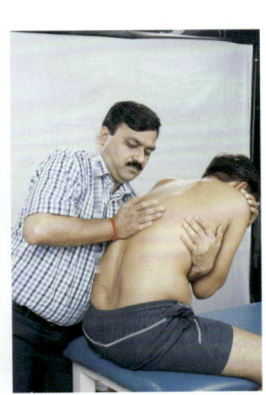

图 2.2.3　中央 SNAGs 治疗胸椎（胸椎屈曲）

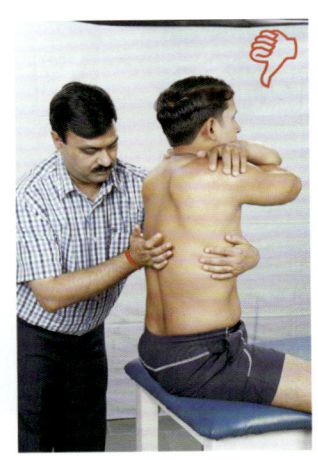
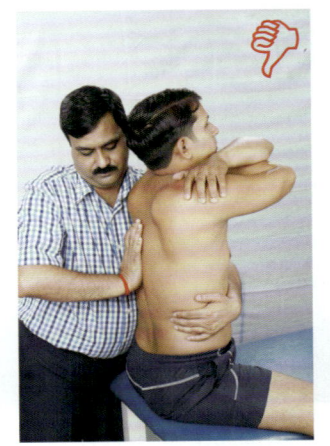
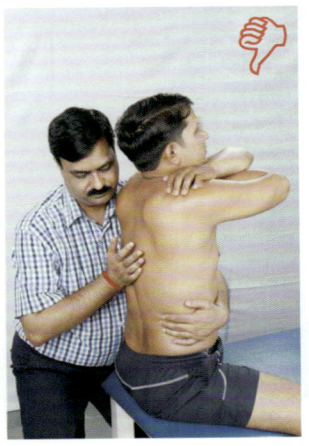

图 2.2.4　胸椎中央 SNAGs 时，治疗师和患者错误手部放置

操作步骤

- 在每一治疗平面进行滑动时，治疗师向着患者眼睛方向推动椎体（棘突）。
- 同时，治疗师应像试图举起患者一样牢牢环抱住患者。
- 在滑动期间，患者进行激惹动作（图 2.2.5 至图 2.2.7）。
- 为维持滑动，治疗师应伴随患者动作改变手掌方向。

胸椎伸展

- 患者应将其双手放置在后颈部/肩膀上。
- 患者上躯干（胸椎）应先前移，然后上移，从而使得胸椎伸展，同时避免伸展腰椎。
- 治疗师向患者眼睛方向进行滑动治疗（图 2.2.5）。

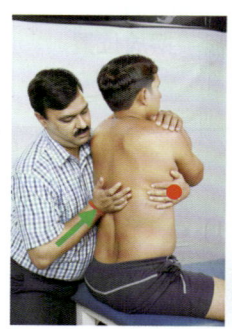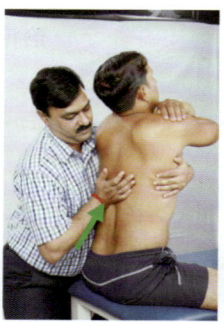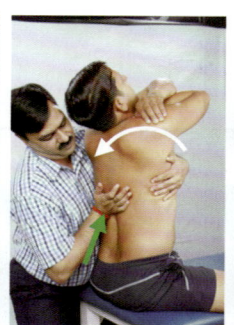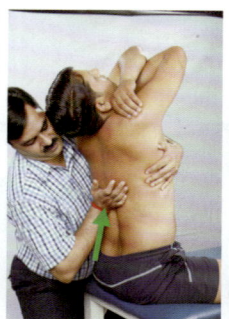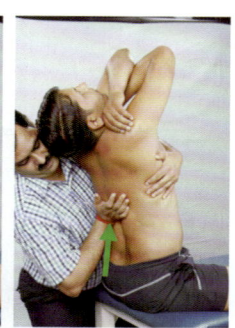

图 2.2.5　胸椎的中央 SNAGs（胸椎伸展）

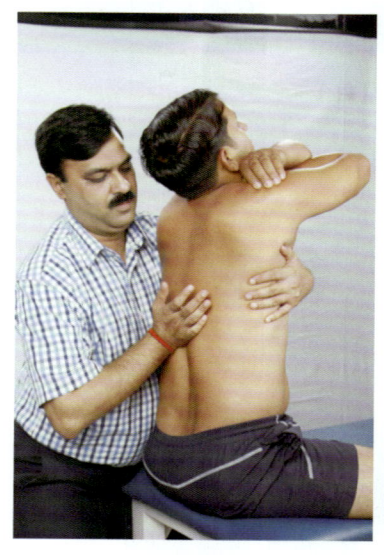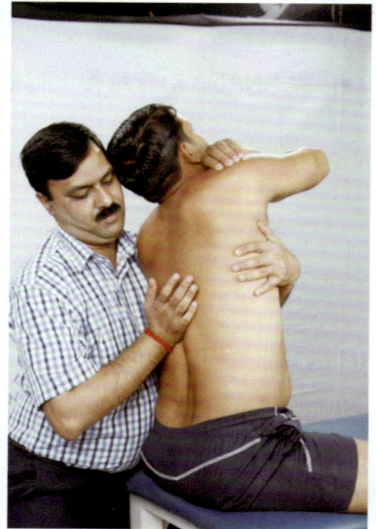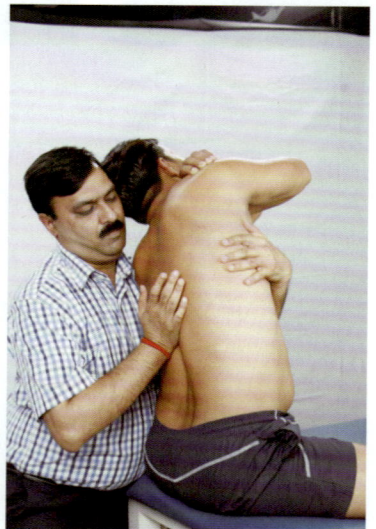

图 2.2.6　胸椎的中央 SNAGs（胸椎侧屈）

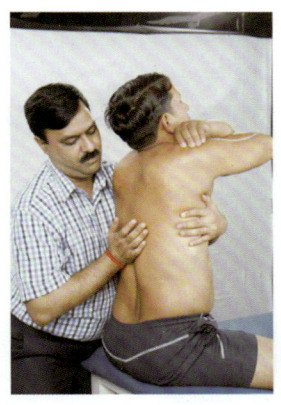 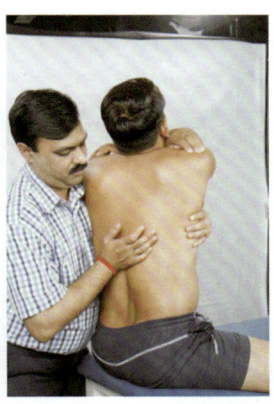 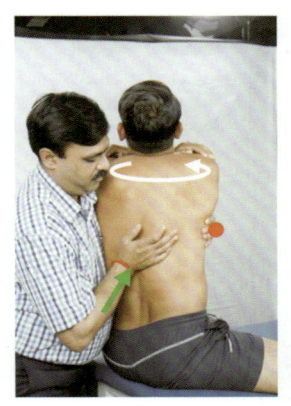 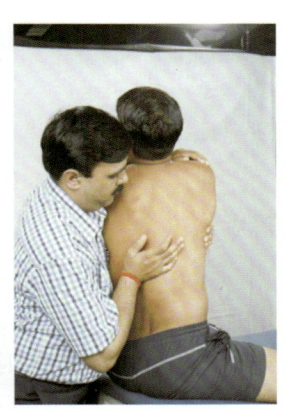

图 2.2.7　胸椎的中央 SNAGs（胸椎旋转）

单侧胸椎 SNAGs

- 治疗师站在胸椎疼痛一侧，将小鱼际抵住欲治疗的横突处进行滑动。
- 患者进行激惹动作。

注意事项

- 治疗师环抱患者的稳定手的位置应略高于后背的治疗手，以便治疗师给予被动加压。
- 确保在单侧 SNAGs 治疗中，治疗师站在患者胸椎疼痛一侧。
- 应是治疗节段的滑动，而不是抵住皮肤的运动。
- 确保治疗师前臂的角度朝向患者的眼球。
- 治疗师紧紧抱住病人，伸膝产生滑动，避免耸肩（图 2.2.3，图 2.2.4）。
- 在动作过程中维持滑动，直至脊柱回到开始活动时的位置。
- 为维持滑动的治疗平面，治疗师应随着脊柱动作移动身体。

治疗原理

- 在下位椎体的上关节突上向颅位滑动上位椎体的下关节突（在治疗 T_{4-5} 节段时，对第 4 胸椎小面关节 / 棘突进行松动术）。
- 它可能松解被挤压的小面关节，有助于拉伸激惹运动时凸面的结构，并扩大椎间孔。
- 松动有助于为小面关节和椎间盘提供营养。
- 可能矫正受影响小面关节之间的错误位置，从而矫正关节的生物力学。
- 此方法会松解在小面关节间包埋的半月板样结构。
- 它可能刺激关节内和周围的机械感受器和本体感受器，有助于放松关节周围的肌肉。

2.3 胸椎、腰椎自助式 SNAGs

适应证
- 同上一节 SNAGs 的适应证。

患者体位
- 站立/坐在没有扶手的椅子上(图 2.3.2)。

治疗带位置
- 行自助式 SNAGs 时,治疗带钩住需要治疗的棘突处(图 2.3.2)。
- 行单侧自助式 SNAGs 时,将一块橡皮垫在需治疗的横突下(图 2.3.3)。

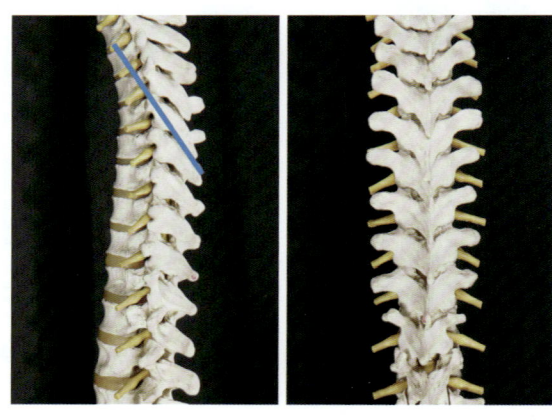

图 2.3.1　胸椎及其治疗平面

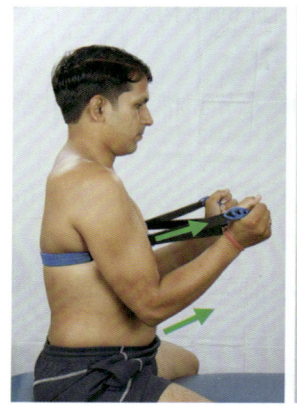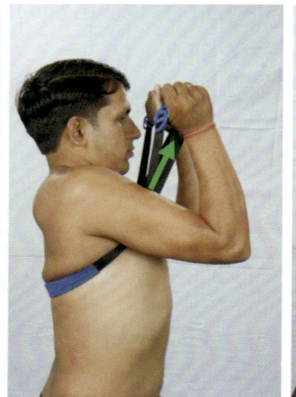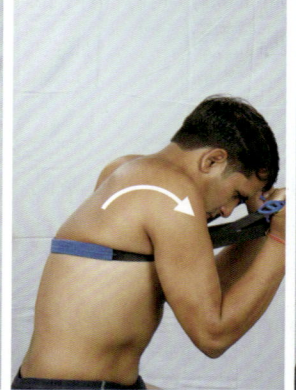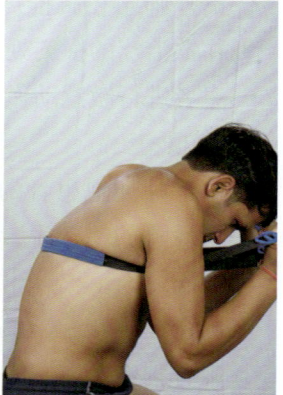

图 2.3.2　胸椎自助式 SNAGs 中手和治疗带摆放(胸椎屈曲)

操作步骤
- 把治疗带放在合适位置后,患者需向前轻拉治疗带,以便让治疗带在皮肤中嵌入更深。
- 患者屈肘向肩。
- 患者朝眼球方向上拉治疗带。
- 患者上拉治疗带时,进行激惹动作(图 2.3.2)。
- 当治疗带放置在腰椎段时,也可用于治疗腰椎。

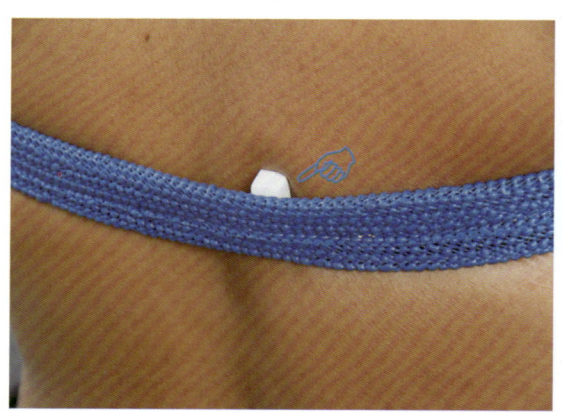

图 2.3.3　胸椎单侧自助式 SNAGs 治疗带和橡皮放置位置

2.4 肋间关节动态关节松动术

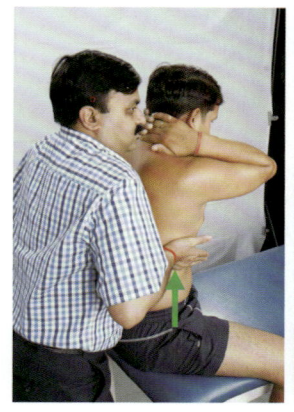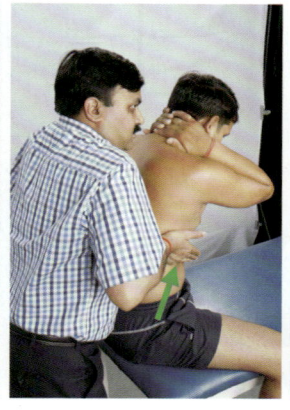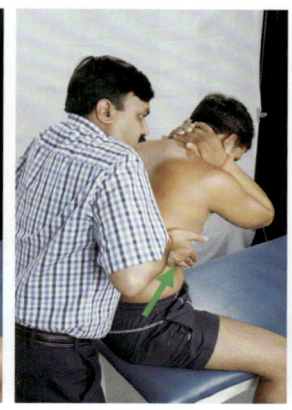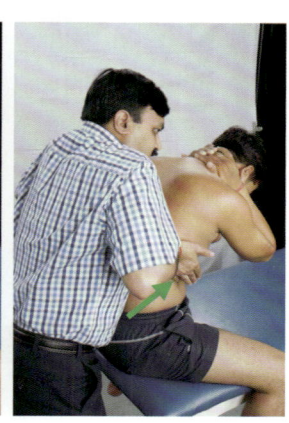

图 2.4.1　肋间 MWMs 时，治疗师与患者的位置（胸椎屈曲）

适应证
- 运动伴随 / 不伴随呼吸时，出现肋间疼痛或僵硬。

患者体位
- 骑马式坐在治疗床上。
- 双手放置在后颈部（图 2.4.1）。

治疗师位置
- 站在患者身后。
- 尽量贴近患者，女治疗师可在自己与患者间放置一个枕头。
- 治疗师膝盖微屈（图 2.4.1）。

手的放置
- 治疗师双手尺侧放在两侧肋间处。
- 手应沿着肋间方向倾斜放置（图 2.4.1）。

操作步骤
- 治疗师用手掌的尺侧提起患者受影响 / 疼痛的肋间区的上肋。
- 治疗师指导病人深呼吸或进行激惹动作，即屈伸、侧屈、旋转。而治疗师则保持提起的动作（图 2.4.1 至图 2.4.4）。
- 治疗师随患者的动作改变手掌方向。

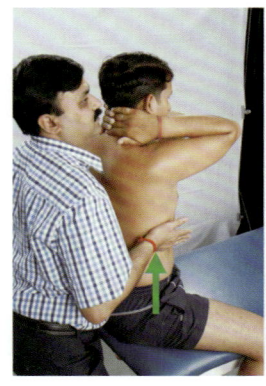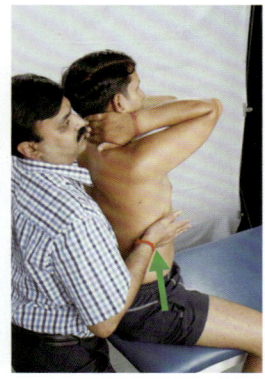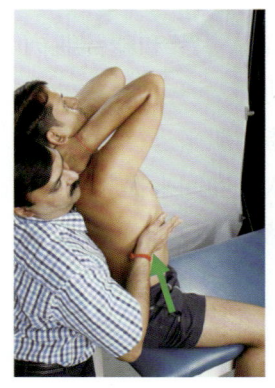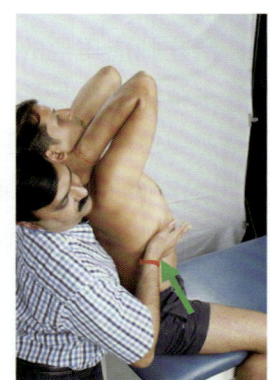

图 2.4.2　肋间 MWMs（胸椎伸展）

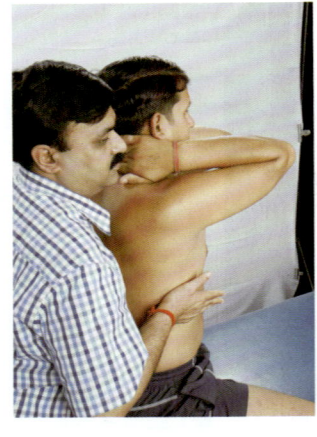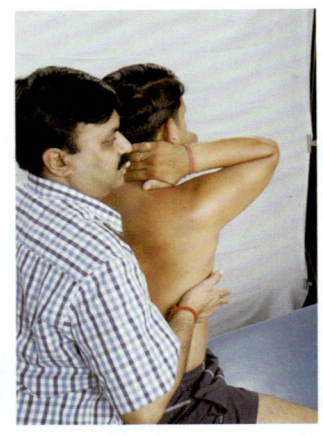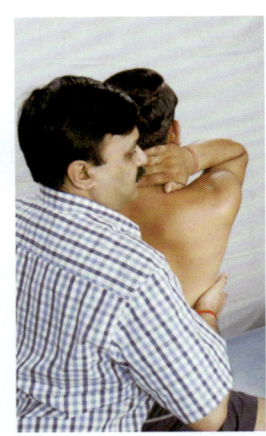

图 2.4.3　肋间 MWMs（胸椎旋转）

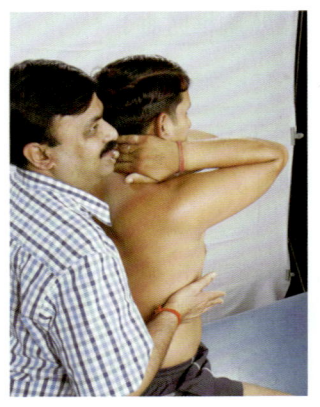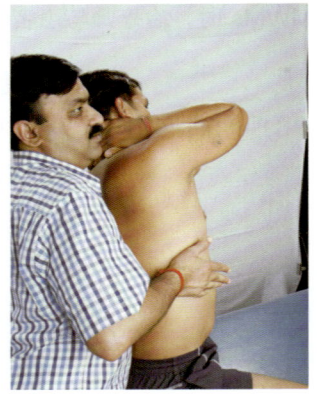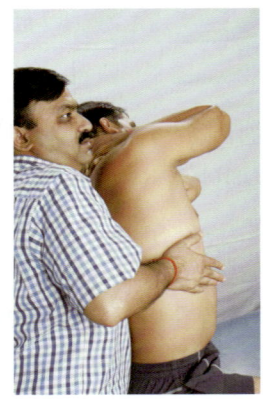

图 2.4.4　肋间 MWMs（胸椎侧屈）

手法变化

- 单侧肋间动态关节松动术（MWMs）可以治疗单侧肋间痛（图 2.4.5）。

注意事项

- 治疗师应用他的肩部、手臂和腿部肌肉来帮助提起患者上肋。
- 避免使用手腕和手指屈肌来进行提拉。
- 治疗师的手应该深入到肋间来提起肋骨。
- 治疗师的手一次仅覆盖一处肋间隙（图 2.4.6）。

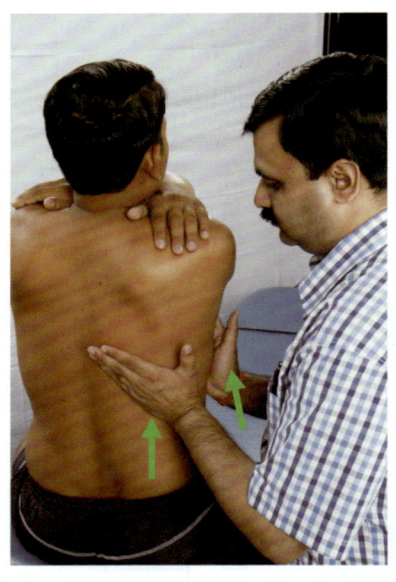

图 2.4.5　单侧肋间 MWMs 时，治疗师与患者的位置

Mulligan 手法指南

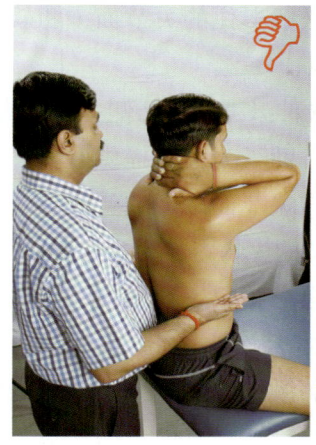 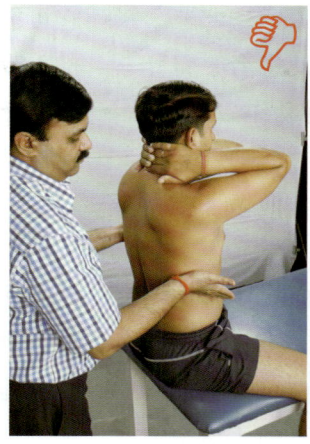 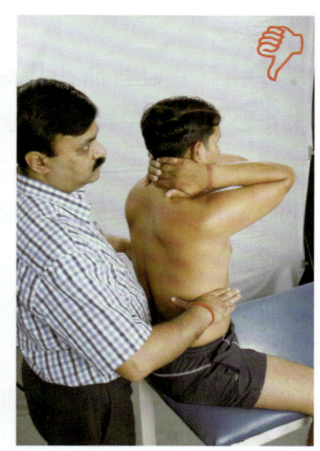

图 2.4.6　肋间 MWMs 时治疗师手的错误摆放

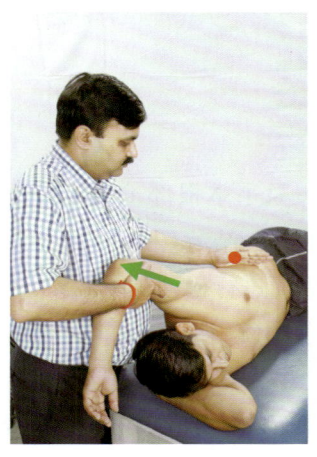 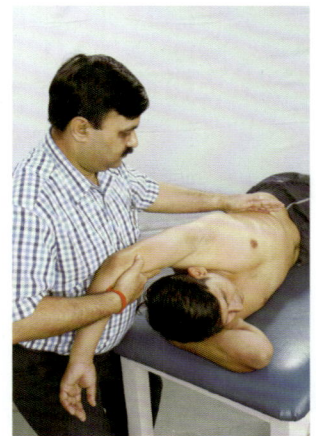 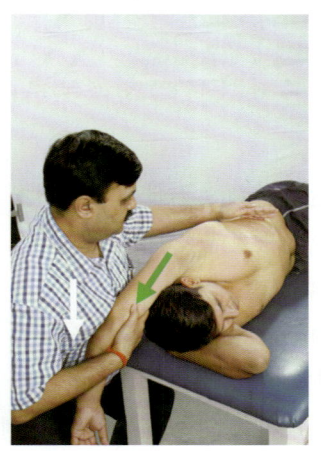

图 2.4.7　肋间 MWMs 配合肩部外展动作时治疗师和患者的位置

肋间 MWM 配合肩部动作

适应证
- 肩外展时胸廓侧壁疼痛。
- 肋间痛。

患者体位
- 侧卧并保持疼痛侧向上。
- 患者疼痛侧手臂无痛范围内外展至肩部以上（图 2.4.7）。

治疗师位置
- 跨步站在患者头部前（图 2.4.7）。

手的位置
- 治疗师将一只手的尺侧沿受影响肋骨的肋间斜向放置在患者的胸壁上。
- 治疗师的另一只手将患者抬起的上臂贴近自己的腹部（图 2.4.7）。

操作步骤
- 治疗师用一只手向对侧髂嵴方向下推下方肋骨（图 2.4.7）。
- 在保持下方肋骨下推同时，治疗师另一只手继续拉动患者上臂更加外展。

注意事项

- 治疗师膝关节应弯曲，从而使患者手臂更加外展，同时保持下推肋骨动作。
- 治疗师应紧贴患者身体。
- 治疗师不应向同一侧的髂嵴方向做下推肋骨动作。
- 治疗师手的尺侧位应该放置在单个肋间。

治疗原理

- 在肋骨之间持续拉伸肋间肌肉（推动面下方或拉升面上方），可能有助于缓解此肌肉发生的痉挛。
- 它可能松解卡住的关节面（肋软骨或肋椎关节）。
- 有助于拉伸激惹动作凸侧上的结构。
- 此松动有助于为关节提供营养。可能矫正受影响关节面之间的错误位置，从而矫正关节的生物力学。
- 此方法会松解包埋在肋椎关节之间的软骨、滑膜皱襞。
- 它可能刺激关节内和周围的机械感受器和本体感受器，有助于放松关节周围的肌肉。

2.5 肋软骨和肋椎关节的动态关节松动术

适应证

- 运动伴随/不伴随呼吸时，出现肋软骨或肋椎关节疼痛或僵硬。

患者体位

- 骑马式坐在治疗床上。

治疗师位置

- 治疗师侧向站在患者疼痛侧（图 2.5.1）。

手的位置

- 治疗师一只手掌根部（豌豆骨位置）放在疼痛的肋骨结节（横突侧面）的下方，以便在后面进行松动（图 2.5.1）。
- 另一只手的豌豆骨放在前面肋软骨关节下方。
- 在豌豆骨下垫一块泡沫，以免患者不适。

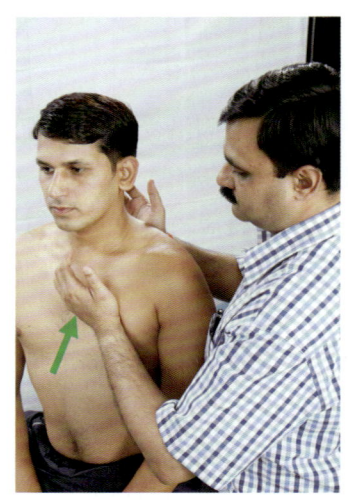 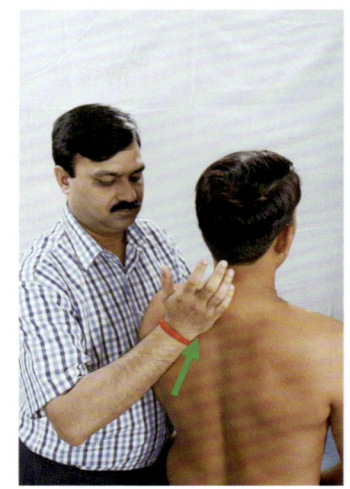 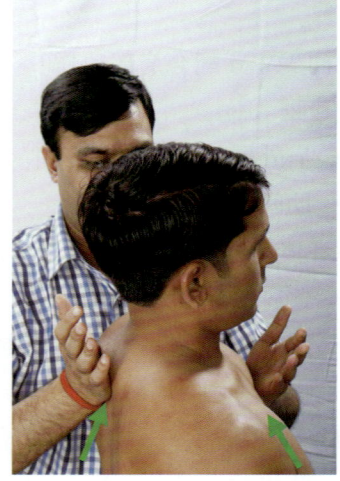

图 2.5.1　肋软骨 MWMs 时，治疗师和患者的位置

操作步骤

- 治疗师双手做出舀取的动作，以进一步深入软组织，并通过上提肋骨来松动需治疗的软骨和椎间关节。
- 患者进行深呼吸或进行激惹动作，即屈/伸/侧屈/旋转。
- 治疗师随患者的动作改变手掌方向，同时保持上提（图 2.5.1）。

注意事项

- 治疗师用豌豆骨（以松动特定关节）来完成上提。
- 在患者动作过程中应保持上提。
- 为保持在同一肋骨上，放置在前面肋软骨关节的手应低于放置在后面肋椎关节处的手。

治疗原理

- 在肋骨之间持续拉伸肋间肌肉，可能有助于缓解此肌肉发生的肌肉痉挛。
- 此松动有助于为关节提供营养。
- 可能矫正受影响关节面之间的错误位置，从而矫正关节的生物力学。
- 此方法会松解包埋在关节之间的软骨、滑膜皱襞。
- 它可能刺激关节内和周围的机械感受器和本体感受器，有助于放松关节周围的肌肉。

2.6 第一肋骨动态关节松动术

适应证

- 深呼吸时颈根部疼痛。
- 肩关节活动范围末端受限。
- 颈部反向侧曲会使第一肋骨区域疼痛。

患者体位

- 上身挺直，坐在椅子上。

治疗师位置

- 站在患者身后。

手的位置

- 治疗师先将患者皮肤向患者头部方向上拉（以避免拉伸），然后将一只手的第二掌指关节放在锁骨上窝处的第一肋骨治疗区域。
- 另一只手使病人的头向相反方向侧屈（图 2.6.1）。

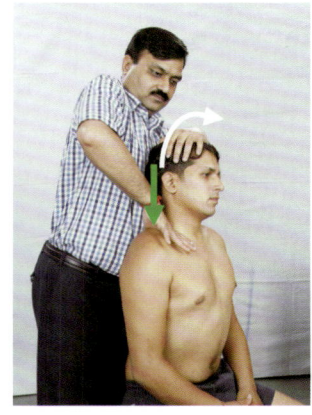 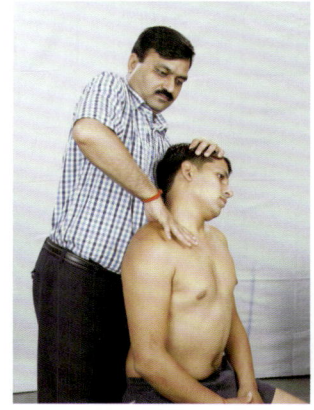 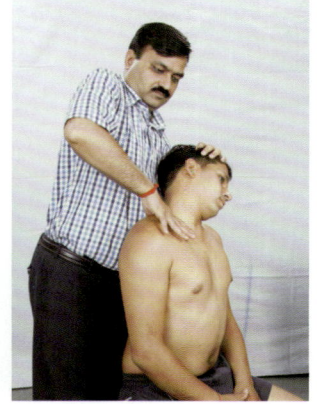

图 2.6.1　第一肋骨 MWMs，治疗师与患者的位置

操作步骤
- 治疗师用掌指关节向下推第1肋骨。
- 患者侧屈颈部或手臂运动（只要能产生激惹），治疗师协助患者进行。

注意事项
- 治疗师的前臂应垂直放置，以便可以进行完整下推动作。

治疗原理
- 它可能松解卡住的关节面，有助于拉伸激惹动作凸侧上的结构。
- 此松动有助于为关节提供营养。
- 可能矫正受影响关节面之间的错误位置，从而矫正关节的生物力学。
- 此方法会松解包埋在关节之间的软骨、滑膜皱襞。
- 它可能刺激关节内和周围的机械感受器和本体感受器，有助于放松关节周围的肌肉。

腰椎

- 3.1 腰椎节段牵引
- 3.2 动态小面关节松动术
- 3.3 曲腿抬高法（BLR）
- 3.4 两腿旋转法/GATE 术

3 腰椎

▬ 3.1 腰椎节段牵引

适应证
- 腰椎疼痛。
- 腰椎僵硬。
- 腿部放射性痛。
- 关节突关节病。
- 椎间盘突出（急性/慢性）。

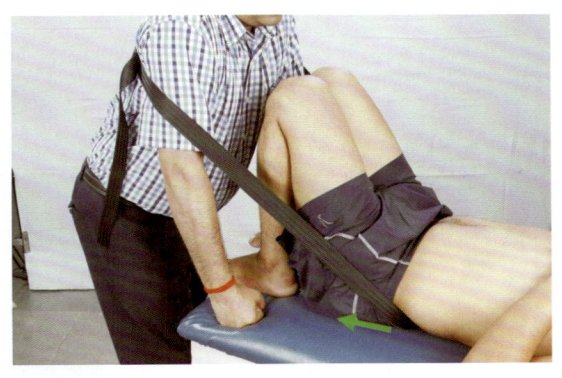

图 3.1.1 腰椎节段牵引时治疗师和患者的位置

患者体位
- 腿部弯曲躺下。

治疗师位置
- 站在病人的脚旁（图 3.1.1）。

治疗带位置
- 治疗师将治疗带固定在患者的异常腰椎处。
- 治疗带固定在治疗师上臂桡神经沟外侧（图 3.1.1）。

手的位置
- 治疗师双手握拳，支撑在治疗床头。

操作步骤
- 治疗师通过弓步向后倾斜，以沿着脊柱长轴进行纵向牵引。
- 持续牵引 15–20 秒或间歇性牵引（如适用）。
- 患者自身体重将提供反作用力（图 3.1.1）。

注意事项
- 治疗师的上臂应在治疗带内侧。
- 治疗师的手应该支撑在治疗床上。
- 治疗师沿患者脊柱长轴拉动，避免脊柱伸展。
- 治疗师的腰椎不应后伸。

治疗原理
- 在上位椎体的下关节突下向尾部滑动下位椎体的上关节突（在治疗 L_{4-5} 节段时，对第 5 腰椎小面关节/棘突进行松动）。
- 它可松解被挤压的小面关节，帮助拉伸和放松周围肌肉。
- 扩大椎间孔。
- 松动有助于为小面关节和椎间盘提供营养。
- 可能矫正受影响小面关节之间的错误位置，从而矫正关节的生物力学。

- 此方法会松解在小面关节间包埋的半月板样结构。
- 它可能刺激关节内和周围的机械感受器和本体感受器,有助于放松关节周围的肌肉。

3.2 动态小面关节松动术

图 2.2.1

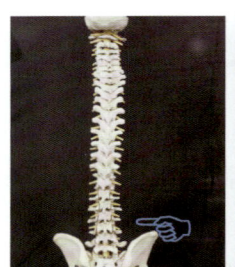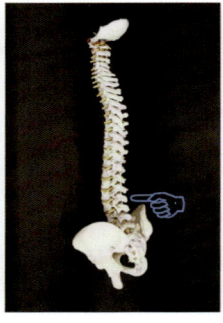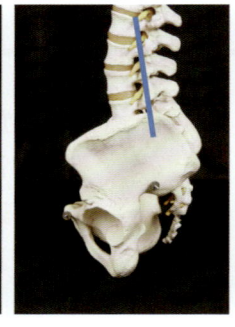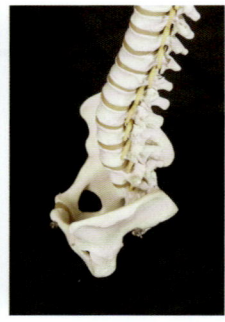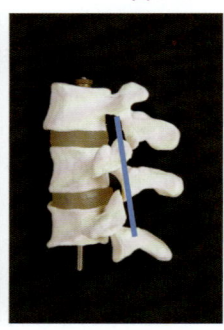

图 3.2.1　腰椎及其治疗平面

适应证
- 坐位腰椎疼痛和/或腰椎活动范围受限。
- 单一平面中疼痛/运动能力的丧失。
- 中央 SNAGs 治疗双侧腰椎疼痛/僵硬。
- 单面 SNAGs 治疗单侧腰椎疼痛/僵硬。

患者体位
- 高姿坐位(图 3.2.3)。
- 患者可以把脚放在椅子上,从而保持稳定。

治疗师位置
- 站在病人的后外侧(图 3.2.3)。

治疗带位置
- 治疗带固定在患者的骨盆周围(髂前上棘)处,同时环绕在治疗师的臀褶处(图 3.2.3)。

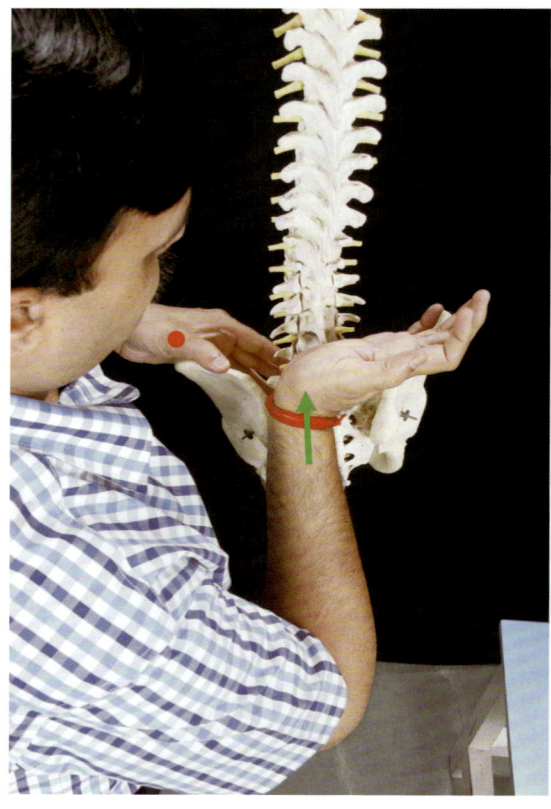

图 3.2.2　腰椎 SNAGs 时,治疗师手在腰椎上的摆放

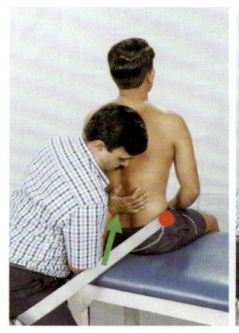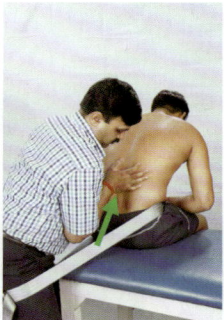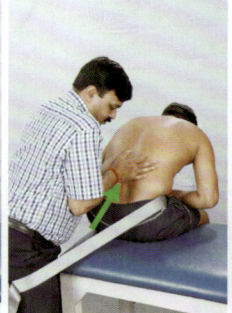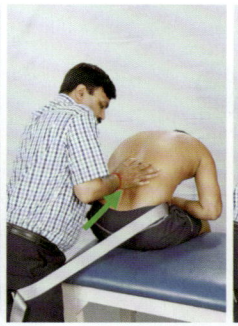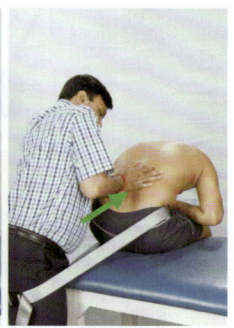

图 3.2.3　腰椎中央 SNAGs（腰椎屈曲）

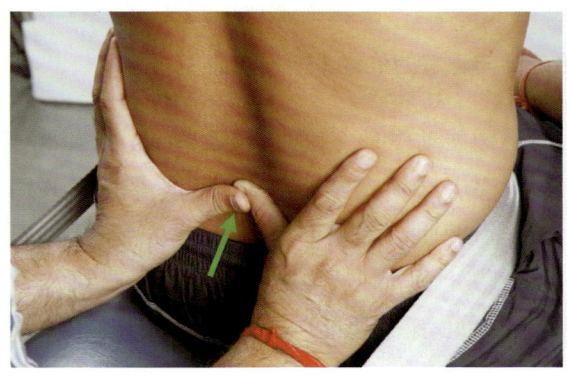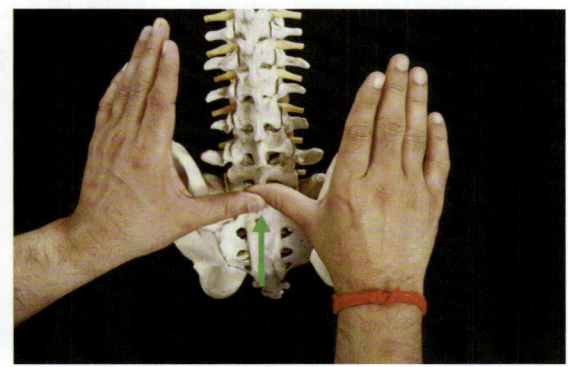

图 3.2.4　L_5–S_1 节段中央 SNAGs 时，治疗师手的位置

图 3.2.2

手的位置

- 在 L_1 至 L_4 节段行中央 SNAGs 时，治疗师将一只手掌的小鱼际隆起放在需治疗节段的棘突下方（图 3.2.3）。
- 在 L_1 至 L_4 节段行单侧 SNAGs 时，治疗师将一只手掌的小鱼际隆起放在需治疗的关节突关节下方。
- 治疗师的另一只手放在治疗床侧面或从患者盆骨处固定住患者。
- 在 L_5–S_1 节段行中央 SNAGs 时，治疗师一只手的大拇指加强另一只按在 L_5 棘突下的大拇指，并朝患者眼睛方向上推（图 3.2.4）。
- 同样，L_{4-5}、L_5–S_1 节段行单侧 SNAGs 时，治疗师一只手的大拇指加强另一只按在需治疗的关节突关节下方的大拇指。

操作步骤

- 治疗师上推滑动棘突/关节突关节时，朝着患者眼睛方向推。
- 患者配合滑动做激惹动作（屈，侧屈，伸展，旋转），患者此时应该无痛（图 3.2.3）。
- 患者动作过程中，滑动应该持续。

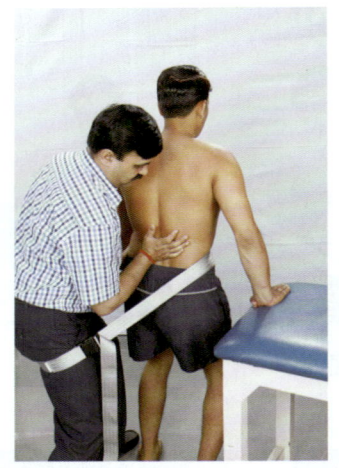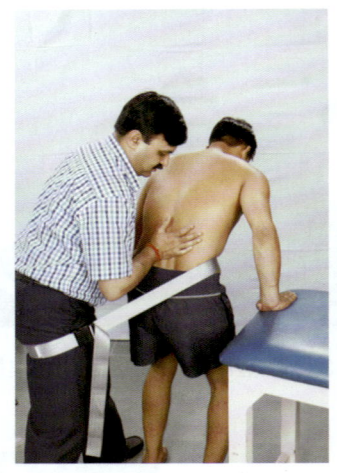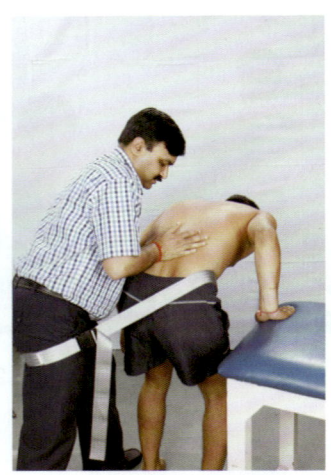

图 3.2.5　站位腰椎 SNAGs 时，治疗师与患者的位置（腰椎屈曲）

站位 SNAGs

适应证

- 站立时腰椎疼痛和/或腰椎运动范围受限。
- 单一平面中疼痛/运动能力的丧失。
- 中央 SNAGs 治疗双侧腰椎疼痛/僵硬。
- 单侧 SNAGs 治疗单侧腰椎疼痛/僵硬。

患者体位

- 腰屈时，患者膝关节微屈（5°–10°）站立，使紧张的腘绳肌不会妨碍激惹动作完成（可使患者完全向前弯腰，否则腰椎前屈动作可能无法完整做出）。做侧屈或伸展动作时，膝关节不能弯曲。
- 患者必须支撑治疗床以保持平衡，并用手臂肌肉来被动地向前弯腰。这样可以防止背部肌肉发生强烈的离心收缩，因此治疗师能够有效地进行滑动（图 3.2.5）。

治疗师位置

- 治疗师站在患者的后外侧（图 3.2.5）。

治疗带位置

- 为了保持稳定，治疗带应固定在患者的骨盆周围（髂前上棘）处，同时环绕在治疗师的臀褶处（图 3.2.5）。

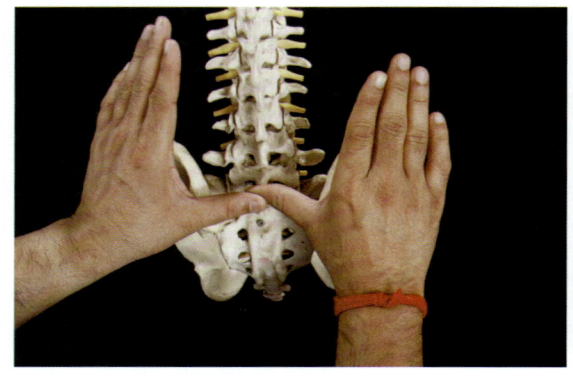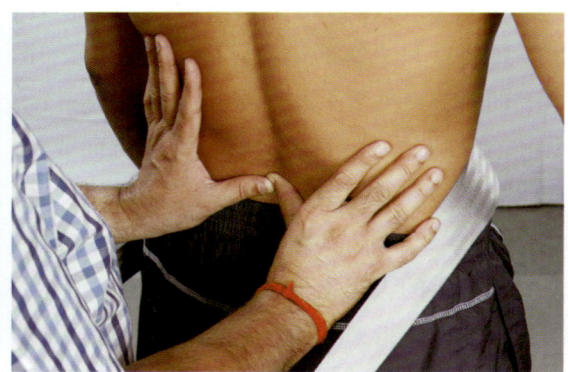

图 3.2.6　站位 L_5–S_1 节段 SNAGs 时，治疗师手的位置

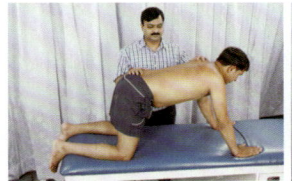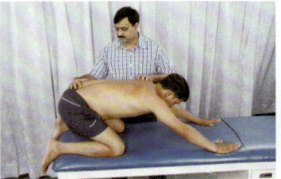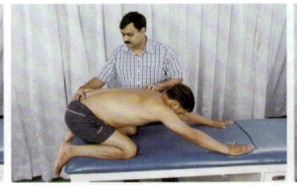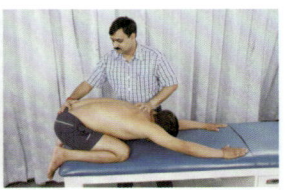

图 3.2.7 "狮式"教学练习

手的位置

- 行中央 SNAGs 时,治疗师用一只手掌的小鱼际隆起放在需治疗节段的棘突下方抵住。
- 行单侧 SNAGs 时,治疗师将一只手掌的小鱼际隆起放在需治疗的关节突关节下方。
- 治疗师的另一只手放在治疗床侧面或从患者盆骨处固定住患者。
- L_5-S_1 行 SNAGs 时,治疗师一只手的大拇指加强另一只按在 L_5 棘突下方的大拇指,并朝患者眼睛方向上推(图 3.2.6)。

操作步骤

- 治疗师朝患者眼睛方向滑动棘突/关节突关节。
- 患者配合滑动做激惹动作(屈,侧屈,伸展,旋转),患者此时应该无痛(图 3.2.3)。
- 患者动作过程中,滑动应该持续。

"狮式"SNAGs

适应证

- 适用于关节突关节病。

患者体位

- 患者四点跪位,手的位置保持不动,后坐在两脚跟之间。

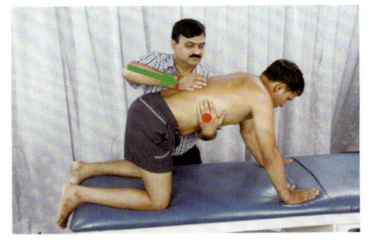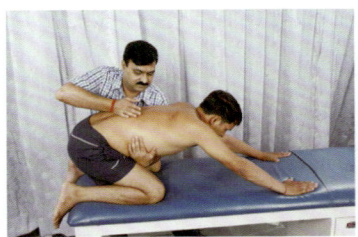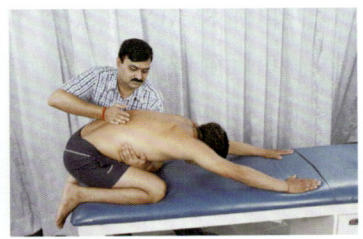

图 3.2.8 腰椎/胸椎狮式 SNAGs

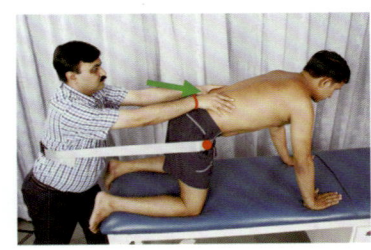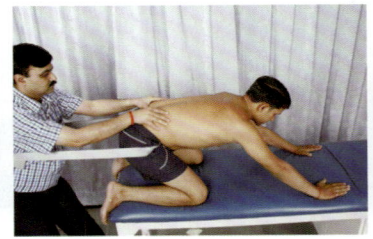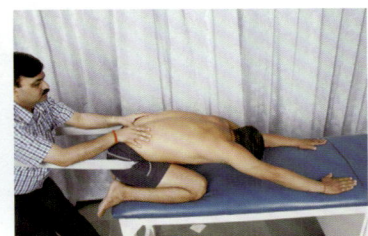

图 3.2.9 L_5-S_1 狮式 SNAGs,治疗师与患者的位置

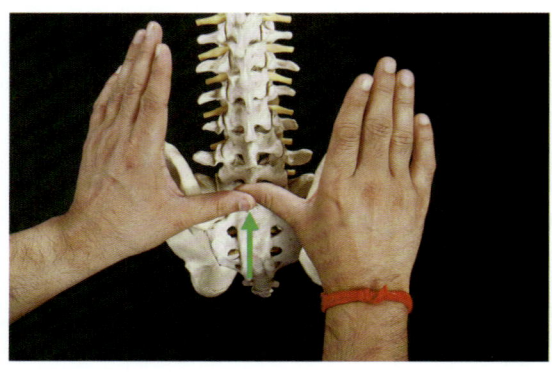

图 3.2.10　L_5-S_1 狮式 SNAGs 治疗师手的位置

治疗师位置

- 胸椎和 L_1-L_4 节段 SNAGs 时，站在患者侧边（图 3.2.8）。
- L_5-S_1 SNAGs 时，站在患者身后（图 3.2.9）。

手的位置

- 行中央 SNAGs 时，治疗师用一只手掌的小鱼际隆起放在需治疗节段的棘突下方抵住。
- 行单侧 SNAGs 时，治疗师将一只手掌的小鱼际隆起放在需治疗的关节突关节下方。
- 治疗师另一只手绕过患者腹部/胸部，牢牢抱住患者。
- L_5-S_1 行 SNAGs，治疗师一只手的大拇指加强另一只按在 L_5 棘突下方的大拇指，并朝患者眼睛方向上推（图 3.2.10）。

操作步骤

- 行 L_5-S_1 SNAGs 时，用治疗带进行稳定（图 3.2.9）。
- 治疗师跨步站在患者侧面。
- 治疗师另一只手绕过患者腹部/胸部，牢牢抱住患者（图 3.2.8）。
- 治疗师朝患者眼球方向滑动动作与腰椎 SNAGs 动作一致，患者做腰屈的动作。
- 治疗师保持滑动直到患者脊柱恢复中立位。
- 患者可做出猫式或驼式动作，以便增加或减少对小面关节和软组织的拉伸（图 3.2.11）。
- 患者可以自行完成自助式 SNAGs（图 3.2.12）。

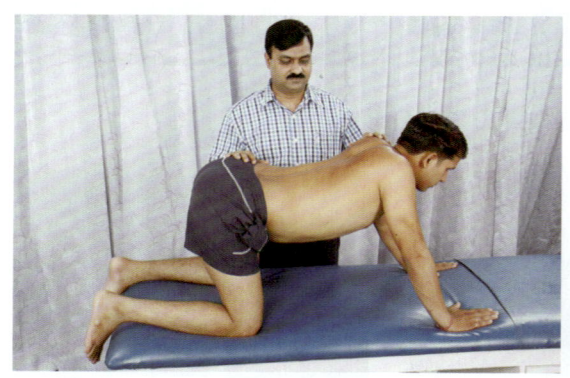 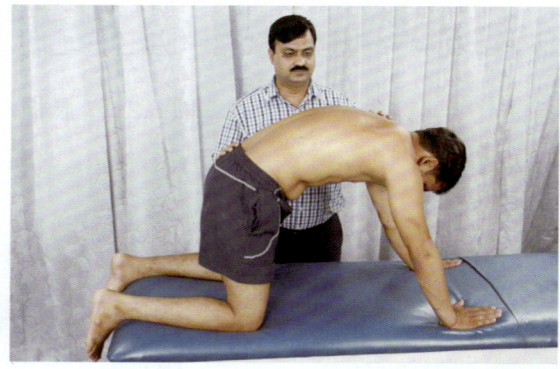

图 3.2.11　狮式中结合猫式或驼式动作变化

治疗原理

- 当患者下移并尝试坐在脚跟上时,会发生小面关节的分离(间隙扩大)。

腰椎被动重复伸展 SNAGs

适应证

- 非负重位伸展时出现疼痛。
- 椎间盘突出。

患者体位

- 俯卧(图 3.2.13)。

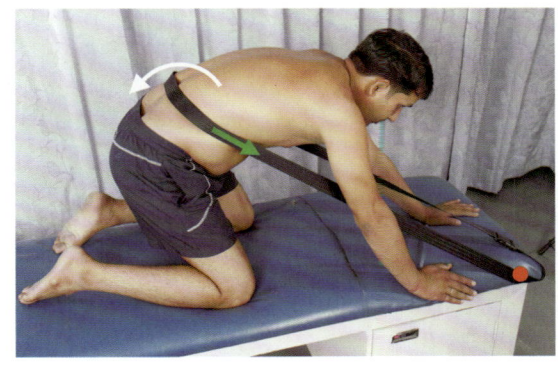

图 3.2.12　狮式自助式 SNAGs 中治疗带位置

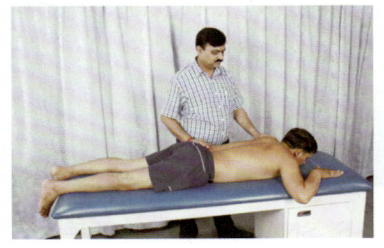 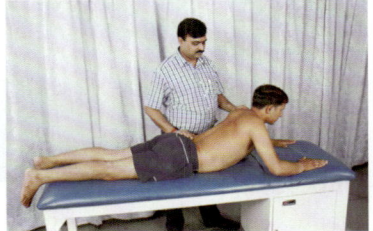 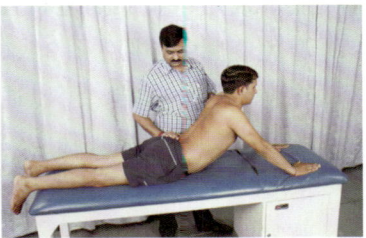
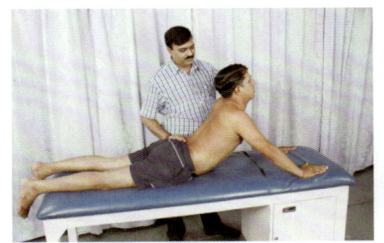 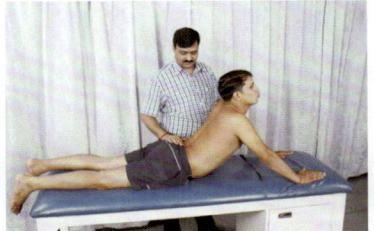 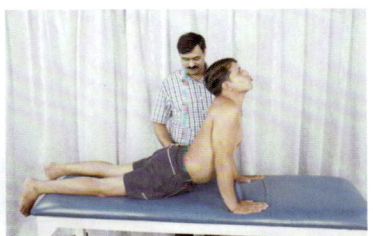

图 3.2.13　腰椎被动重复伸展教学练习

治疗师位置

- 站在患者侧面(图 3.2.13)。

手的位置

- 行中央 SNAGs 时,治疗师用一只手掌的小鱼际隆起放在需治疗节段的棘突下方抵住。
- 行单侧 SNAGs 时,治疗师将一只手掌的小鱼际隆起放在需治疗的关节突关节下方。
- 治疗师另一只手绕过患者腹部/胸部,牢牢抱住患者。
- L_5–S_1 行 SNAGs 时,治疗师一只手的大拇指加强另一只按在 L_5 的棘突下方的大拇指,并朝患者眼睛方向上推(图 3.2.15)。

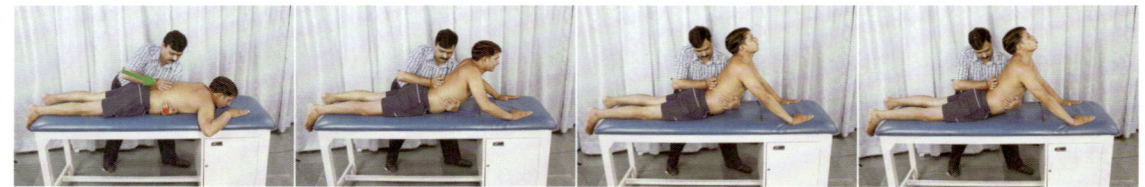

图 3.2.14　腰椎被动重复伸展 SNAGs 时，治疗师和患者的位置

操作步骤

- 治疗师朝患者眼睛方向滑动棘突/关节突关节。
- 患者使用手臂肌肉进行腰椎伸展动作，避免使用背伸肌（图 3.2.14，图 3.2.16）。
- 在伸展动作末端，可以通过要求患者深呼吸向外吐气来加压。
- SNAGs 时，患者需执行 6–10 次无痛的重复激惹动作。

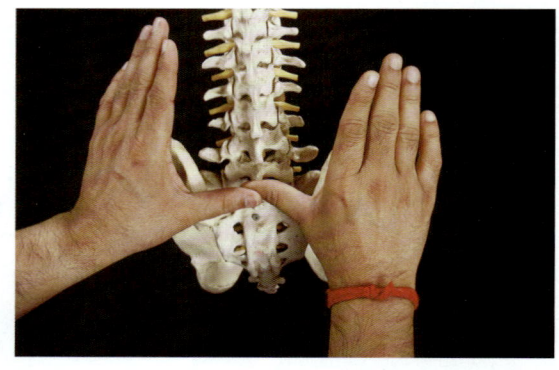

图 3.2.15　L_5–S_1 SNAGs 时，治疗师手的位置

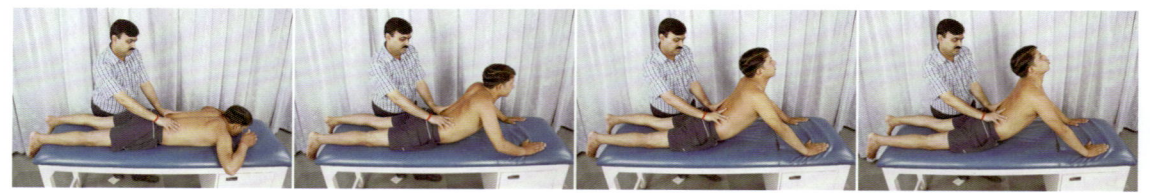

图 3.2.16　L_5–S_1 被动重复伸展 SNAGs 时，治疗师和患者的位置

手法变化

- 如果患者从坐姿到站立时疼痛，SNAGs 也适用。
- 如果患者行走时疼痛，SNAGs 也适用。
- 如果患者坐时疼痛，要求其使用骑马式坐姿，有助于骨盆保持稳定。

注意事项

- 直到患者动作返回到起始位置，治疗师应保持滑动。
- 患者做激惹动作时，治疗师注意前臂角度，手随患者运动而运动以维持治疗平面（图 3.2.19）。
- 治疗师应牢牢抱住患者。
- 治疗师拇指应在 L_5 棘突下而不是在骶骨上。

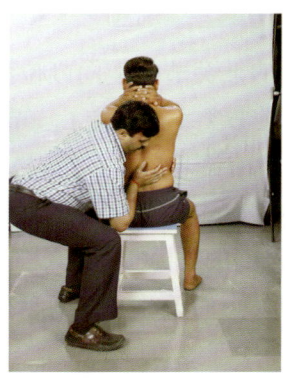 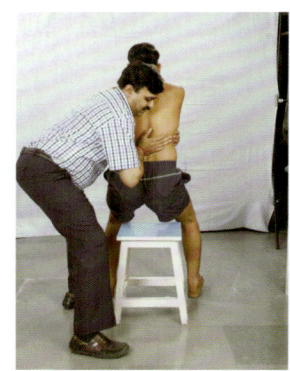 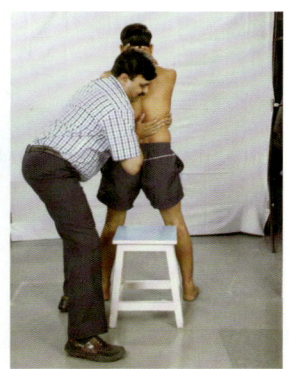
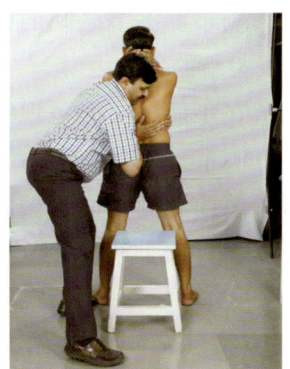 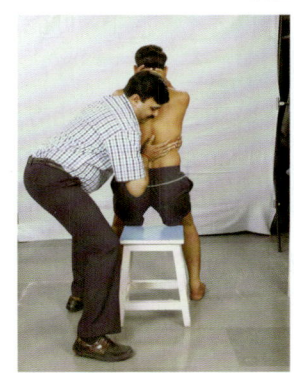 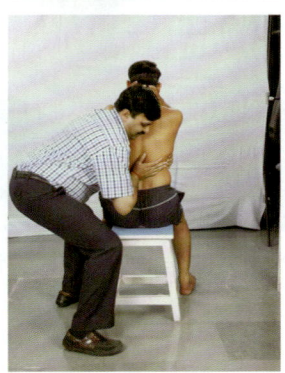

图 3.2.17　患者从坐姿到站立同时行腰椎 SNAGs 时，治疗师和患者的位置

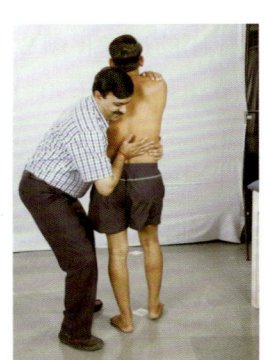 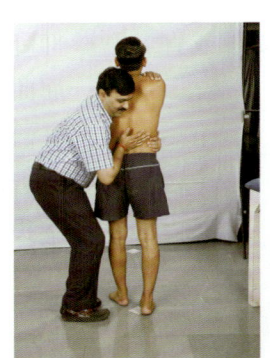 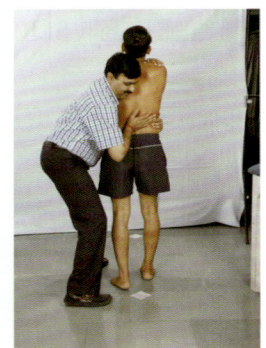
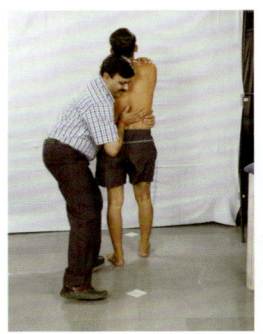 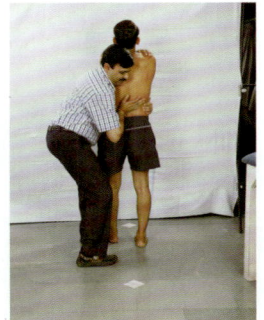

图 3.2.18　患者行走同时行腰椎 SNAGs 时，治疗师和患者的位置

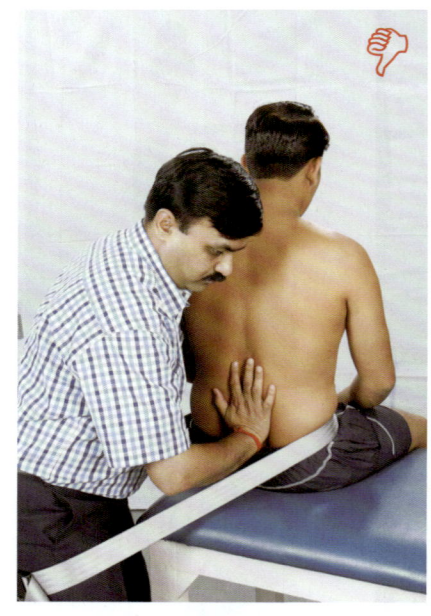

图 3.2.19　腰椎 SNAGs 时，治疗师前臂和手错误摆放

治疗原理

- 在下位椎体的上关节突上向颅位滑动上位椎体的下关节突（在治疗 L_{4-5} 节段时，对第 4 腰椎小面关节 / 棘突进行松动）。
- 它可松解被挤压的小面关节，有助于拉伸激惹运动时凸面的结构，并扩大椎间孔。
- 松动有助于为小面关节和椎间盘提供营养。
- 可能矫正受影响小面关节之间的错误位置，从而矫正关节的生物力学。
- 此方法会松解在小面关节间包埋的半月板样结构。
- 它可能刺激关节内和周围的机械感受器和本体感受器，有助于放松关节周围的肌肉。

3.3 曲腿抬高法（BLR）

适应证

- 下腰痛伴随直腿抬高（SLR）受限或直腿抬高痛。
- 下腰放射性痛。
- 腘绳肌紧张。

患者体位

- 仰卧在治疗床的边缘（图 3.3.1）。
- 屈曲髋关节和膝关节（90°），脚后跟离开治疗床。
- 患者健侧手抓住治疗床，将患侧的手放在头颈部下（图 3.3.1，图 3.3.2）。

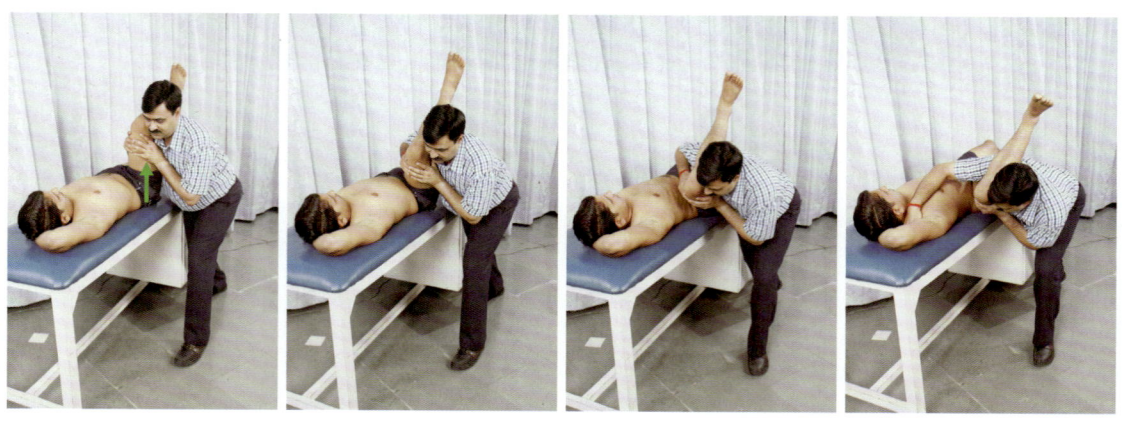

图 3.3.1　行 BLR 时，治疗师与患者的位置（前视图）

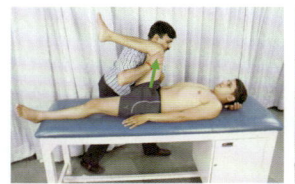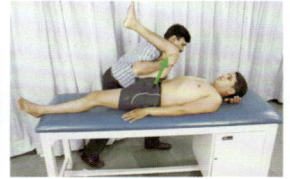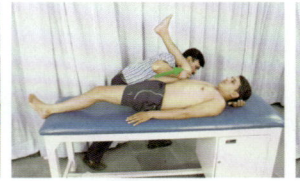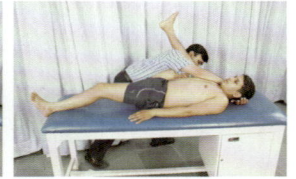

图 3.3.2　曲腿抬高法（BLR）侧视图

治疗师位置
- 行走姿势，站在患侧侧面（图 3.3.1）。

手的位置
- 治疗师内侧手的肩部放在患者腘窝处。
- 治疗师用双手抓住患者大腿下端（靠近腘窝）。

操作步骤
- 治疗师沿患者股骨长轴进行纵向牵引。
- 治疗师将患者髋关节屈曲（朝向同侧肩），直到感觉出现第一次阻力（图 3.3.2）。
- 如果患者无法忍受拉伸疼痛，或者如果治疗师因患者肌肉紧张而感到出现阻力，则可以通过要求患者腿轻轻推动治疗师的肩膀（持续5秒）来进行收缩-放松。之后如果患者无痛，治疗师可以进一步屈曲患者的髋关节。
- 如果操作中患者抱怨疼痛，治疗师可以在进一步髋关节屈曲之前将患者髋关节外展/外旋或牵引更长时间。
- 保持最后的屈曲姿势（尽可能在无痛的范围内）20秒（图 3.3.1，图 3.3.2）。
- 重复这个过程3次后，评估此松动手法的疗效。

手法变化
- 患者可以行自助式BLR，此时将其患侧腿放在椅子上（图 3.3.3）。

- 首先屈曲健侧腿5°-10°，随后斜对角弯曲患侧腿。

注意事项
- 治疗师的手不应该放在患者髌骨或股骨中段附近。
- 在治疗中，患者膝关节角度（屈曲）应该保持。不能伸展膝关节，治疗师的肩不应在患者腓肠肌下而应在腘窝稍远端（图 3.3.4）。
- 患者不应将手（患侧）放在腹部，否则会限制治疗范围。
- 患者另一条腿无需固定。

治疗原理
- 坐骨神经在髋关节水平通过臀大肌和大收肌，这种方法可能会松解它们之间的粘连。拉伸臀大肌和大收肌部分腘绳肌（膝盖保持在弯曲位置）有助于松解这些肌肉和坐骨神经的粘连。因此，这些肌肉上的坐骨神经松动并不会造成神经被拉伸。
- 有助于扩大腰椎小面关节间隙和椎间孔（动作结束时骨盆后倾）。
- 这也有助于拉伸和放松胸腰筋膜。

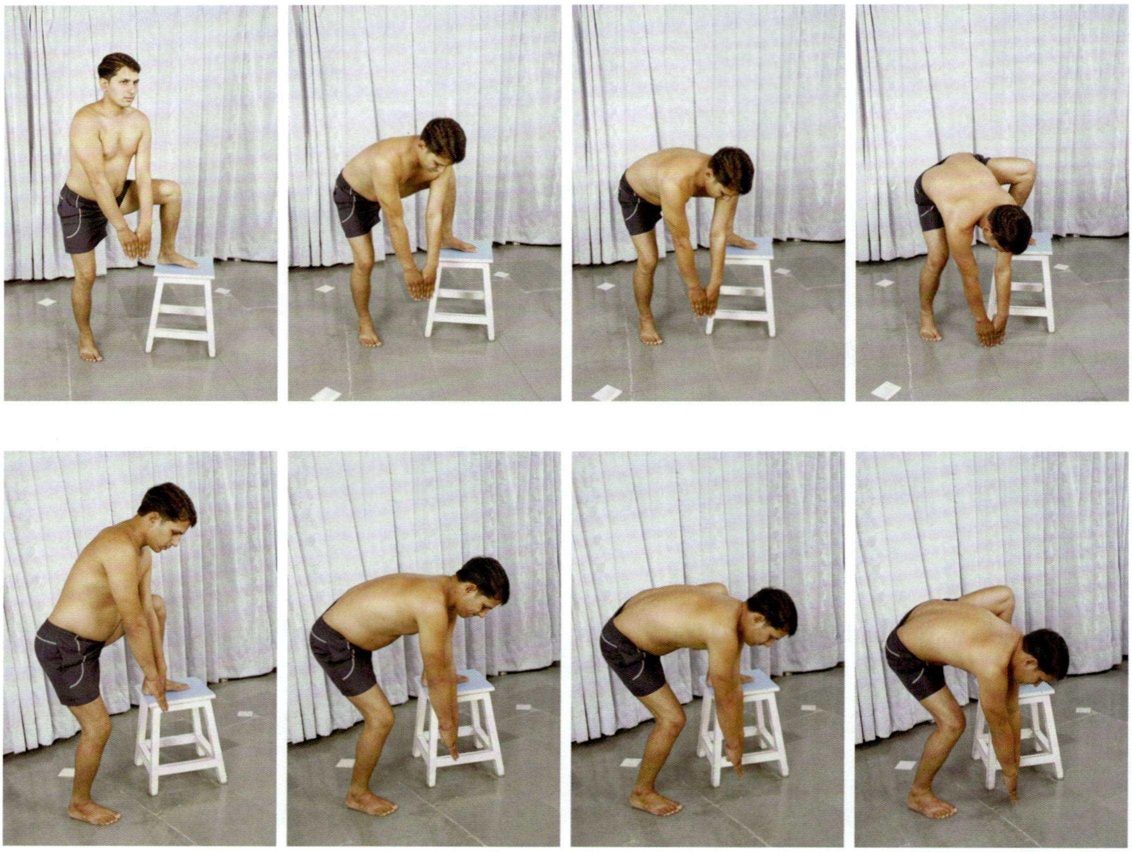

图 3.3.3　自助式 BLR

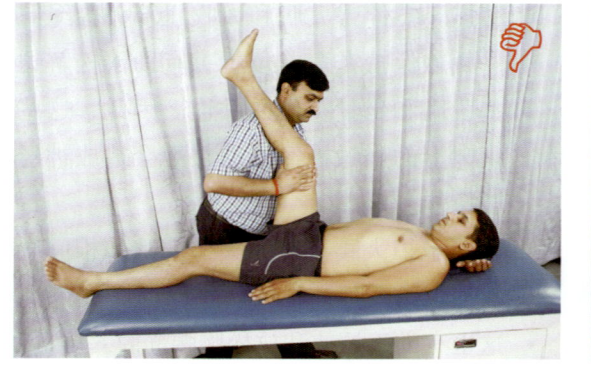
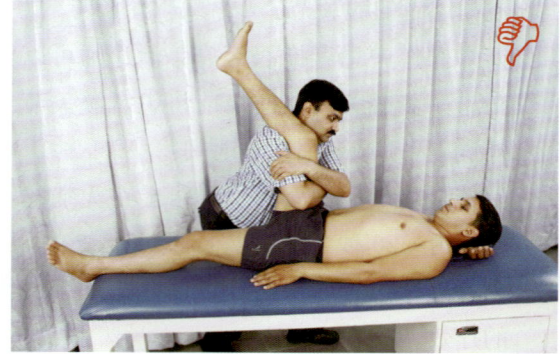

图 3.3.4　行 BLR 时，治疗师手错误摆放

3.4 两腿旋转法 /GATE 术

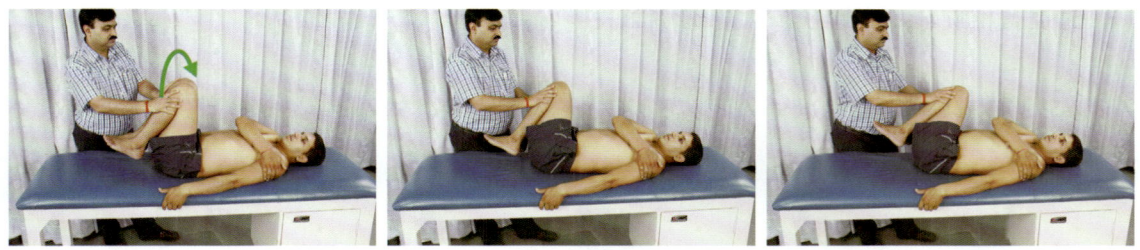

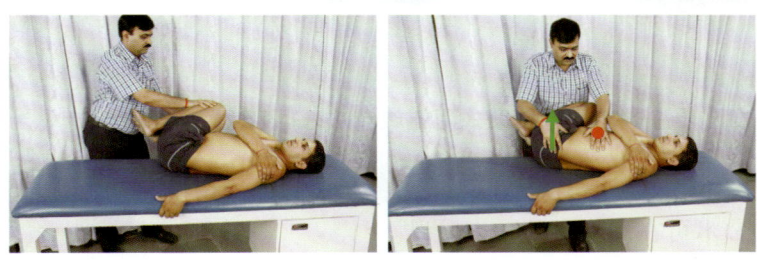

图 3.4.1　行两腿旋转法 /GATE 术时，治疗师与患者的位置

适应证
- 腰椎疼痛伴随 / 不伴随 SLR 受限。

患者体位
- 仰卧在治疗床的边缘。
- 健侧的手抓住治疗床，患侧手放在健侧肩上（图 3.4.1）。

治疗师位置
- 行走姿势，侧向患者（图 3.4.1）。

手的位置
- 治疗师双手握住患者膝关节。

操作步骤
- 病人双膝屈曲，双足离开床面。
- 治疗师从前部抓住双膝缓慢（被动地）移动患者的双腿，使腰椎向疼痛侧旋转。
- 如果患者抱怨疼痛，治疗师将患者双腿屈曲或伸展（发生在髋关节和腰椎），以找到无痛位置。
- 在保持这种新的屈曲 / 伸展动作范围的同时，治疗师将患者双腿进一步向患侧旋转。
- 为在动作范围末端给予被动加压，患者的膝部应固定在治疗师的腹股沟区域（腹部）。此时治疗师将一只手固定在患者胸部侧壁，另一只手放在上臀部。
- 当治疗师感觉旋转到终点时，保持患者髋关节和膝关节的屈曲或伸展位。治疗师可以通过将患者双腿下推向地板，一只手拉动患者骨盆，另一只手则固定在患者胸部，以使患者腰椎进一步旋转。此动作非常简单，只需治疗师髋部和膝关节屈曲即可实现（图 3.4.1）。
- 保持动作终点位置 20 秒，随后回至中立位置。
- 如果回位痛苦（罕见），尝试找到另一

条途径（即无痛点，可通过增加或减少屈伸寻找），然后反旋腰椎至初始位置。

治疗原理

- 通过腰椎旋转，有助于扩大患侧小面关节间隙/椎间孔。这可能会松解神经和周围结构在孔内和周围粘连，因此，有助于减少放射性疼痛。

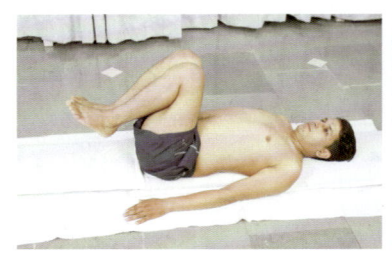 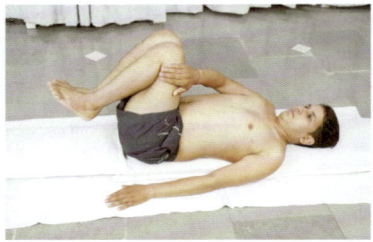 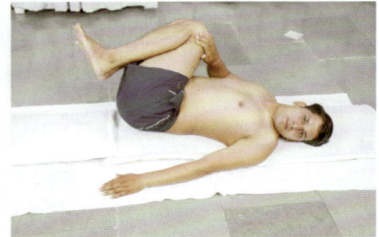

图 3.4.2 行自助式两腿旋转法/GATE 术时患者体位

手法变化

- 自助式 GATE 术可在地上进行，以防跌落伤害。
- 患者躺在枕头上（提升其高度）（图 3.4.2）。
- 患者用患侧手进行腿部旋转。

注意事项

- 一次进行一个动作。在添加第二动作时，上一个动作不应改变。
- 治疗师不应抱住患者双侧大腿（图 3.4.3）。

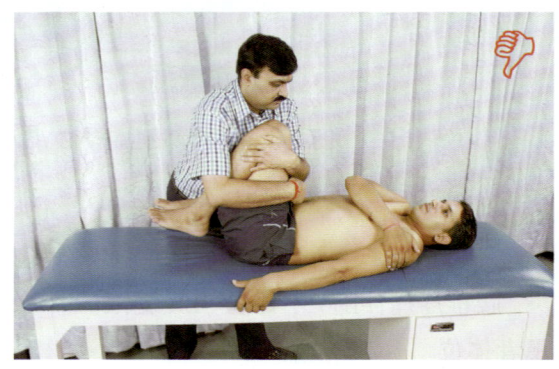

图 3.4.3 行两腿旋转法/GATE 术时，治疗师手错误放置

骶髂关节

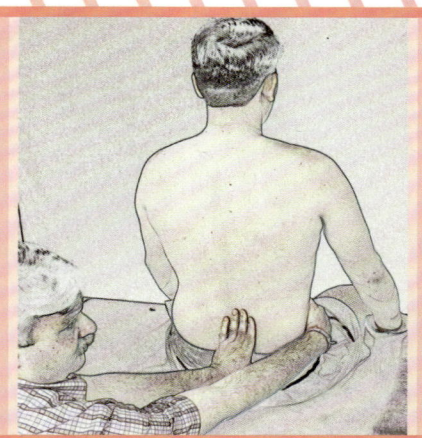

- 4.1 髂骨前部功能障碍（后内侧动态关节松动术）
- 4.2 髂骨后部功能障碍（前外侧动态关节松动术）
- 4.3 动态关节松动术上/下滑移功能障碍
- 4.4 动态关节松动术治疗前倾功能障碍
- 4.5 动态关节松动术治疗后倾功能障碍
- 4.6 动态关节松动术治疗章动/反章动功能障碍

4 骶髂关节

4.1 髂骨前部功能障碍（后内侧动态关节松动术）

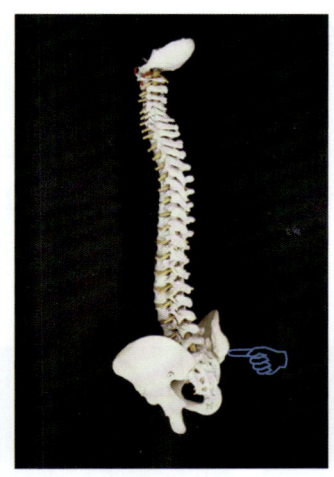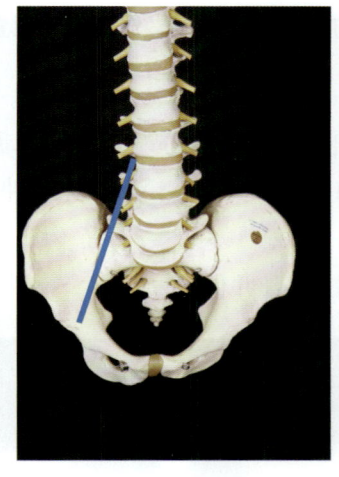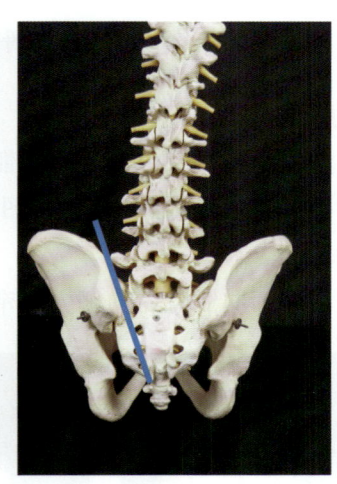

图 4.1.1　骶髂关节

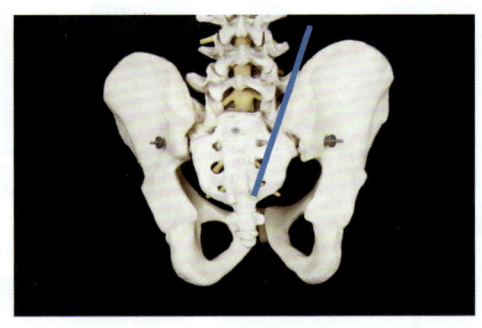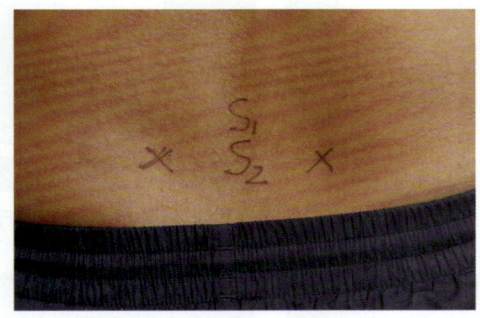

图 4.1.2　骶髂关节及髂骨前部功能障碍治疗平面和骨性标志

适应证

- 骶髂关节痛及僵硬。
- 骶髂关节炎（急/慢性）。

作者按：根据我们的经验，此方法对大多数的骶髂关节炎适用。

患者体位

- 高姿坐位（图 4.1.3）。

治疗师位置

- 站/坐在患者健侧，例如患者有右侧髂骨前部功能障碍，治疗师应站/坐在患者左边（图 4.1.3）。

4\ 骶髂关节

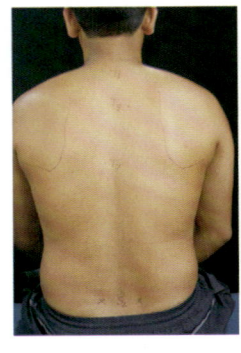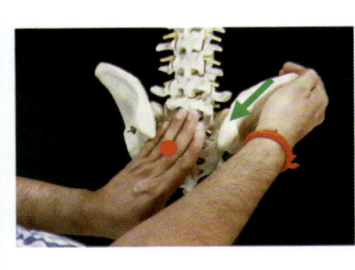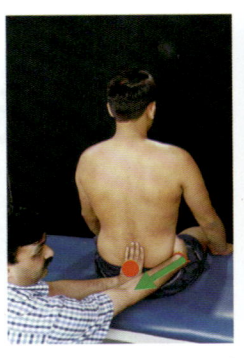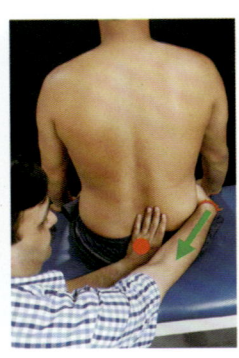

图 4.1.3　在治疗髂骨前部功能障碍时，治疗师手放置在腰骶椎的具体位置

手的位置
- 治疗师用一只手固定患者骶骨，另一只手抓住患侧的髂前上棘（图 4.1.3）。

操作步骤
- 治疗师向骶骨后内侧方向牵拉髂骨并保持滑动。
- 保持滑动同时，患者应做出激惹动作，如屈/伸/侧屈/旋转，且在动作时应无痛（图 4.1.4– 图 4.1.6）。

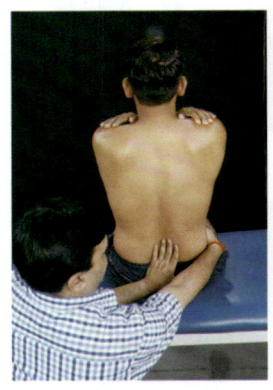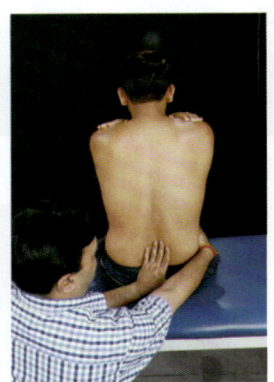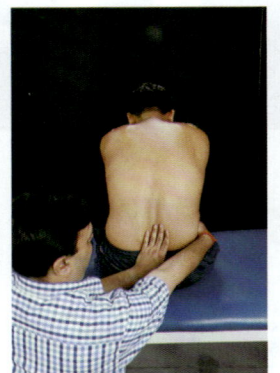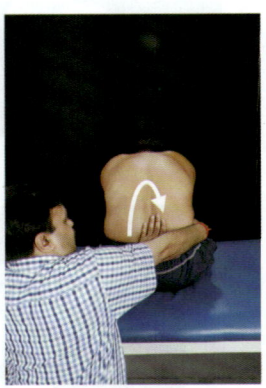

图 4.1.4　坐位腰屈时 MWM 治疗髂骨前部功能障碍（后内侧滑动）

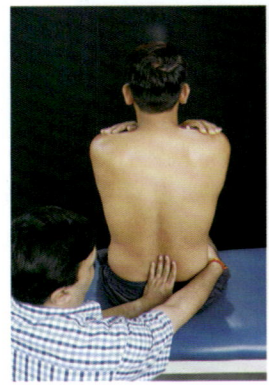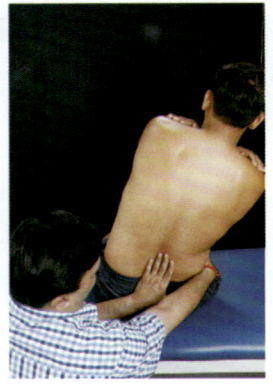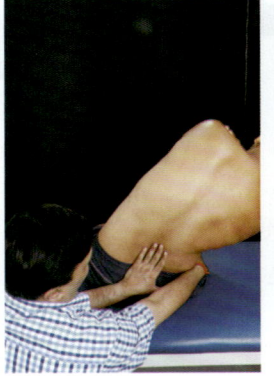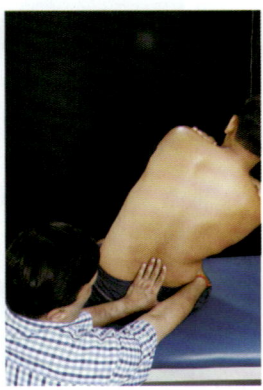

图 4.1.5　坐位侧屈时 MWM 治疗髂骨前部功能障碍（后内侧滑动）

Mulligan 手法指南

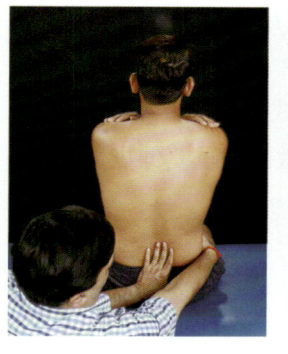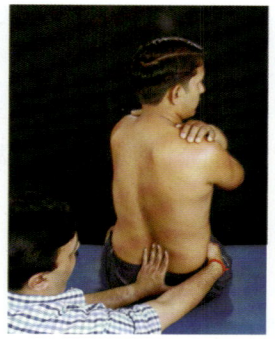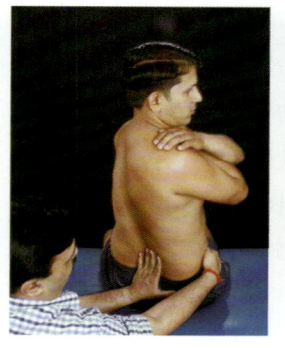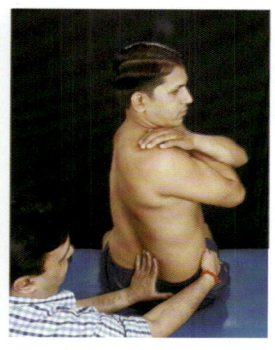

图 4.1.6　坐位旋转时 MWM 治疗髂骨前部功能障碍（后内侧滑动）

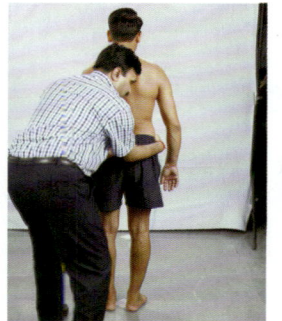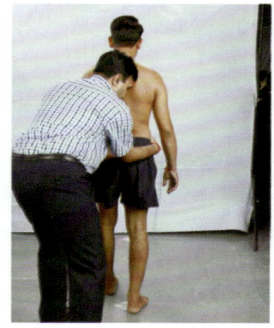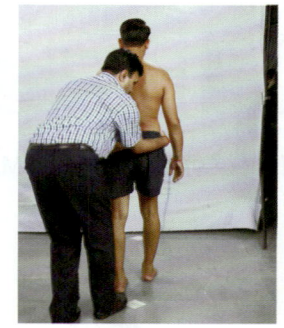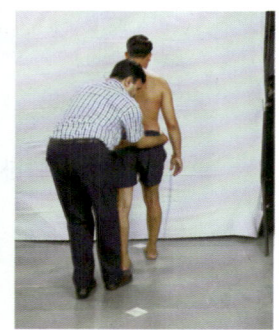

图 4.1.7　行走时 MWM 治疗髂骨前部功能障碍（后内侧滑动）

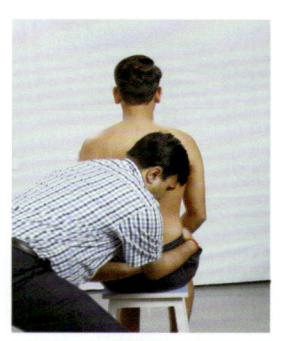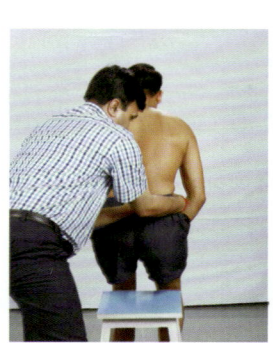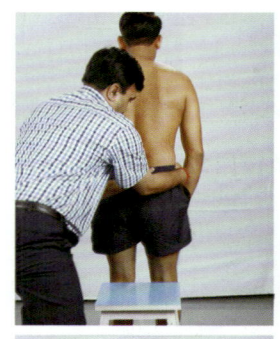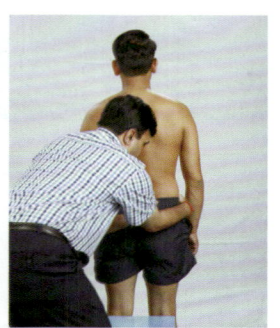
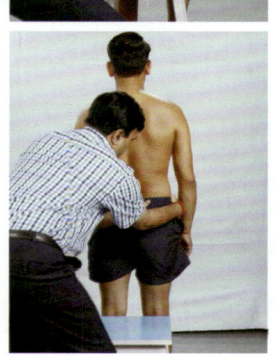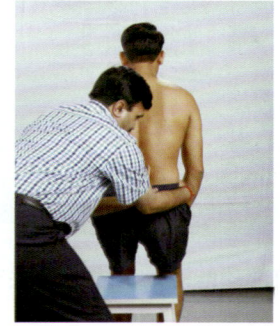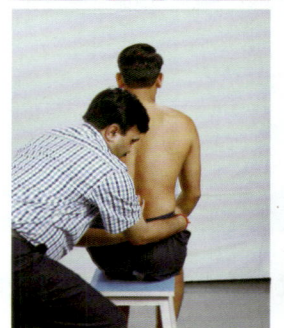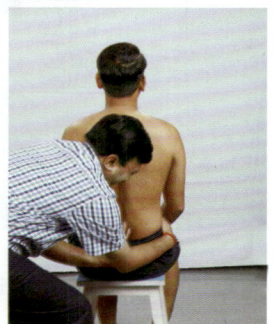

图 4.1.8　由坐位变站位时 MWM 治疗髂骨前部功能障碍（后内侧滑动）

手法变化

- 当患者主诉行走、坐位变站位、无负重伸展或屈曲（被动重复伸展/狮式）和站立时疼痛，可以进行此滑动治疗（图 4.1.7 至图 4.1.10，图 4.1.13）。
- 患者可以行自助式 MWMs，需在患侧膝盖下垫枕头做出狮式屈曲动作（图 4.1.11）。
- 患者可以行自助式 MWMs，需在患侧髂前上棘下垫枕头做被动重复伸展动作（图 4.1.12）。

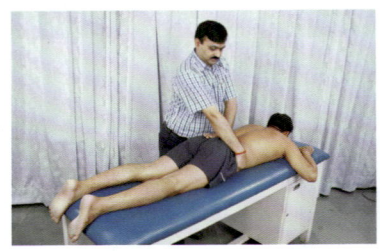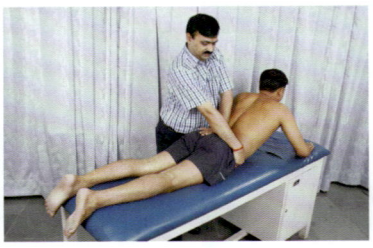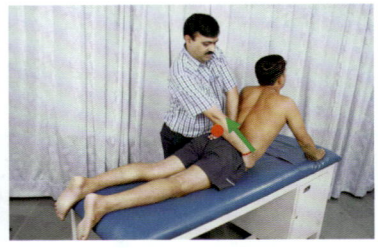

图 4.1.9　俯卧位时被动重复伸展 MWM 治疗髂骨前部功能障碍（后内侧滑动）

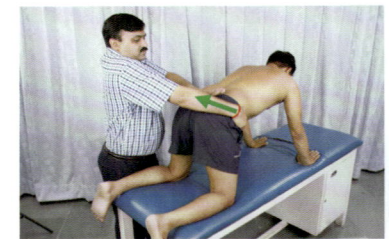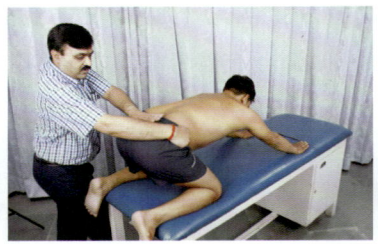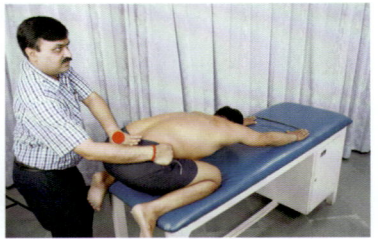

图 4.1.10　无负重屈曲时 MWM 治疗髂骨前部功能障碍（后内侧滑动，狮式）

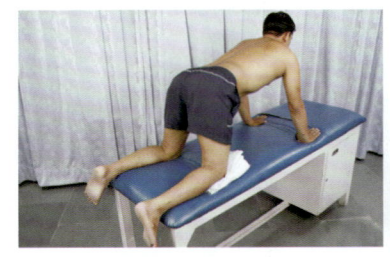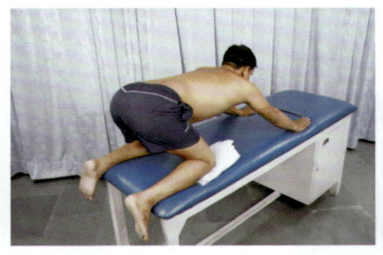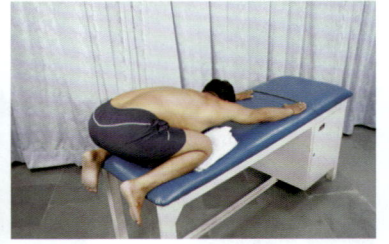

图 4.1.11　狮式自助式 MWM 治疗髂骨前部功能障碍（右骶髂关节后内侧滑动）

Mulligan 手法指南

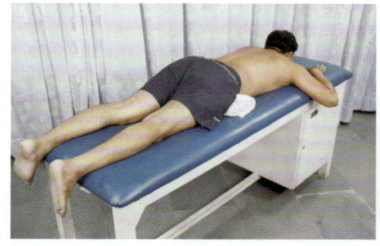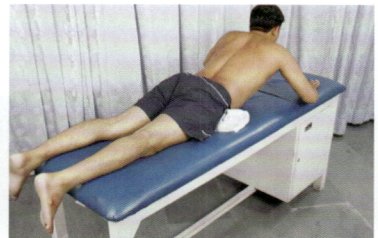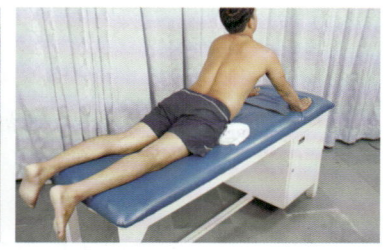

图 4.1.12　被动重复伸展自助式 MWM 治疗髂骨前部功能障碍（右骶髂关节后内侧滑动）

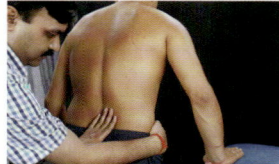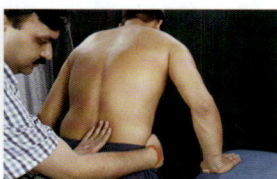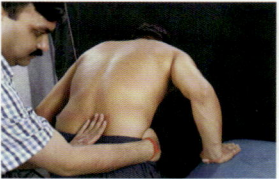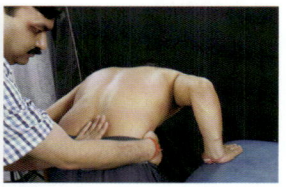

图 4.1.13　站位腰屈治疗髂骨前部功能障碍（后内侧滑动）时，治疗师和患者的位置

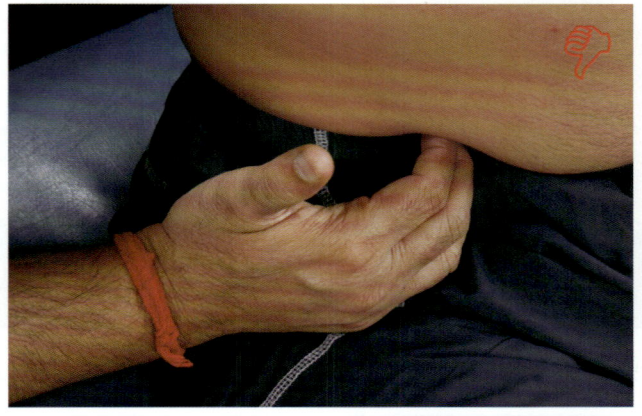

图 4.1.14　治疗髂骨前部功能障碍时，治疗师手的错误摆放（请勿戳/抠）

注意事项

- 治疗师应朝后内侧拉动，而不是向后侧（如有需要，请更改前臂拉动角度）。
- 保持前臂角度不变，维持滑动直至治疗结束。
- 治疗师放在髂前上棘上的手应牢固、舒适（不应戳）（图 4.1.14）。

治疗原理

- 可能矫正受影响关节之间的错误位置，从而矫正关节的生物力学。
- 可能松解被挤压的关节面，帮助拉伸和放松周围肌肉。
- 松动有助于为关节提供营养。
- 可能会刺激关节内和周围的机械感受器和本体感受器（神经生理效应），有助于放松关节周围的肌肉和筋膜。

4.2 髂骨后部功能障碍（前外侧动态关节松动术）

适应证
- 骶髂关节痛及僵硬。
- 骶髂关节炎（急/慢性）。
- 髂骨前部功能障碍（后内侧滑动）治疗对骶髂关节炎（急/慢性）无效时。

患者体位
- 高姿坐位（图4.2.3）/俯卧/狮式。

治疗师位置
- 站在健侧，例如，患者有右侧髂骨后部功能障碍，治疗师站在患者的左侧（图4.2.3）。

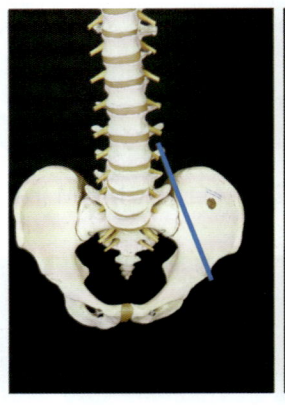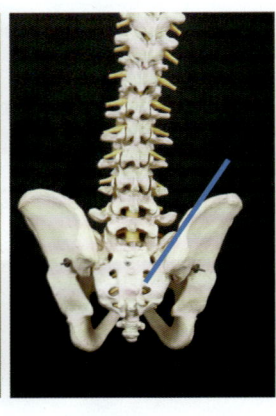

图4.2.1　骶髂关节及髂骨后部功能障碍治疗平面

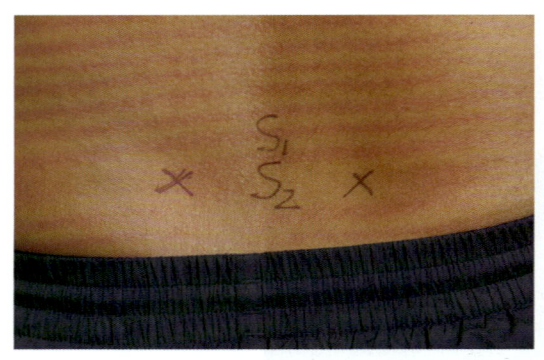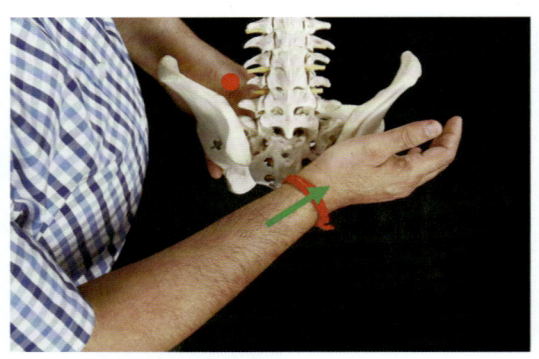

图4.2.2　在治疗髂骨后部功能障碍时，治疗师手放置在腰骶椎的具体位置及骨性标志

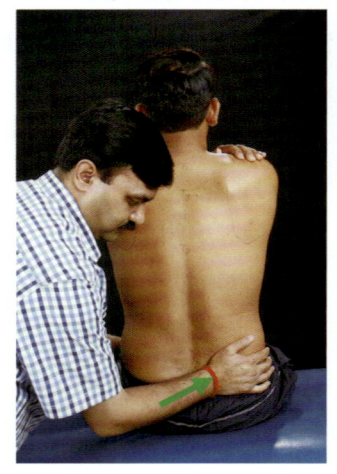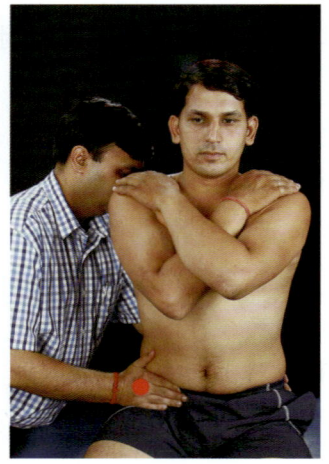

图4.2.3　坐位治疗髂骨后部功能障碍（前外侧MWM）时，治疗师和患者的位置

Mulligan 手法指南

手的位置

- 如果病人坐位疼痛，治疗师一只手放在患者髂后上棘，另一只手放至对侧耻骨支（图 4.2.3）。
- 如果患者被动重复伸展（图 4.2.4，图 4.2.5）或是狮式运动（图 4.2.6）时出现疼痛，治疗师一只手压在另一只手上以便加压，此时无需固定对侧髂骨。

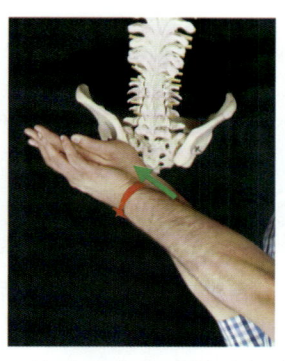

图 4.2.4　俯卧位治疗髂骨后部功能障碍时，治疗师手放置在腰骶椎的具体位置

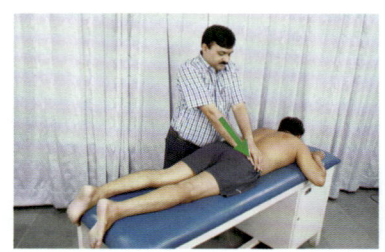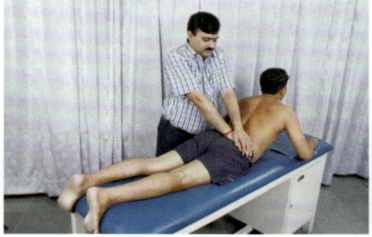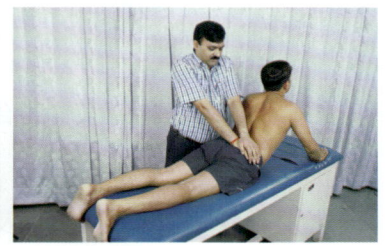

图 4.2.5　俯卧位时被动重复伸展 MWM 治疗髂骨后部功能障碍（前外侧滑动）

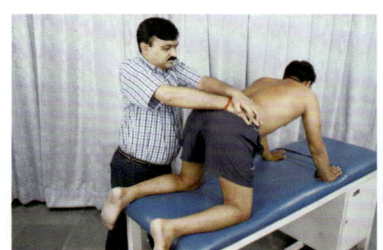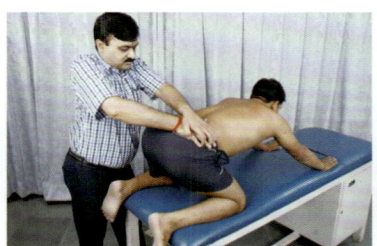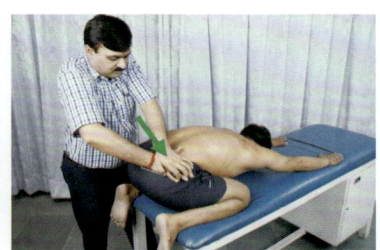

图 4.2.6　俯卧位时狮式 MWM 治疗髂骨后部功能障碍（前外侧滑动）

操作步骤

- 治疗师将髂后上棘推向前外侧，同时稳定对侧的耻骨支（坐位）。
- 患者配合治疗师做激惹动作（屈，伸，侧屈，旋转，被动重复伸展，狮式），做动作时应该无痛（图 4.2.5，图 4.2.6）。
- 无痛时，患者需进行 6-10 次激惹动作，同时治疗师保持滑动。

手法变化

- 患者可以行自助式 MWMs，需在健侧膝盖下垫枕头做出狮式屈曲动作（图 4.2.7）。
- 患者可以行自助式 MWMs，需在健侧髂前上棘下垫枕头做被动重复伸展动作（图 4.2.8）。

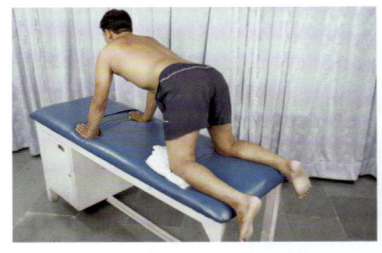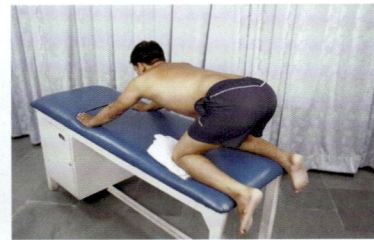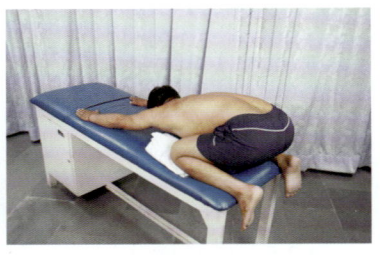

图 4.2.7　自助式狮式治疗髂骨后部功能障碍时患者体位（对右骶髂关节进行前外侧滑动）

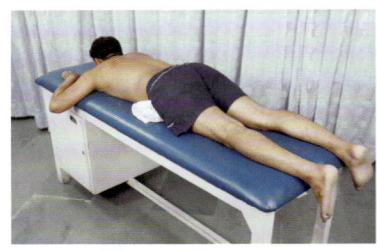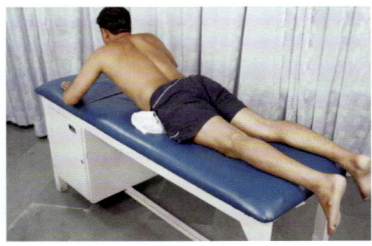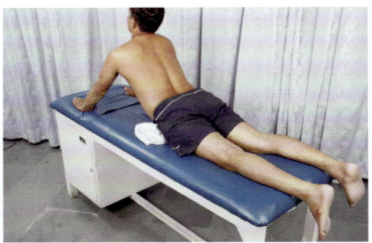

图 4.2.8　自助式被动重复伸展治疗髂骨后部功能障碍时患者体位（对右骶髂关节进行前外侧滑动）

注意事项
- 检查治疗师手放置位置以及前臂角度。
- 检查施力方向。

治疗原理
- 可能矫正受影响关节之间的错误位置，从而矫正关节的生物力学。
- 可能松解被挤压的关节面，帮助拉伸和放松周围肌肉。
- 松动有助于为关节提供营养。
- 可能会刺激关节内和周围的机械感受器和本体感受器，有助于放松关节周围的肌肉。

4.3 动态关节松动术治疗上/下滑移功能障碍

适应证
- 骶髂关节疼痛及僵硬。
- 骶髂关节炎（急/慢性）。
- 当先前的滑动治疗不起作用时，评估显示上/下滑移功能障碍。

患者体位
- 站位（图 4.3.2）。

治疗师位置
- 坐在患者健侧（图 4.3.2）。

手的位置
- 治疗师双手紧扣放在患侧髂嵴上（图 4.3.3）。

操作步骤
- 治疗师向下推动患侧的髂嵴治疗上滑移功能障碍，此时患者做出激惹动作（图 4.3.2）。
- 为了治疗下滑移功能障碍，患者患侧的脚应放在书本或木块上，使患侧轻微抬起向上。而治疗师坐在患侧，将健侧髂嵴向下推。这将使患侧（相对）向上运动。此时患者进行激惹动作（病人的膝关节将完全伸直），应无痛。

Mulligan 手法指南

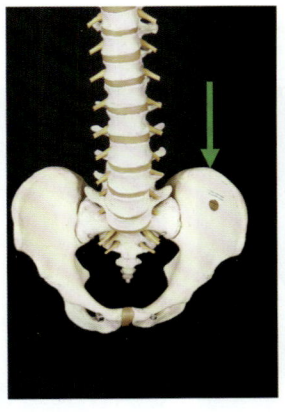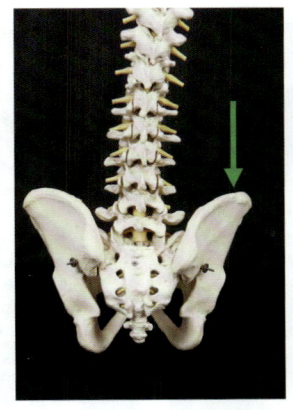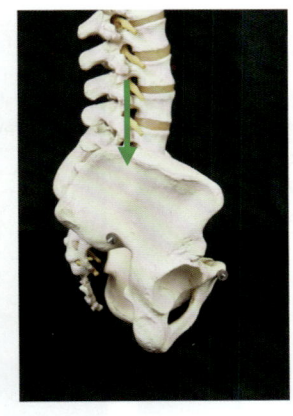

图 4.3.1　骶髂关节及治疗上滑移功能障碍时滑动方向

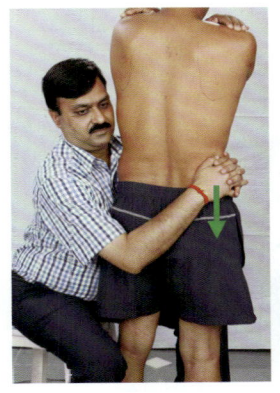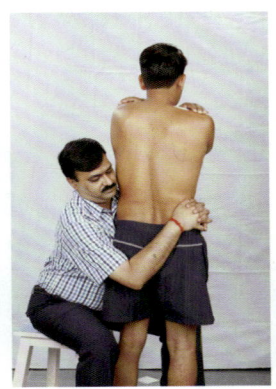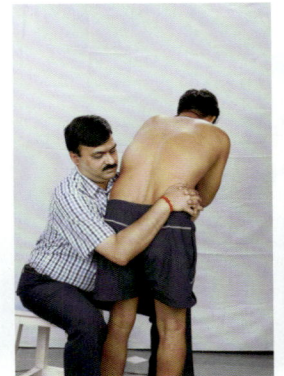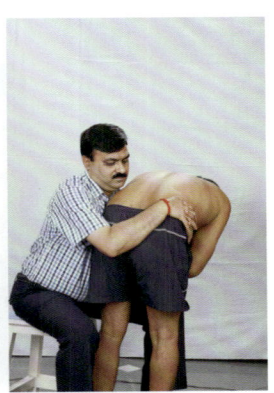

图 4.3.2　站位腰屈曲治疗上滑移功能障碍时，治疗师和患者的位置

注意事项
- 检查治疗师手放置位置以及前臂角度。
- 检查施力方向。

治疗原理
- 可能矫正受影响关节之间的错误位置，从而矫正关节的生物力学。
- 可能松解被挤压的关节面，帮助拉伸和放松周围肌肉。
- 松动有助于为关节提供营养。
- 可能会刺激关节内和周围的机械感受器和本体感受器，有助于放松关节周围的肌肉。

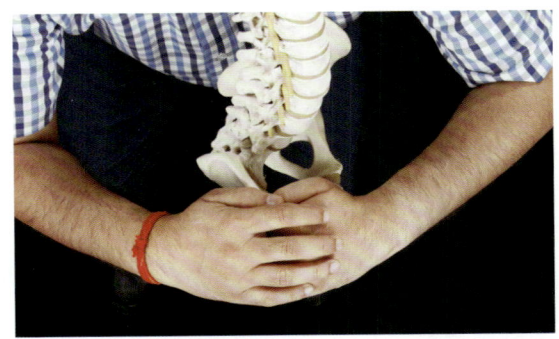

图 4.3.3　治疗上滑移功能障碍时，治疗师放在髂嵴上手的位置

4.4 动态关节松动术治疗前倾功能障碍

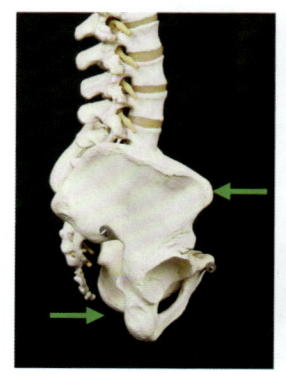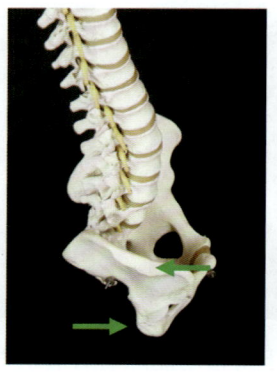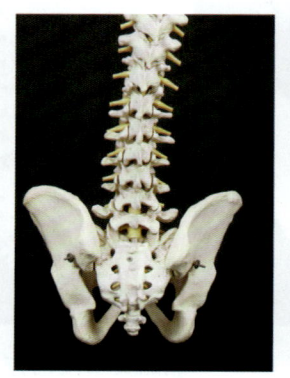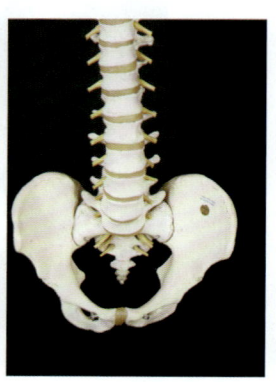

图 4.4.1　骶髂关节及治疗前倾功能障碍时滑动方向

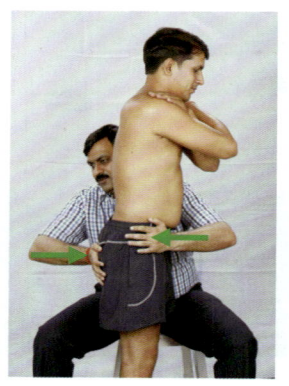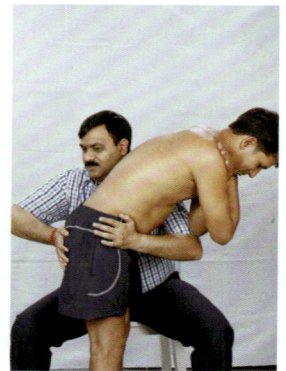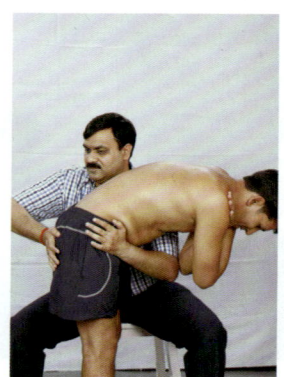

图 4.4.2　站位腰屈曲治疗前倾功能障碍时，治疗师和患者的位置

适应证
- 骶髂关节疼痛及僵硬。
- 骶髂关节炎（急/慢性）。
- 当先前的 MWMs 治疗不起作用时，评估显示骶髂关节中髂骨前倾功能障碍。

患者体位
- 站位（图 4.4.2）。

治疗师位置
- 坐在患者健侧（图 4.4.2）。

手的位置
- 治疗师一只手在患侧的髂前上棘前（图 4.4.3）。
- 另一只手在患侧的坐骨结节后。

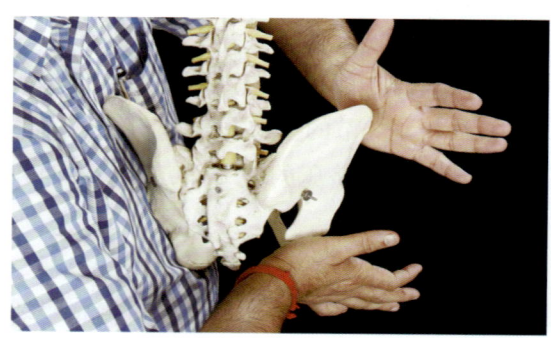

图 4.4.3　治疗前倾功能障碍时，治疗师手的位置

操作步骤

- 治疗师后推髂前上棘，前推坐骨结节，即向后倾斜髂骨（图 4.4.4）。
- 患者配合治疗师做激惹动作（屈，伸，侧屈，旋转），此时患者应无痛（图 4.4.2，图 4.4.4）。

注意事项

- 检查治疗师手放置位置以及前臂角度。
- 检查施力方向。

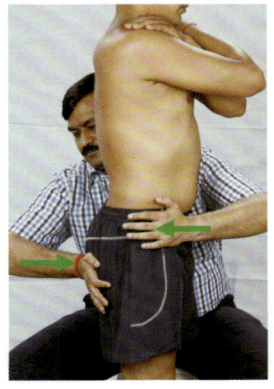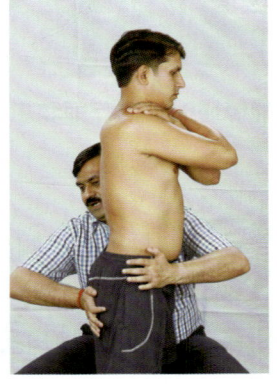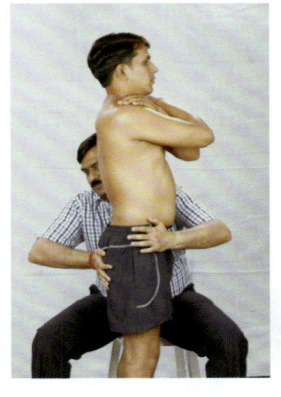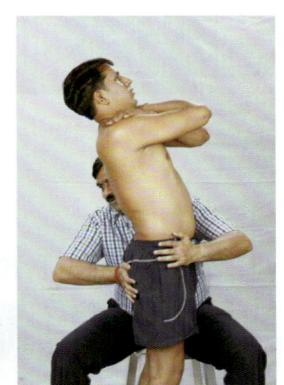

图 4.4.4　站位腰伸展 MWM 治疗前倾功能障碍

4.5 动态关节松动术治疗后倾功能障碍

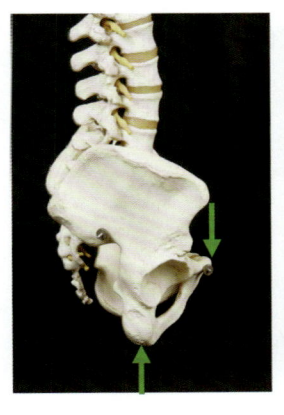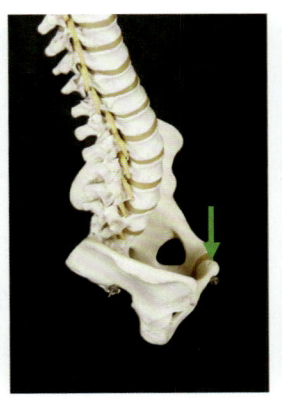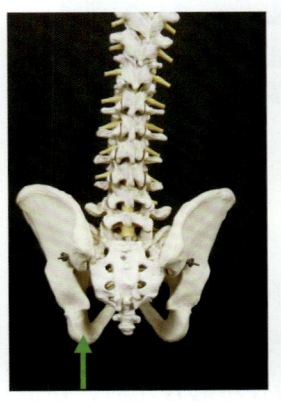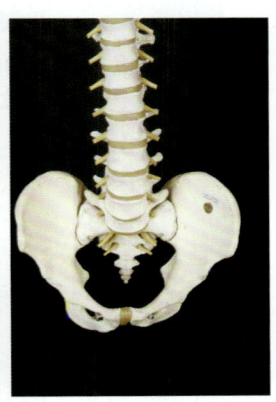

图 4.5.1　骶髂关节及治疗后倾功能障碍时滑动方向

适应证

- 骶髂关节疼痛及僵硬。
- 骶髂关节炎（急/慢性）。
- 当先前的 MWMs 治疗不起作用时，评估显示骶髂关节中髂骨后倾功能障碍。

患者体位

- 站位。

治疗师位置

- 坐在患者健侧（图 4.5.2）。

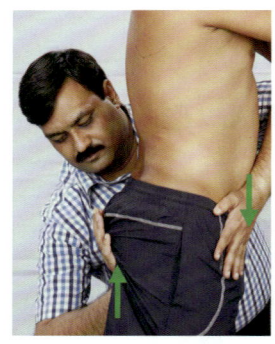 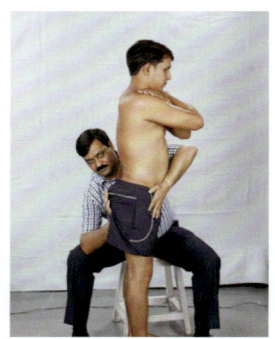 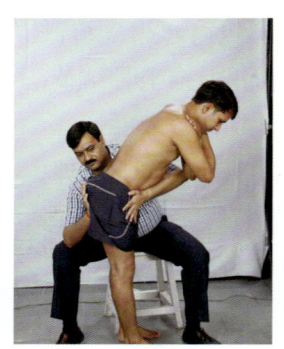 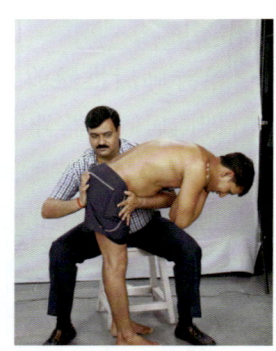

图 4.5.2　站位腰屈曲治疗后倾功能障碍时，治疗师和患者的位置

手的位置

- 治疗师一只手置于患侧耻骨支（图 4.5.3）。
- 另一只手在患侧的坐骨结节下。

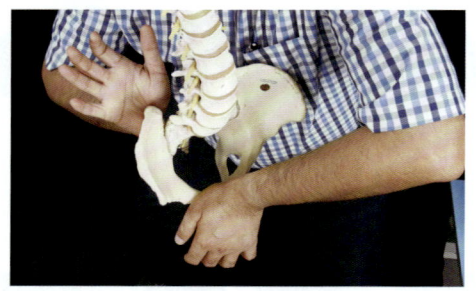

图 4.5.3　治疗后倾功能障碍时，治疗师手的位置

操作步骤

- 治疗师下推耻骨，上推坐骨结节，即向前倾斜髂骨。
- 患者配合治疗师做激惹动作（屈，伸，侧屈，旋转），此时患者应无痛（图 4.5.2）。

注意事项

- 检查治疗师手放置位置以及前臂角度。
- 检查施力方向。

4.6 动态关节松动术治疗章动/反章动功能障碍

适应证

- 骶髂关节疼痛及僵硬。
- 骶髂关节炎（急/慢性）。
- 当先前的 MWMs 治疗不起作用时，评估显示由骶髂关节炎（急/慢性）引起患者骶骨章动/反章动。

患者体位

- 俯卧或狮式体位（图 4.6.2）。

治疗师位置

- 站在患者旁（图 4.6.2）。

手的位置

- 治疗师将掌跟放在患者骶骨上（图 4.6.2）。
- 治疗师将掌跟放在 S_1 上纠正反章动。
- 治疗师将掌跟放在 S_3-S_4 节段上纠正章动。

操作步骤

- 如果骶骨章动，应推 S_4 向耻骨方向（正前方），要求患者配合治疗师做激惹动作。
- 如果骶骨反章动，应推 S_1 向耻骨方向（正前方），要求患者配合治疗师做激惹动作。

Mulligan 手法指南

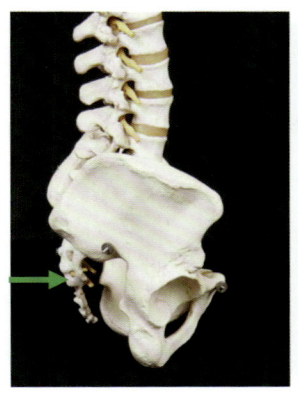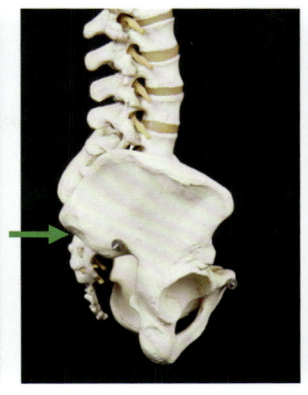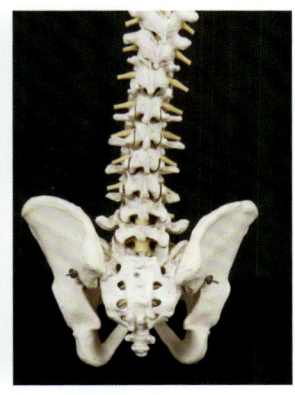

图 4.6.1　骶髂关节及治疗章动/反章动功能障碍时滑动方向

注意事项
- 仔细寻找治疗骶椎段。
- 检查治疗师手放置位置以及前臂角度。
- 检查施力方向。

手法变化
- 如果患者屈曲会疼痛,在治疗师滑动治疗时,患者可以行狮式动作。
- 如果患者拉伸会疼痛,在治疗师滑动治疗时,患者可以进行被动重复伸展动作。

治疗原理
- 可能矫正受影响关节之间的位置错误,从而矫正关节的生物力学。
- 可能松解被挤压的关节面,帮助伸展和放松周围肌肉。
- 松动有助于为关节提供营养。
- 可能会刺激关节内和周围的机械感受器和本体感受器,有助于放松关节周围的肌肉。

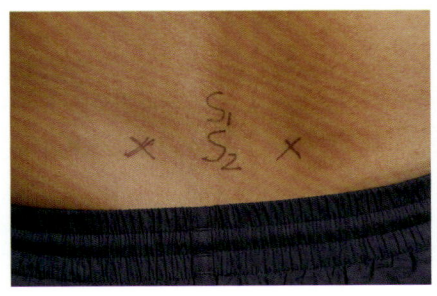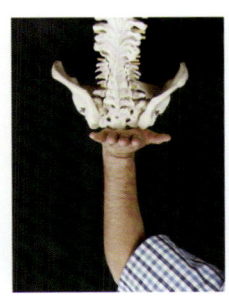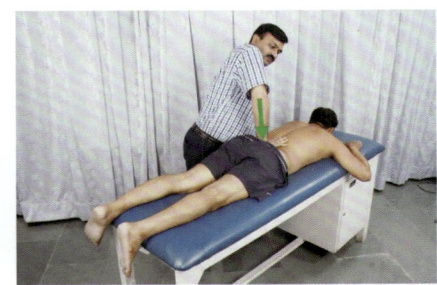

图 4.6.2　治疗章动/反章动功能障碍时,治疗师手在腰骶椎上的位置

髋关节

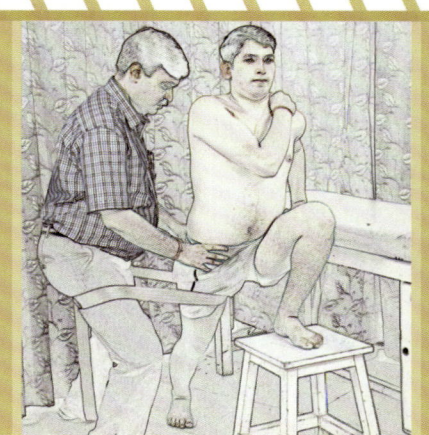

- 5.1 髋关节屈曲动态关节松动术（无负重）
- 5.2 髋关节内/外旋动态关节松动术（无负重）
- 5.3 髋关节伸展动态关节松动术（无负重）
- 5.4 Faber 测试阳性动态关节松动术
- 5.5 髋关节外展动态关节松动术（负重）
- 5.6 髋关节伸展动态关节松动术（负重）
- 5.7 髋关节屈曲动态关节松动术（负重）
- 5.8 髋关节内/外旋动态关节松动术（负重）
- 5.9 髋关节外展动态关节松动术（内收肌紧张）
- 5.10 髋关节伸展动态关节松动术（股四头肌紧张）
- 5.11 直腿抬高牵引
- 5.12 直腿抬高加压

5 髋关节

5.1 髋关节屈曲动态关节松动术（无负重）

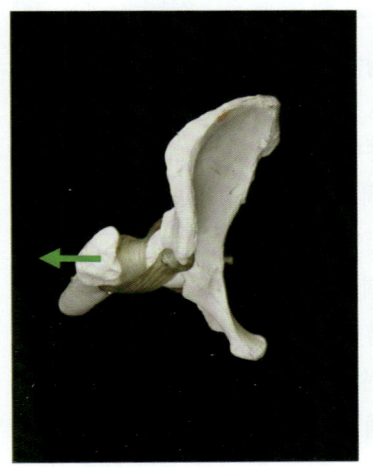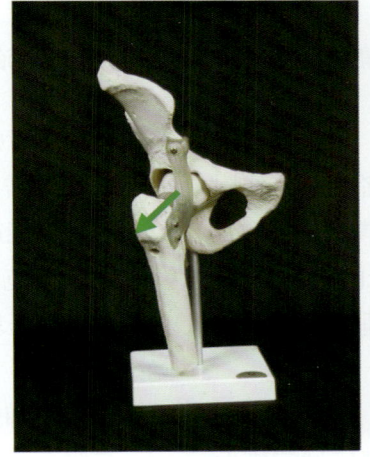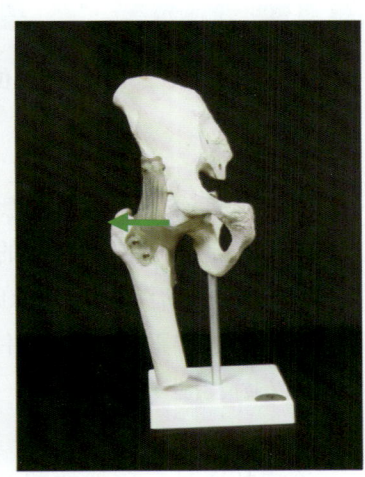

图 5.1.1　髋关节及髋关节屈曲 MWM 时，滑动治疗方向

适应证

- 髋关节疼痛且僵硬，尤其在进行屈曲动作时。
- 髋关节骨性关节炎。

作者按：髋关节置换术，任何类型的髋关节重建手术，骨质疏松症，以及髋关节不稳定将是任何种类的手法治疗的绝对禁忌证。

患者体位

- 仰卧于治疗床的边缘。

治疗师位置

- 以跨步站在患者旁。

手的位置

在 0-90° 时

- 治疗师用手在治疗带外侧稳定患者的髂骨，注意不要推动股骨大转子。
- 另一只手臂前臂旋后稳定股骨远端（图 5.1.2）。

90°-120° 时

- 治疗师用手在治疗带内侧稳定患者的髂骨，注意不要推动股骨大转子。
- 另一只手臂前臂中度内旋稳定股骨远端（图 5.1.3）。

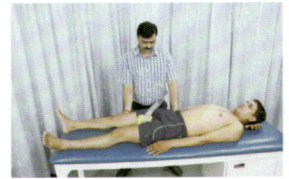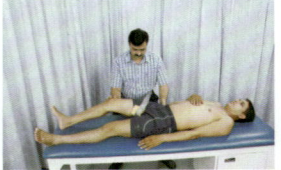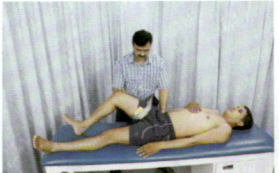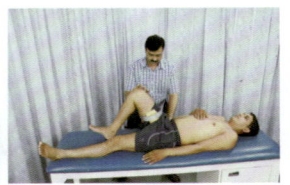

图 5.1.2　仰卧位髋关节屈曲（0°–90°）时，治疗师与患者位置

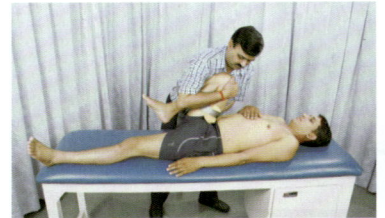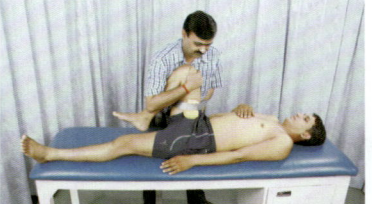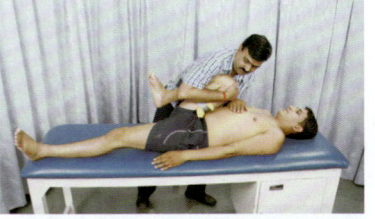

图 5.1.3　仰卧位髋关节屈曲（大于 90°）时，治疗师与患者位置

治疗带位置

- 治疗师将治疗带放置在患者髋关节线附近，并且固定在治疗师的臀部/腰部区域（取决于治疗师和治疗床的高度）。
- 确保治疗带平行于地板并垂直于患者股骨（图 5.1.2）。

操作步骤

- 治疗师通过后移他的髋/腰区域行横向滑动治疗。
- 当治疗师进行滑动时，患者主动屈髋（保持膝关节屈曲状态）。

在 0°–90° 时

- 治疗师通过伸膝和将自己的重心从一只脚移到另一只脚，从而垫高自己，类似于转动四分之一圈以始终保持在一个治疗平面上，同时保持治疗带平行于地面。这将有助于在患者动作时维持滑动（图 5.1.2）。
- 保持滑动直到患者回到起始位置。
- 重复动作 6–10 次（要求无痛，治疗师能够增大关节活动范围）。
- 如果患者疼痛或关节活动范围无法增大，治疗师需调整治疗带角度或改变施力大小，不能产生疼痛。
- 在活动范围末端（如果无痛），患者应被动加压增大关节活动范围。

在 90°–120° 时

- 除治疗师通过屈膝和将自己的重心从一只脚移到另一只脚而降低自己身高外，其余操作同上（图 5.1.3）。

注意事项

- 治疗师应与患者的动作保持同步，以维持沿治疗平面滑动。
- 不要在股骨大转子处稳定，因其会抵消滑动。
- 治疗师在稳定股骨远端时，避免手放在膝关节以外位置，以免拉伤膝关节韧带。
- 当患者进行激惹动作时，治疗师应检查前臂角度、牵引角度、治疗带位置、手的放置和双方动作同步性。
- 同时注意在活动范围末端进行被动加压。

5.2 髋关节内/外旋动态关节松动术（无负重）

适应证
- 髋关节疼痛且僵硬，尤其在进行内外旋动作时。
- 髋关节骨性关节炎。

作者按：髋关节置换术，任何类型的髋关节重建手术，骨质疏松症，以及髋关节不稳定将是任何种类的手法治疗的绝对禁忌证。

患者体位
- 屈曲髋关节和膝关节，仰卧于治疗床的边缘。

治疗师位置
- 以跨步站在患者旁。
- 贴近患者，使其胸部稳定患者大腿和膝盖的外侧。

手的位置
- 治疗师用手在治疗带内侧稳定患者的髂骨。
- 另一只远离身体的手臂自上往下抱住患者的大腿和小腿（图 5.2.1）。

治疗带位置
- 治疗师将治疗带放置在患者髋关节线附近，并且固定在治疗师的臀部/腰部区域（取决于治疗师和治疗床的高度）。
- 确保治疗带平行于地板（图 5.2.1）。

操作步骤
- 治疗师通过后移他的髋/腰区域行横向滑动治疗。
- 当治疗师进行滑动时，患者主动地将髋关节内/外旋（保持膝关节屈曲状态）。

注意事项
- 患者的膝关节必须完全弯曲，治疗师远离身体的手臂自上往下抱住患者的大腿

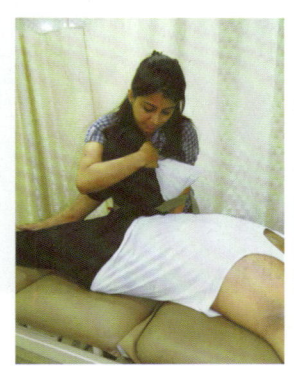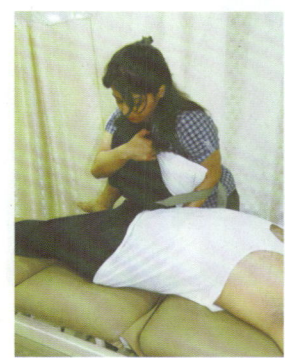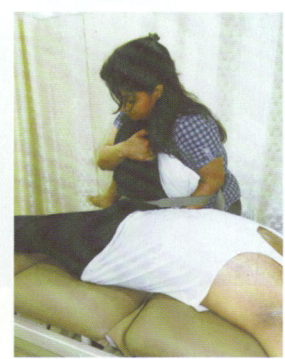

图 5.2.1　仰卧位髋关节内旋时，治疗师与患者位置

和小腿。如果患者膝关节弯曲到 90°，治疗师可能会从胫骨下端推动膝关节产生被动加压，并且最终会出现膝关节的内侧/外侧副韧带拉伤。
- 治疗师在患者腿内/外旋时，应保持同步，以维持沿治疗平面滑动。
- 不要在股骨大转子处稳定，因其会抵销滑动。
- 当患者进行激惹动作时，治疗师应检查前臂角度、牵引角度、治疗带位置、手的放置和双方动作同步性。
- 同时注意在活动范围末端进行被动加压。

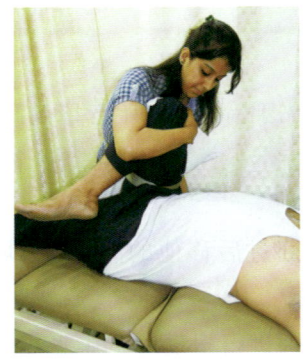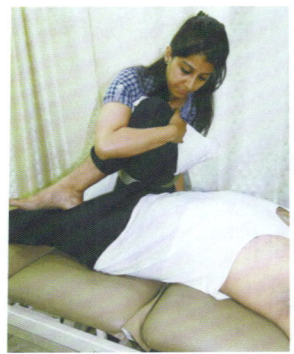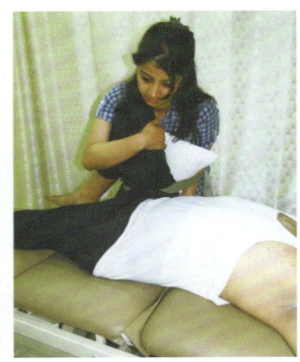

图 5.2.2　仰卧位髋关节外旋时，治疗师与患者位置

5.3 髋关节伸展动态关节松动术（无负重）

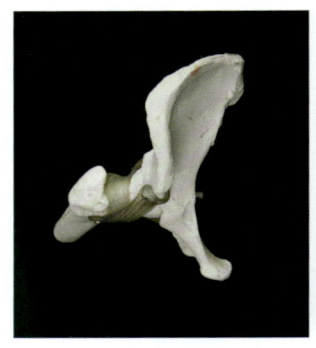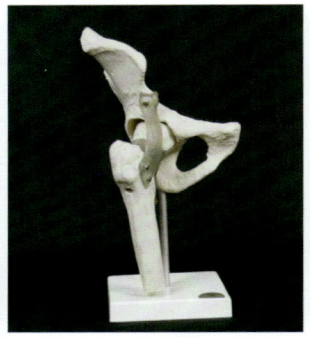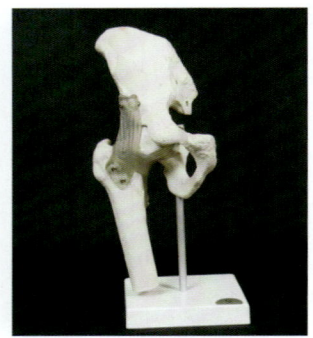

图 5.3.1　髋关节

适应证

- 髋关节疼痛且僵硬，尤其在进行伸展动作时。
- 髋关节骨性关节炎。

作者按：髋关节置换术，任何类型的髋关节重建手术，骨质疏松症，以及髋关节不稳定将是任何种类的手法治疗的绝对禁忌证。

患者体位

- 仰卧于治疗床的边缘，患者髋关节线低出治疗床边缘（以防患者进行激惹动作受限），从而患者可通过向地板移动腿部伸展髋关节。
- 向胸前抱住健侧腿（图 5.3.2）。

治疗师位置

- 以跨步站在患侧（图 5.3.2）。

手的位置

- 治疗师用手在治疗带外侧稳定患者的髂骨，注意不要推动股骨大转子。
- 另一只手臂前臂旋后稳定股骨远端（图 5.3.2）。

治疗带位置

- 治疗师将治疗带放置在患者髋关节线附近，并且固定在治疗师的臀部/腰部区域（取决于治疗师和治疗床的高度）。
- 确保治疗带平行于地板（图 5.2.1）。

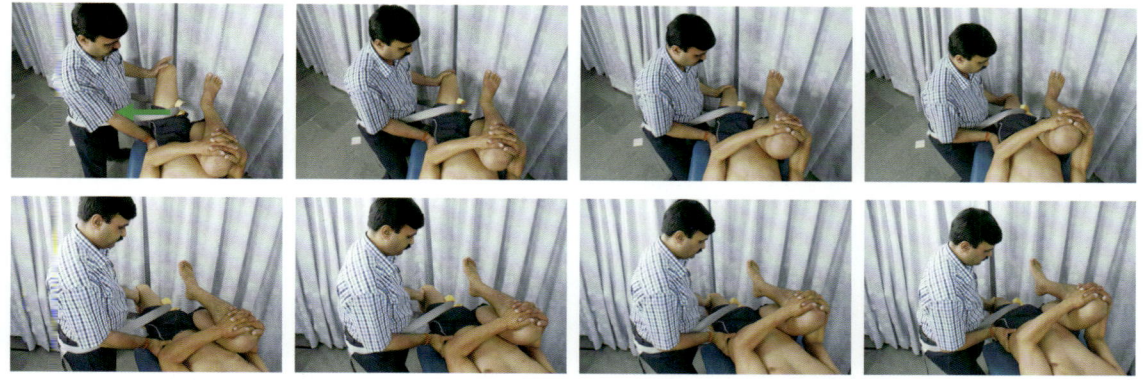

图 5.3.2 仰卧位髋关节伸展时，治疗师与患者位置

操作步骤

- 治疗师通过后移他的髋/腰区域行横向滑动治疗。
- 当治疗师进行滑动时，患者主动地将髋关节伸展。
- 治疗师通过屈曲膝关节降低身高以始终处于一个治疗平面上，同时保持治疗带平行于地面。这将有助于维持滑动（图 5.3.2）。
- 保持滑动直到患者回到起始位置。
- 重复动作 6-10 次（要求无痛，治疗师能够增大关节活动范围）。
- 如果患者疼痛或关节活动范围无法增大，治疗师需调整治疗带角度或改变施力大小，不能产生疼痛。
- 在活动范围末端（如果无痛），患者应被动加压增大关节活动范围。

注意事项

- 治疗师在患者腿伸展时，应保持同步以维持沿治疗平面滑动治疗。
- 不要在股骨大转子处稳定，因其会抵销滑动。
- 在稳定股骨远端的同时，避免将手放置在膝关节以外的位置，以免拉伤膝关节韧带。
- 当患者进行激惹动作时，治疗师应检查前臂角度、牵引角度、治疗带位置、手的放置和双方动作同步性。
- 同时注意在活动范围末端进行被动加压。

5.4 Faber 测试阳性动态关节松动术

适应证

- 髋关节受累导致坐位交叉腿疼痛。

患者体位

- 仰卧于治疗床的边缘。
- 在可活动范围内，髋关节摆成"4"字型。（图 5.4.1）。

治疗师位置

- 应站在患侧外上方。

手的位置

- 治疗师用一只手固定住健侧髂前上棘，以防患者骨盆旋转。
- 另一只手放在患侧膝关节股骨远端上（图 5.4.1）。

5 \ 髋关节

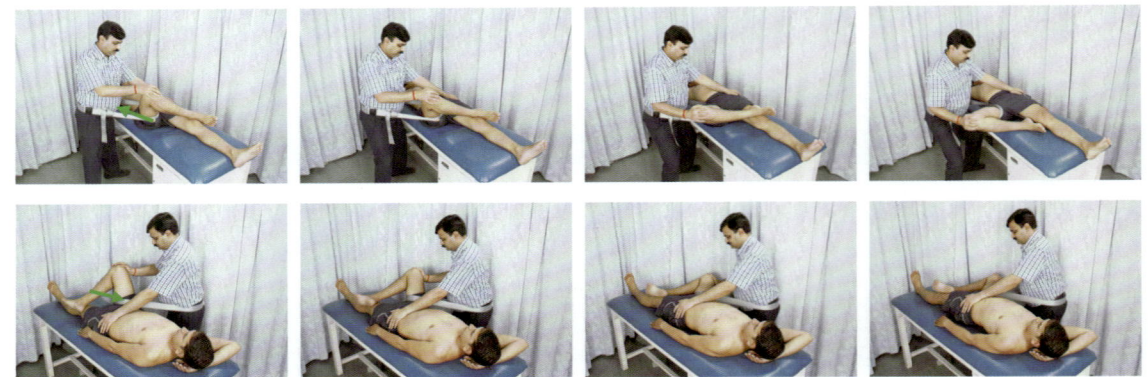

图 5.4.1　仰卧位治疗 FABER 测试阳性时，治疗师与患者位置

治疗带位置
- 治疗带围绕固定在治疗师的臀部/腰部区域和环绕患者患侧髋关节（髋关节线附近）（图 5.4.1）。

操作步骤
- 治疗师通过后移他的髋/腰区域行外上方滑动。
- 当治疗师进行滑动时，患者应在无痛状态下进行激惹动作。
- 治疗师通过屈曲膝关节降低身高以始终保持在一个治疗平面上，同时保持治疗带平行于地面。这将有助于在动作过程中维持滑动（图 5.3.2）。
- 保持滑动直到患者回到起始位置。
- 重复动作 6–10 次（要求无痛，治疗师能够增大关节活动范围）。
- 如果患者疼痛或关节活动范围无法增大，治疗师需调整治疗带角度或改变施力大小，不能产生疼痛。
- 在活动范围末端（如果无痛），患者应被动加压增大关节活动范围。

注意事项
- 当患者腿向激惹方向运动时，治疗师应保持同步以维持沿治疗平面滑动治疗。
- 不要在股骨大转子和同侧髂前上棘处稳定。
- 当患者行激惹动作时，治疗师应检查前臂角度、牵引角度、治疗带位置、手的放置和双方动作同步性。
- 同时注意在活动范围末端进行被动加压。

5.5 髋关节外展动态关节松动术（负重）

适应证
- 髋关节疼痛且僵硬，尤其在进行外展动作时（仅在负重条件下）。
- 髋关节骨性关节炎。

作者按： 髋关节置换术，任何类型的髋关节重建手术，骨质疏松症，以及髋关节不稳定都是任何种类的手法治疗的绝对禁忌证。

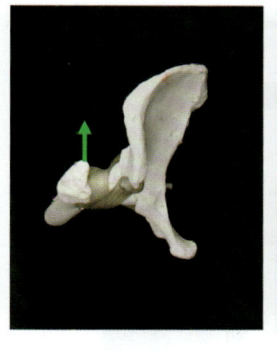 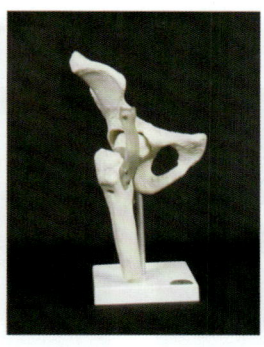 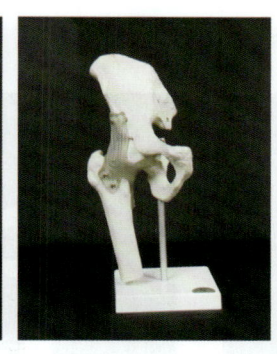

图 5.5.1　髋关节及负重位髋关节外展 MWM 时，滑动治疗方向

患者体位
- 站位，双脚分开（关节活动范围内），置健侧腿于凳上（图 5.5.2）。
- 患者前方需有椅子/治疗床的支撑。

治疗师位置
- 站在患侧髋关节后方。

手的位置
- 治疗师双手放在患者骨盆上以稳定（图 5.5.2）。

治疗带位置
- 治疗师将治疗带围绕固定在治疗师的臀部/腰部区域和环绕患者患侧髋关节（髋关节线附近）（图 5.5.2）。

操作步骤
- 治疗师后移他的髋/腰区域进行向后滑动治疗。
- 治疗师保持滑动治疗时，患者侧移其骨盆，例如向健侧侧弓步。
- 治疗师也和患者同一方向侧移其骨盆，例如向健侧侧弓步，以始终保持在一个治疗平面上，同时保持治疗带平行于地面。这将有助于维持滑动（图 5.3.2）。
- 保持滑动直到患者回到起始位。
- 重复动作 6-10 次（要求无痛，治疗师能够增大关节活动范围）。
- 如果患者疼痛或关节活动范围无法增大，治疗师需调整治疗带角度或改变施力大小，不能产生疼痛。
- 患者增加双腿分开距离以增大外展程度（图 5.5.2）。

注意事项
- 治疗师应保持同步以维持沿治疗平面滑动治疗，如治疗师应和患者同时侧弓步。
- 稳定住患者骨盆区域，而不是腰部。
- 当患者行激惹动作时，治疗师应检查前臂角度、牵引角度、治疗带位置、手的放置和双方动作同步性。

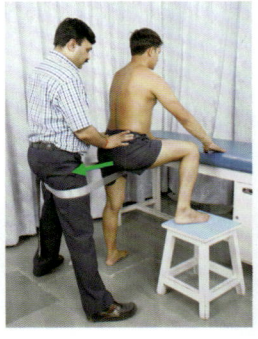 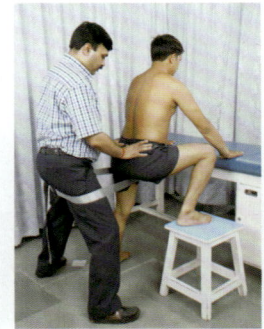 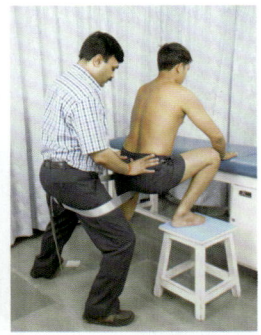

图 5.5.2　负重髋关节外展 MWM 时，治疗师与患者位置

5.6 髋关节伸展动态关节松动术（负重）

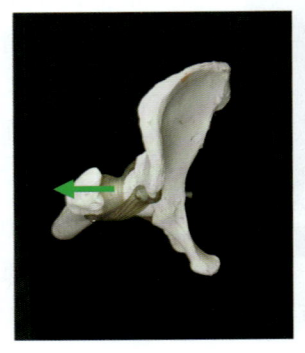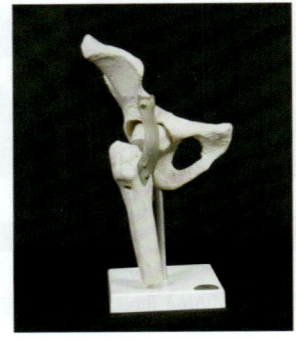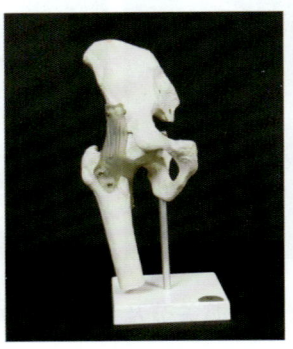

图 5.6.1 髋关节及负重位髋关节伸展 MWM 时，滑动治疗方向

适应证
- 髋关节疼痛且僵硬，尤其在进行伸展动作时（仅在负重条件下）。
- 髋关节骨性关节炎。

作者按：髋关节置换术，任何类型的髋关节重建手术，骨质疏松症，以及髋关节不稳定将是任何种类的手法治疗的绝对禁忌证。

患者体位
- 行走姿势，患侧腿在后，置健侧腿于前方椅子上。
- 患者侧边需有椅子/治疗床的支撑（图5.6.2）。

治疗师位置
- 站在患侧。

手的位置
- 治疗师双手放在患者骨盆上以稳定。

治疗带位置
- 治疗师将治疗带围绕固定在治疗师的臀部/腰部区域和环绕患者患侧髋关节（髋关节线附近）（图 5.6.2）。

操作步骤
- 治疗师通过后移他的髋/腰区域行横向滑动治疗。
- 治疗师保持滑动治疗时，患者前移其骨盆，例如向正前方弓步。
- 治疗师也同步移动其盆骨，例如侧弓步，以始终保持在一个治疗平面上，同时保持治疗带平行于地面。这将有助于维持

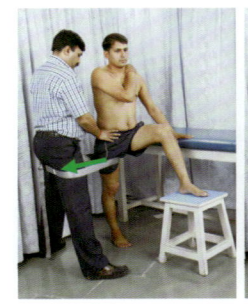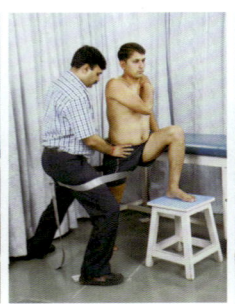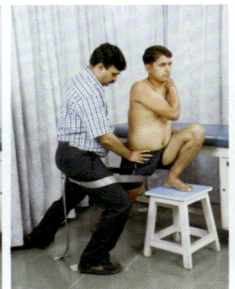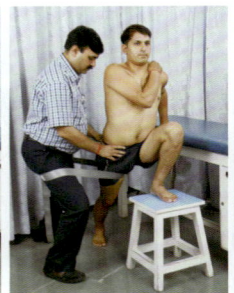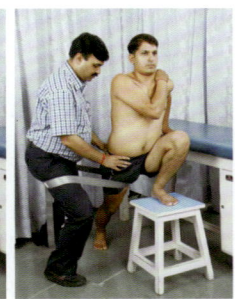

图 5.6.2 负重位髋关节伸展 MWM 时，治疗师与患者位置

滑动治疗。
- 保持滑动直到患者回到起始位。
- 重复动作 6-10 次（要求无痛，治疗师能够增大关节活动范围）。
- 如果患者疼痛或关节活动范围无法增大，治疗师需调整治疗带角度或改变施力大小，不能产生疼痛。

注意事项
- 患侧膝关节应保持伸直。

- 治疗师应侧弓步和患者同步以维持沿治疗平面滑动治疗。
- 治疗师与患者伸展腿部动作同步。
- 不要在股骨大转子处稳定，因其会抵消滑动。
- 当患者行激惹动作时，治疗师应检查前臂角度、牵引角度、治疗带位置、手的放置和双方动作同步性。

5.7 髋关节屈曲动态关节松动术（负重）

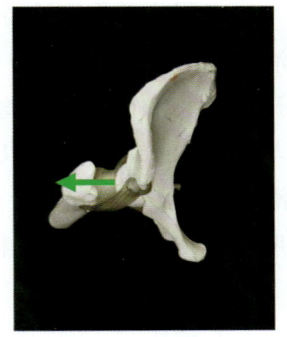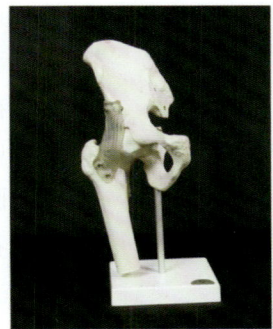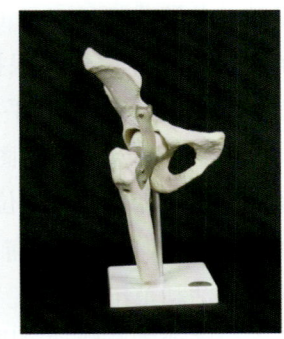

图 5.7.1　髋关节及负重位髋关节屈曲 MWM 时，滑动治疗方向

适应证
- 髋关节疼痛且僵硬，尤其在进行屈曲动作时（仅在负重条件下）。
- 髋关节骨性关节炎。

作者按：髋关节置换术，任何类型的髋关节重建手术，骨质疏松症，以及髋关节不稳定将是任何种类的手法治疗的绝对禁忌证。

患者体位
- 直立，双腿略分开（图 5.7.2）。
- 患者健侧需有椅子/治疗床的支撑。

治疗师位置
- 跨步站在患侧。

手的位置
- 治疗师双手放在患者骨盆上以稳定。

治疗带位置
- 治疗师将治疗带围绕固定在治疗师的臀部/腰部区域和环绕患者患侧髋关节（髋关节线附近）（图 5.6.2）。

操作步骤
- 治疗师通过后移他的髋/腰区域行横向滑动治疗。
- 治疗师保持滑动治疗时，患者屈曲其膝关节和髋关节，向下移动，就像要坐到椅子上的动作。此外，治疗师可以放置一把椅子在患者身后，以避免患者意外跌倒。
- 需要患者髋关节屈曲超过 90° 时，患侧腿应放在前面的椅子上。此时治疗师保

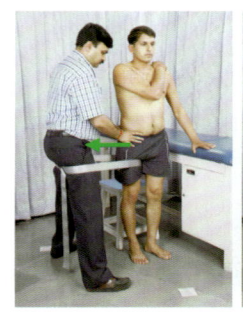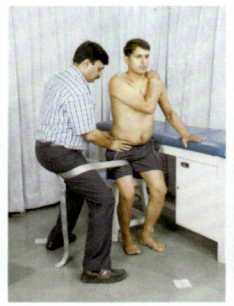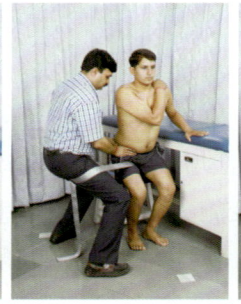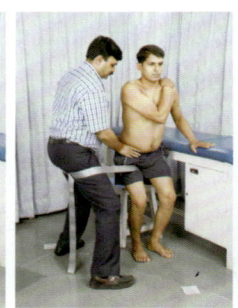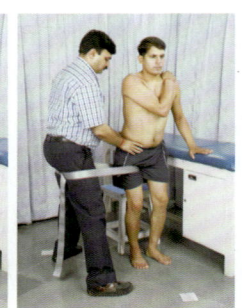

图 5.7.2　负重位髋关节屈曲 MWM 时（初始动作），治疗师与患者位置

持横向滑动，患者前弓步并且屈曲躯干以获得髋关节屈曲超过 90°（图 5.7.3）。
- 治疗师也同步动作以始终保持在一个治疗平面上，同时保持治疗带平行于地面。这将有助于维持滑动治疗（图 5.7.3）。
- 保持滑动直到患者回到起始位。
- 重复动作 6–10 次（要求无痛，治疗师能够增大关节活动范围）。
- 如果患者疼痛或关节活动范围无法增大，治疗师需调整治疗带角度或改变施力大小，不能产生疼痛。

注意事项
- 治疗师与患者同步动作以维持沿治疗平面滑动治疗。
- 患者在开始屈曲动作时，双膝均应弯曲。
- 治疗师与患者同步屈曲腿部以维持沿治疗平面滑动治疗。
- 不要在股骨大转子处稳定，因其会抵销滑动。
- 当患者行激惹动作时，治疗师应检查前臂角度、牵引角度、治疗带位置、手的放置和双方动作同步性。

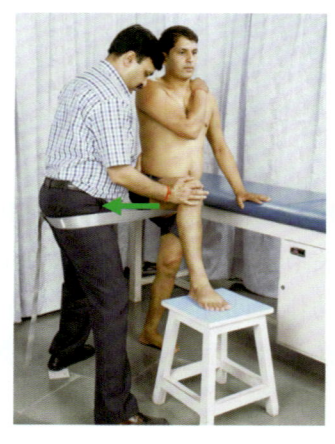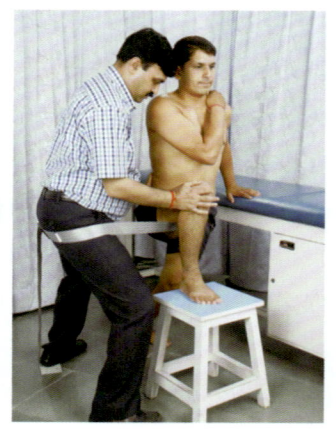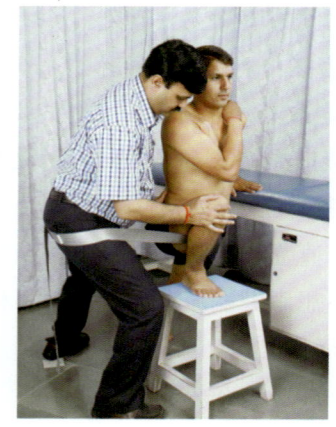

图 5.7.3　负重位髋关节屈曲 MWM 时（结束动作），治疗师与患者位置

5.8 髋关节内/外旋动态关节松动术（负重）

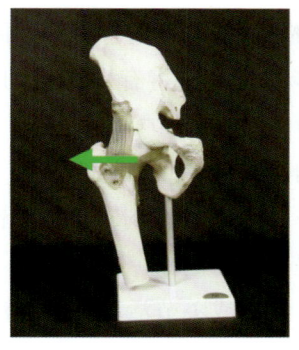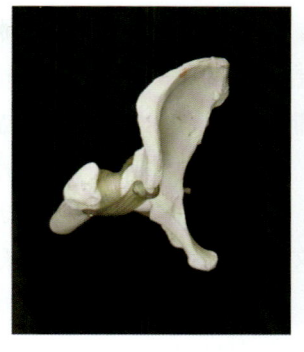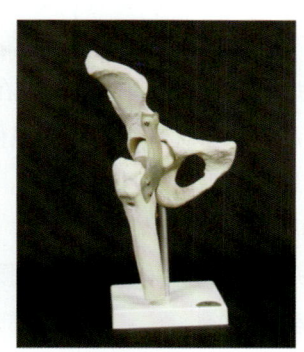

图 5.8.1　髋关节及负重位髋关节内/外旋 MWM 时，滑动治疗方向

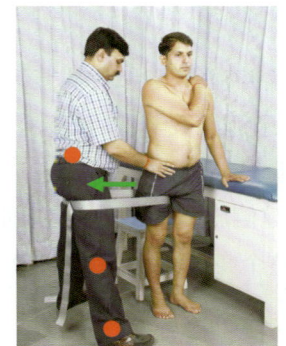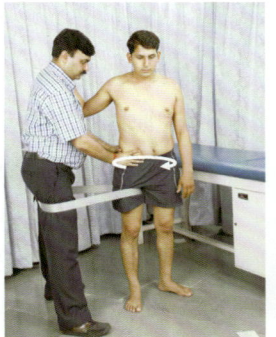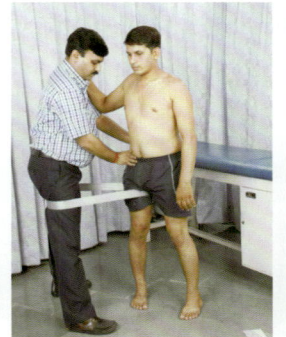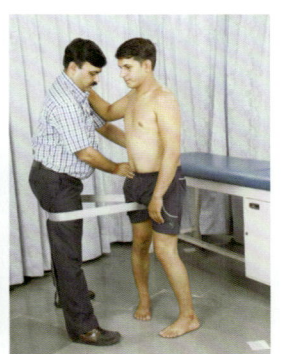
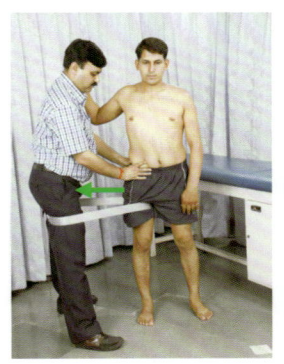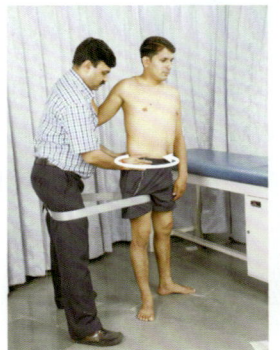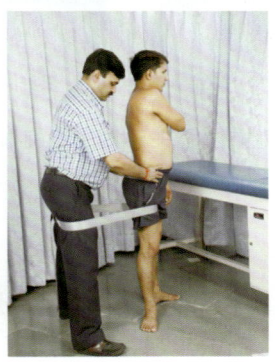

图 5.8.2　负重位髋关节内/外旋 MWM 时，治疗师与患者位置

适应证

- 髋关节疼痛且僵硬，尤其在负重条件下进行内/外旋动作时。
- 髋关节骨性关节炎。

作者按：髋关节置换术，任何类型的髋关节重建手术，骨质疏松症，以及髋关节不稳定将是任何种类的手法治疗的绝对禁忌证。

患者体位

- 直立，双腿稍分开（图 5.8.2）。
- 患者可扶住治疗师肩膀以获得支撑。

治疗师位置

- 跨步站在患侧。

手的位置
- 治疗师双手放在患者骨盆上以稳定。

治疗带位置
- 治疗师将治疗带围绕固定在治疗师的臀部/腰部区域和环绕患者患侧髋关节（髋关节线附近）（图 5.8.2）。

操作步骤
- 治疗师通过后移他的髋/腰区域行横向滑动治疗。
- 当治疗师保持滑动治疗时，患者在患侧固定的股骨上将整个骨盆与躯体和健侧腿一起转动。内旋时，患者转向治疗师；而外旋时，患者会转离治疗师（图 5.8.3）。
- 在本类治疗中，治疗师的身体不随患者同步动作（除去双手）。
- 治疗师的手随着患者的骨盆移动而移动，从而同步稳定。这将有助于在动作过程中维持滑动治疗。
- 保持滑动直到患者回到起始位。
- 重复动作 6–10 次（要求无痛，治疗师能够增大关节活动范围）。
- 如果患者疼痛或关节活动范围无法增大，治疗师需调整治疗带角度或改变施力大小，不能产生疼痛。

注意事项
- 在此类治疗中，治疗师不与患者同步动作（原因在于由于患侧髋关节股骨不动，而治疗带在股骨上）。
- 患者不但要移动健侧腿，同时也要在固定的股骨上转动整个身体（骨盆和躯干）（图 5.8.3）。
- 不要在股骨大转子处稳定，因其会抵销滑动。
- 当患者行激惹动作时，治疗师应检查前臂角度、牵引角度、治疗带位置、手的放置和双方动作同步性。

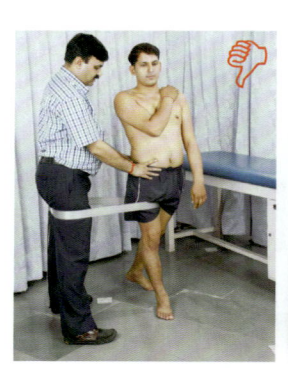 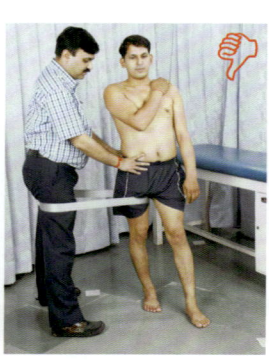

图 5.8.3　负重位髋关节内/外旋 MWM 时，患者错误动作

5.9 髋关节外展动态关节松动术（内收肌紧张）

适应证
- 由于髋关节炎患髋外展度减小
- 髋内收肌紧张
- 直腿抬高（SLR）受限
- 内和/或外旋受限

患者体位
- 仰卧，双腿放在治疗床两侧，类似骑马式（图 5.9.3）。

治疗师位置
- 2 名治疗师分别站在患者一侧，面对患者。

手的位置
- 2 名治疗师首先用双手将治疗带绕成"8"字型，然后放在患者大腿中部（图 5.9.3，图 5.9.4）。

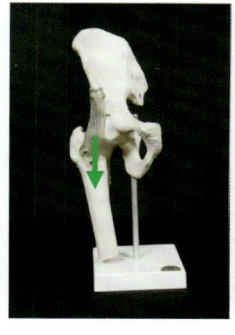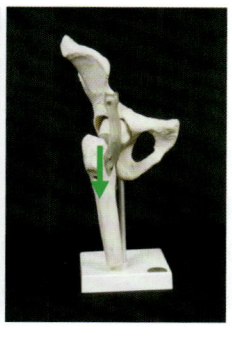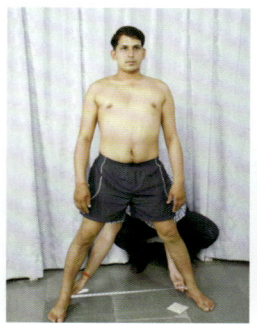

图 5.9.1 髋关节及髋关节外展 MWM（内收肌紧张）时，滑动治疗方向

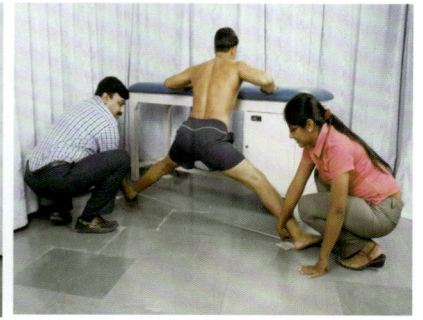

图 5.9.2 髋关节外展 MWM 前后内踝间距离测量（内收肌紧张）

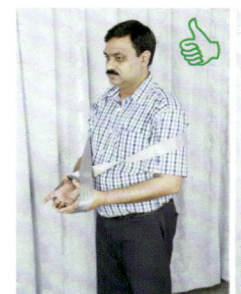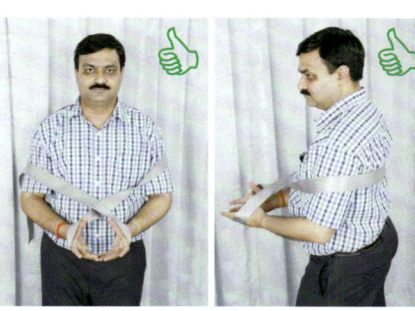

图 5.9.3 "8" 字型绕法手和治疗带正确位置

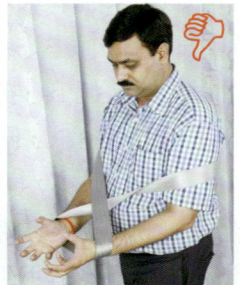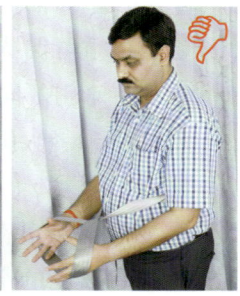

图 5.9.4 "8" 字型绕法手和治疗带错误位置

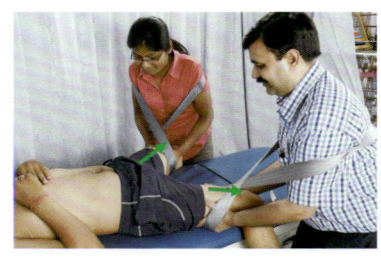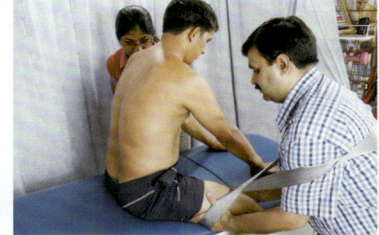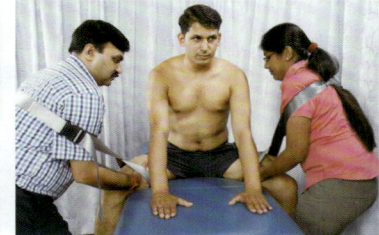
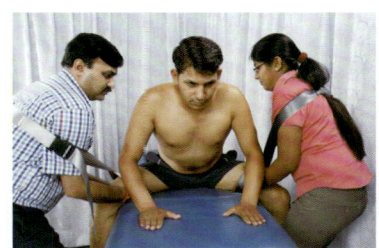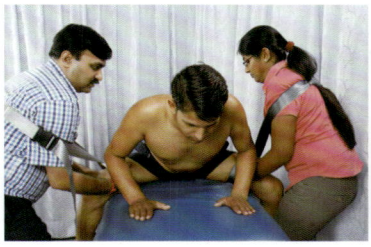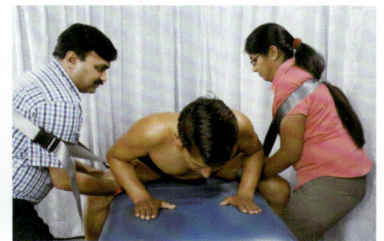

图 5.9.5 仰卧位髋关节外展 MWM（内收肌紧张）时，治疗师与患者位置

治疗带位置

- 治疗带固定在治疗师的上背部,侧面在桡神经沟区
- 确保治疗带经过掌指关节而不是手腕(图 5.9.3)。
- 治疗师在外展肩膀时,双手将由于治疗带缩紧而靠近。

操作步骤

- 为了评价外展程度,需在 MWM 前测量患者胫骨内侧髁间距离或股骨内侧髁之间距离(图 5.9.2)。
- 2 名治疗师都应沿股骨长轴牵引,而患者的体重可保持其自身稳定(图 5.9.5)。
- 在保持牵引的同时,2 名治疗师同时/交替地将患者大腿外展,直到患者出现疼痛。
- 在外展的最大范围,2 名治疗师都维持对患者双腿的牵引,患者被指示坐着做俯卧撑。如果患者的腹部肌肉薄弱,可让第三人帮助患者坐起。
- 患者做俯卧撑时,需用手臂肌肉而不是背部肌肉以防拉伤背部。
- 保持滑动直到患者回到起始位置。
- 重复动作 3 次(要求无痛,治疗师能够增大关节活动范围)。
- 如果治疗出现疼痛,治疗师需外旋患者髋关节和加大牵引力量(避免进一步外展)从而缓解疼痛,如果不起效,稍减小外展范围缓解疼痛并要求患者做俯卧撑。
- 为检测 MWM 对外展的疗效,需再次测量内踝/股骨内侧髁间的距离(图 5.9.2)。

注意事项

- 在整个治疗过程中,应保持牵引。
- 外展致痛应被保持在 P_1 级内。
- 治疗带应沿股骨长轴方向。
- 不能为增加外展范围而放弃牵引,即治疗师必须沿股骨长轴牵引并外展腿部。详见图 5.9.7 中男性治疗师和女性治疗师的位置。
- 治疗师不应把手放在患者膝关节上,而应放在患者大腿中部(图 5.9.6)。

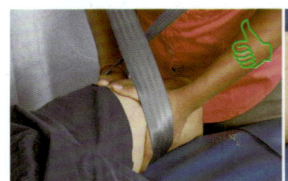 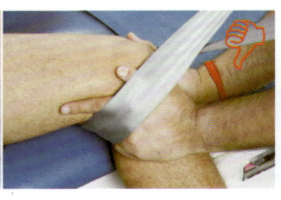

图 5.9.6 仰卧位髋关节外展 MWM(内收肌紧张)时,手掌正确和错误放置位置

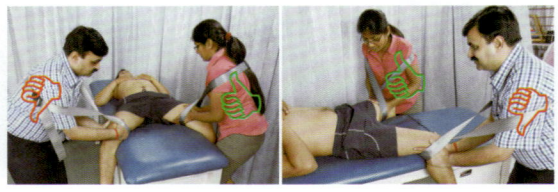

图 5.9.7 仰卧位髋关节外展 MWM(内收肌紧张)时,治疗师正确和错误位置

5.10 髋关节伸展动态关节松动术（股四头肌紧张）

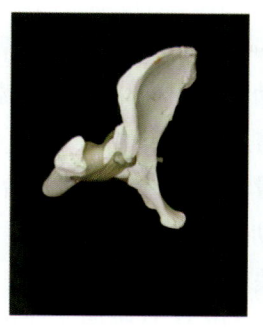
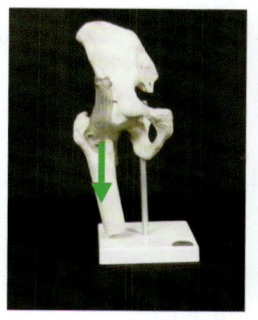
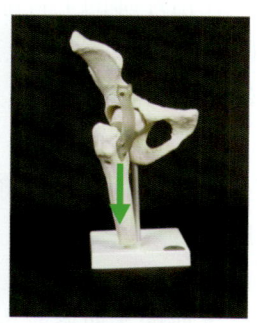

图 5.10.1　髋关节及髋关节伸展 MWM（股四头肌紧张）时，滑动治疗方向

适应证
- 增加由于屈髋肌紧张减少的髋伸展度。
- 股四头肌紧张。

患者体位
- 侧卧，患侧腿在上，膝关节屈曲（图 5.10.2）。
- 健侧腿屈曲，患者将腿放在胸前以保持稳定。

治疗师位置
- 站在治疗床脚。
- 另一名治疗师站在患者身后，固定患侧盆骨（图 5.10.4）。

手的位置
- 第一名治疗师首先用双手将治疗带绕成"8"字型，然后双手放在患者大腿中部。
- 第二名治疗师将手放在患者盆骨处以适当固定。
- 患者患侧腿部穿过治疗带，放在治疗师对侧前臂上的治疗带外侧。如果拉伸右侧，右腿将放在治疗师左前臂的治疗带外侧。

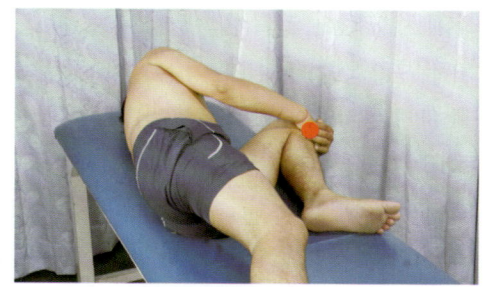

图 5.10.2　髋关节伸展 MWM（股四头肌紧张）时，患者初始位置

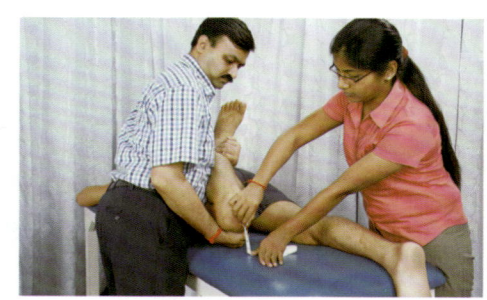

图 5.10.3　在髋关节伸展 MWM（股四头肌紧张）治疗前，髋关节伸展范围测量

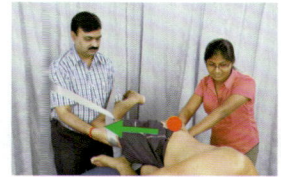
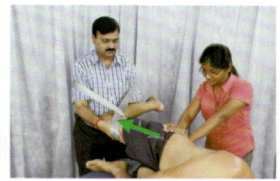
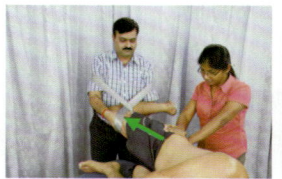
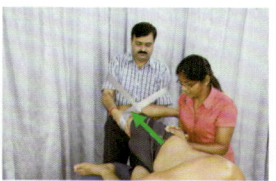

图 5.10.4　侧卧位髋关节伸展 MWM（股四头肌紧张）时，治疗师与患者位置

治疗带位置

- 治疗带固定在治疗师的上背部,侧面在桡神经沟区。
- 确保治疗带经过掌指关节而不是手腕(图5.9.3)。
- 治疗师在外展肩膀时,双手将由于治疗带缩紧而靠近。

操作步骤

- 为了检查患者股四头肌紧张度,患者俯卧,屈膝髋关节伸展后,测量髌骨上缘与治疗床之间的距离。
- 一名治疗师应沿股骨长轴牵引,另外一名则稳定住患者骨盆。
- 在保持牵引的同时,治疗师将患者大腿向后伸展,直到患者出现疼痛(图5.10.4)。
- 如果治疗出现疼痛,治疗师可以增加外展和外旋来缓解疼痛。外展和外旋可以同时进行伴随/不伴随进一步牵引(避免进一步的伸展),如果不起效,稍减小伸展范围缓解疼痛并持续10-20秒。
- 此外,可在第三名治疗师帮助下在髋伸展活动范围末端增大患者膝关节屈曲角度(需患者无痛)。
- 保持滑动直到患者回到起始位置。
- 重复动作3次(要求无痛,治疗师能够增大关节活动范围)。
- 为检测 MWM 对股四头肌的疗效,需再次测量髌骨上缘到治疗床之间的距离(图5.10.3)。

注意事项

- 在整个治疗过程中,应保持牵引。
- 伸展致痛应被保持在 P_1 级内。
- 治疗带应沿股骨长轴方向。
- 不能为增加拉伸范围而放弃牵引,即治疗师必须沿股骨长轴牵引并伸展腿部。
- 治疗师不应把手放在患者膝关节上,而应放在患者大腿中部。

5.11 直腿抬高牵引

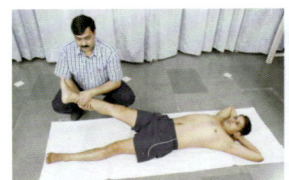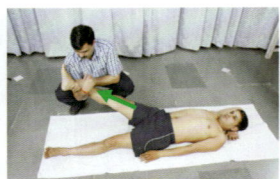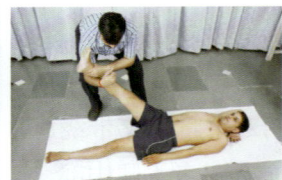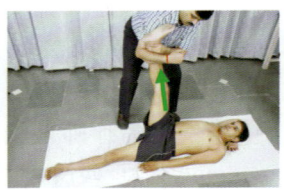

图 5.11.1　仰卧位行 SLR 牵引时,治疗师和患者位置

适应证

- 由于腰椎受累出现的放射痛。
- 腘绳肌紧张。
- 由于髋关节受累出现的 SLR 受限。

患者体位

- 仰卧于地板/低治疗床上。

图 3.3.1　　图 3.4.1

治疗师位置

- 屈膝站在患者患侧。

手的位置

- 治疗师的一只手握住患者腿远端(刚好靠近踝骨),并用另一只手的肘部协助。

Mulligan 手法指南

操作步骤

- 治疗师抓住患者的小腿（靠近踝骨），并将其从床上抬高到刚刚出现疼痛范围的位置。
- 另一只手的肘部在靠近抓踝的手的远端腿上固定（图 5.11.1）。
- 治疗师屈膝握住患者腿靠近自己胸部。
- 治疗师沿腿长轴行纵向牵引。
- 在保持牵引的同时，治疗师伸展膝关节以抬高患者患侧腿（SLR）。
- 持续牵引，患者腿也尽可能抬高（确保无痛）。
- 如果患者主诉疼痛，可以增加髋关节的外旋和/或外展。
- 在新的活动范围末端保持 10–20 秒。
- 保持牵引直到患者腿回到起始位置。
- 重复动作 3 次（要求无痛，治疗师能够增大关节活动范围）。
- 为检测此技术疗效，测量治疗前后 SLR 数据并比对。

注意事项

- 正确用另一只手的肘部协助抓握患者腿（图 5.11.2）。
- 治疗床高度要适中。
- 保持牵引直到患者腿回到起始位置。

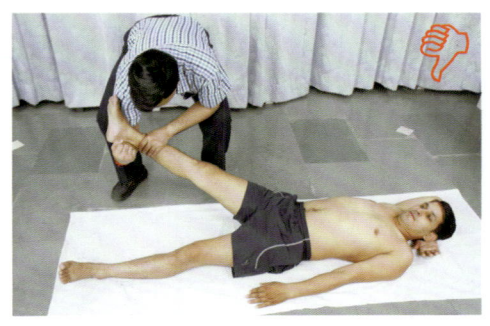 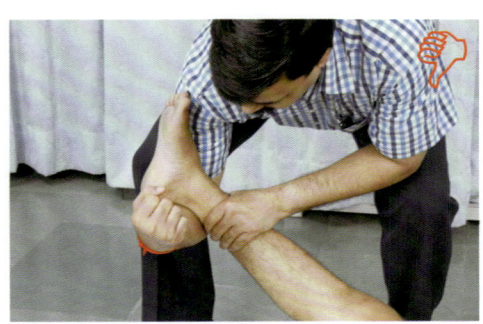

图 5.11.2　仰卧位行 SLR 牵引时，治疗师手的错误摆放

5.12 直腿抬高加压

适应证

- SLR 受限。

患者体位

- 仰卧于地板/低治疗床上。

治疗师位置

- 屈膝站在患者患侧。

手的位置

- 治疗师的一只手从内侧握住患者腿远端。
- 并用另一只手从外侧握住膝关节。

操作步骤

- 治疗师沿腿长轴行施加压力。
- 施压同时，治疗师对患者行 SLR（无痛）。
- 如果患者主诉疼痛，可以增加髋关节的外旋和/或外展。
- 此方法适用时，患者 SLR 范围将扩大。
- 重复动作 3 次（要求无痛，治疗师能够增大关节活动范围）。
- 为检测此技术疗效，测量治疗前后 SLR

数据并比对。

注意事项
- 操作时确保患者的膝关节不能屈曲。
- 在治疗过程中，持续加压。
- 治疗床高度要适中。
- 保持加压直到患者腿回到起始位置。

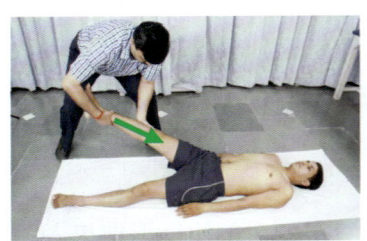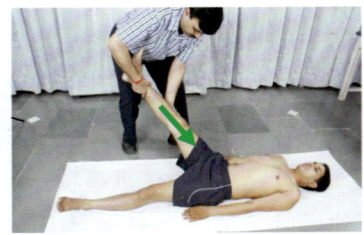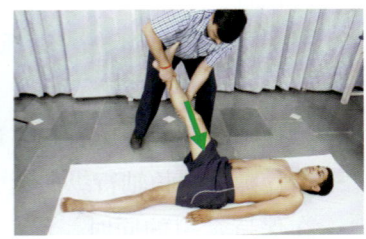

图 5.12.1　仰卧位行 SLR 加压术时，治疗师和患者位置

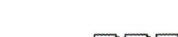

图 3.3.1　图 3.4.1

膝关节

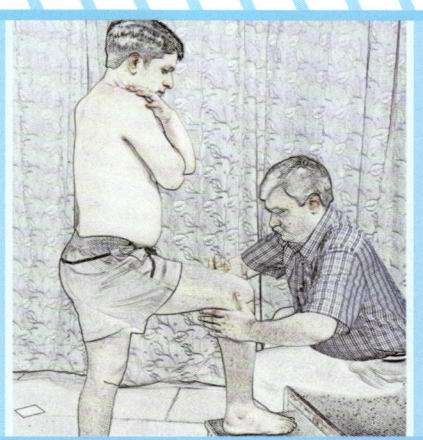

- 6.1 膝关节伸直内侧动态关节松动术
- 6.2 膝关节伸直用治疗带进行内侧动态关节松动术
- 6.3 膝关节屈曲内侧动态关节松动术
- 6.4 膝关节屈曲用治疗带进行内侧动态关节松动术
- 6.5 膝关节伸直外侧动态关节松动术
- 6.6 膝关节伸直用治疗带进行外侧动态关节松动术
- 6.7 膝关节屈曲外侧动态关节松动术
- 6.8 膝关节屈曲用治疗带进行外侧动态关节松动术
- 6.9 膝关节内旋动态关节松动术
- 6.10 膝关节外旋动态关节松动术
- 6.11 挤捏术
- 6.12 膝关节屈曲范围末端的动态关节松动术
- 6.13 上胫腓关节动态关节松动术

6 膝关节

6.1 膝关节伸直内侧动态关节松动术

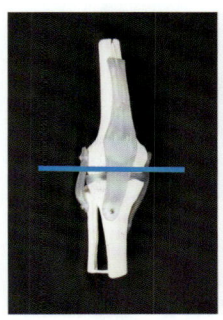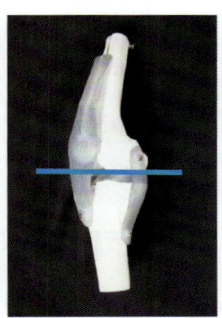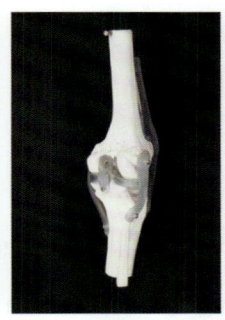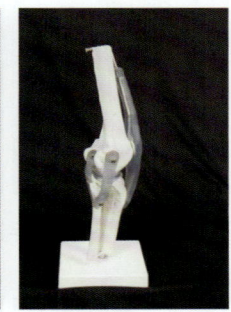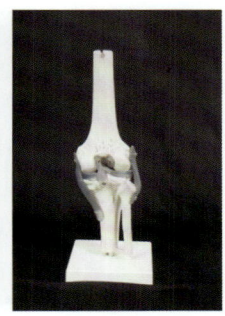

图 6.1.1　膝关节及其治疗平面

适应证

- 膝关节疼痛且僵硬，尤其在进行伸直动作时。
- 膝关节骨性关节炎。
- 膝关节内紊乱。

作者按：在手法治疗髋关节和/或膝关节置换和/或任何重建手术，骨质疏松症和髋关节和/或膝关节不稳定的患者时，要格外小心。这些情况是手法治疗的绝对禁忌证。

患者体位

- 仰卧于治疗床的边缘。

治疗师位置

- 侧向站在患者患侧，面对患者。

手的位置

- 治疗师外侧手放置在患者胫骨近端外侧膝关节线的下方。
- 治疗师内侧手放置在患者股骨远端内侧膝关节线的上方（图 6.1.3）。
- 治疗师双手行"合十礼"（图 6.1.2）。

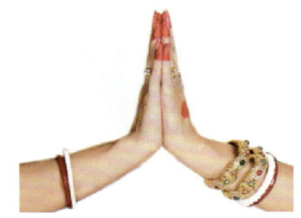

图 6.1.2　"合十礼"手势（印度文化中意为欢迎）

操作步骤

- 治疗师使用外侧手进行内侧滑动治疗，另一只手通过施加相反等量的力从而稳定股骨（图 6.1.3）。
- 当治疗师进行滑动时，患者主动伸直膝关节。
- 治疗师应提供被动加压以增加患者膝关节伸直的范围（仅无痛或 P_1 级）。

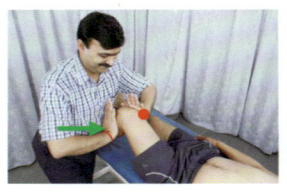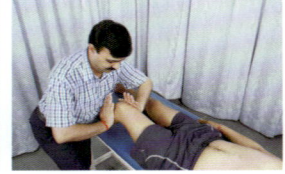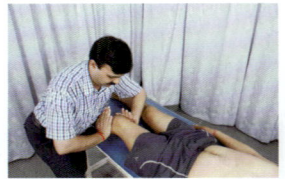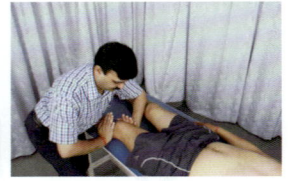

图 6.1.3　仰卧位膝关节伸直进行内侧 MWM 时，治疗师与患者位置

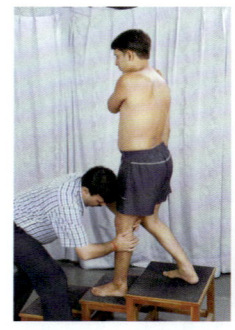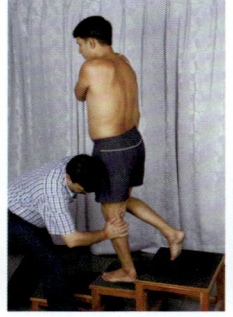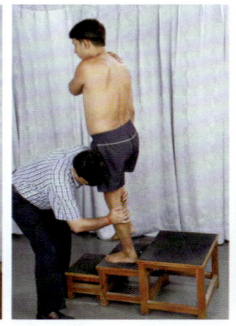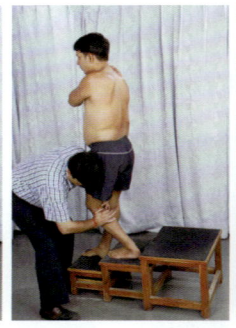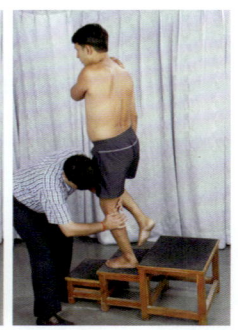

图 6.1.4　下楼徒手进行内侧 MWM 时，治疗师与患者位置

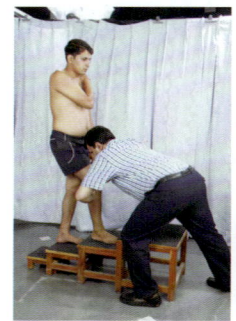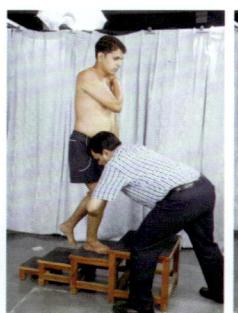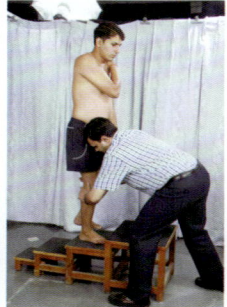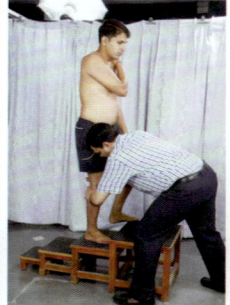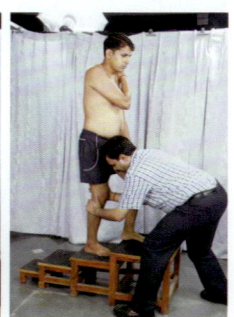

图 6.1.5　上楼徒手进行内侧 MWM 时，治疗师与患者位置

手法变化

- 膝关节伸直内侧 MWM 也可在负重状态下进行。此时患者双脚着地坐在椅子上，在患者站起时（可能需要支撑），治疗师行同样的内侧滑动这样在患者功能动作（由坐到站）时进行 MWMs 治疗。
- 也可在患者做出行走（图 6.1.7）、上/下楼动作时，同样进行 MWMs 治疗（图 6.1.4 至图 6.1.6）。

注意事项

- 治疗师双手也应与患者的动作保持同步，以维持沿治疗平面滑动。
- 治疗师前臂应与胫骨保持直角，以便在整个动作过程中保持内侧滑动。
- 治疗师双手应放置于关节线的近端和远端，而不是离开或超过关节线（在行 MWMs 治疗前触诊关节线）。

作者按：为施加更大力量，治疗师可用治疗带辅助治疗。

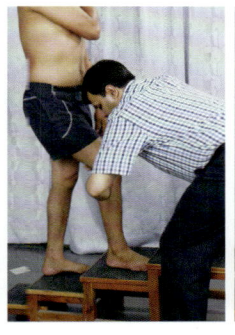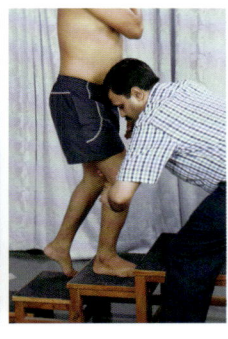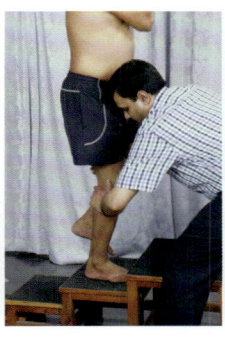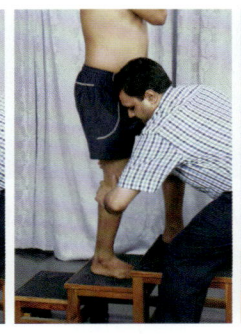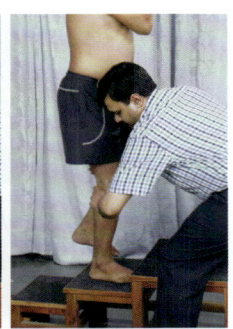

图 6.1.6　上楼梯时，徒手进行内侧 MWM（近视图）

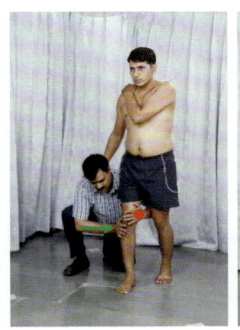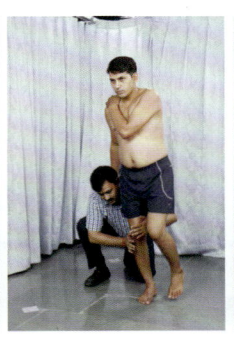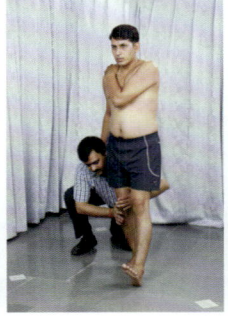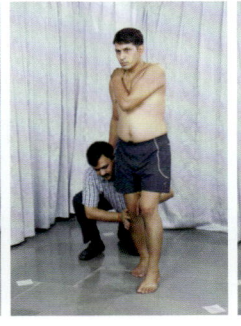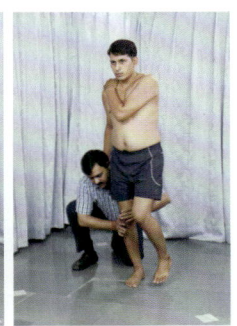

图 6.1.7　行走徒手进行内侧 MWM 时，治疗师与患者位置

6.2 膝关节伸直用治疗带进行内侧动态关节松动术

适应证
- 膝关节疼痛且僵硬，尤其在进行伸直动作时（治疗带可施加更大力量或用于治疗肥胖患者）。
- 膝关节骨性关节炎。
- 膝关节内紊乱。

患者体位
- 仰卧。

治疗师位置
- 站在患者患侧（图 6.2.1）。

手的位置
- 治疗师将一只手放在患者胫骨近端的外侧面，在其关节线的下方行滑动治疗（图 6.2.1）。
- 另一只手放在绕在股骨远端的治疗带上。

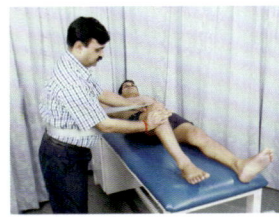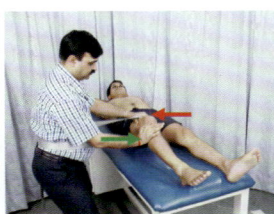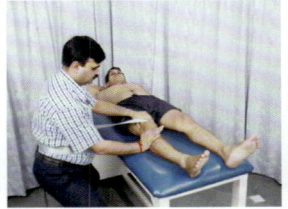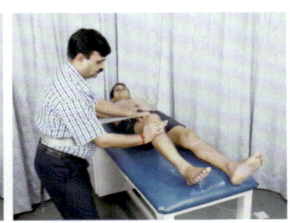

图 6.2.1　仰卧位伸膝用治疗带进行内侧 MWM 时，治疗师与患者位置

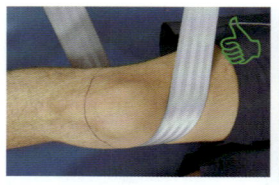 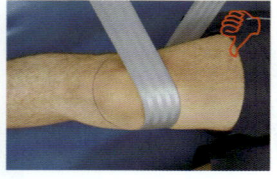

图 6.2.2 内侧 MWM 时治疗带正确和错误放置图示

治疗带位置
- 固定在患者股骨远端关节线的上方,并绕在治疗师的腰部区域(与地面平行)。

操作步骤
- 借助治疗带,治疗师后移身体以稳定股骨远端。同时,用放在患者胫骨近端的手向内滑动。
- 患者主动伸直膝关节,此时治疗师也应同步运动以维持沿治疗平面滑动(图 6.2.1)。

注意事项
- 松动带位置放置错误将导致髌股关节磨损。
- 治疗开始时,治疗师应保持膝盖伸直,随后屈膝,与患者动作同步,以维持沿治疗平面滑动(良好同步)。

6.3 膝关节屈曲内侧动态关节松动术

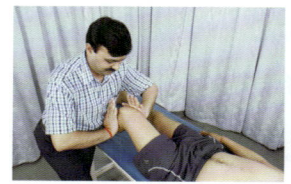 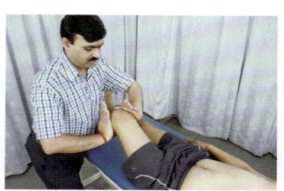 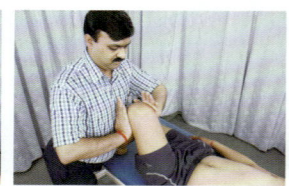 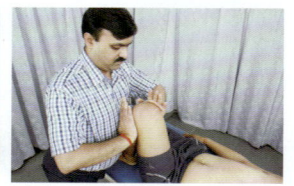

图 6.3.1 仰卧位膝关节屈曲内侧 MWM 时,治疗师与患者位置

适应证
- 膝关节疼痛且僵硬,尤其在进行屈曲动作时。
- 膝关节骨性关节炎。
- 膝关节内紊乱。

患者体位
- 仰卧于治疗床的边缘。

治疗师位置
- 侧向站在患者患侧,面对患者。

手的位置
- 治疗师外侧手放置在患者胫骨近端外侧膝关节线的下方。
- 治疗师内侧手放置在患者股骨远端内侧膝关节线的上方(图 6.3.1)。
- 治疗师双手行"合十礼"。

操作步骤
- 治疗师使用外侧手进行内侧滑动治疗,另一只手通过施加相反等量的力从而稳定股骨。
- 当治疗师进行滑动时,患者主动屈曲膝关节(图 6.3.1)。
- 治疗师腹部可提供被动加压以增加患者膝关节屈曲范围(仅无痛或 P_1 级)。

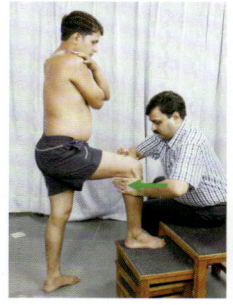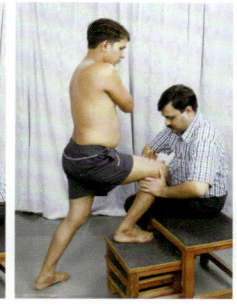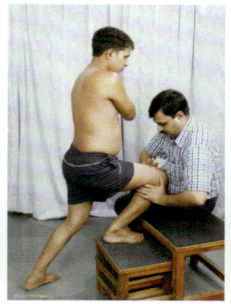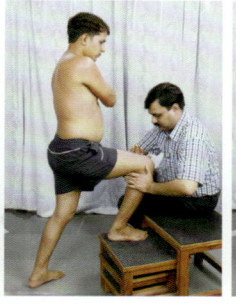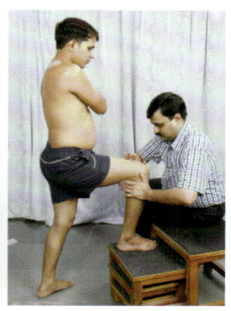

图 6.3.2　部分负重位膝关节屈曲徒手进行内侧 MWM 时，治疗师与患者位置

手法变化

- 负重（内侧滑动）——患者患侧脚放置在椅子上，伴随着患者主动运动，治疗师在给予内侧滑动后被动加压（图6.3.2）。
- 也可在患者做出行走（图 6.1.7）、上/下楼动作（如果这些动作会引起疼痛）时，进行同样 MWMs 治疗。

自助治疗

- 患者可以将患侧腿放在适当高度的平台上进行自助治疗。
- 患者一只手在膝关节线上方，而另一只手在膝关节线下方，做出激惹动作（图 6.3.3）。

注意事项

- 治疗师双手也应与患者的动作保持同步，以维持沿治疗平面滑动。
- 在给予膝关节加压时，确保不增加患者髋关节屈曲度。

- 治疗师前臂应与胫骨保持直角（平行于治疗平面），以便在整个动作过程中保持内侧滑动。
- 治疗师双手应放置于关节线的近端和远端，而不是离开或超过关节线（在行 MWMs 治疗前触诊关节线）。

作者按：为施加更大力量，治疗师可用治疗带辅助治疗。

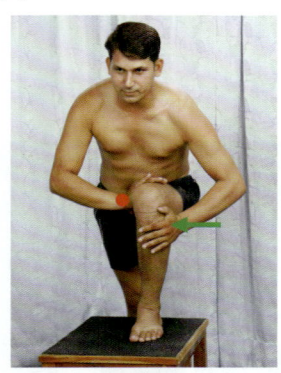

图 6.3.3　部分负重位膝关节屈曲自助式徒手进行内侧 MWM 时，患者位置

6.4 膝关节屈曲用治疗带进行内侧动态关节松动术

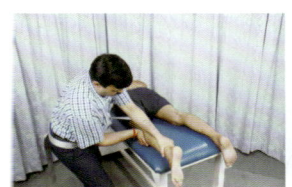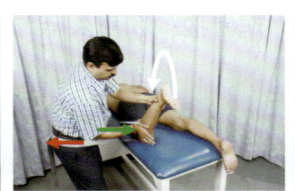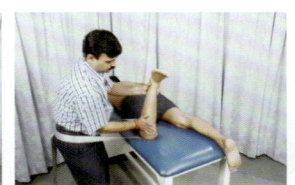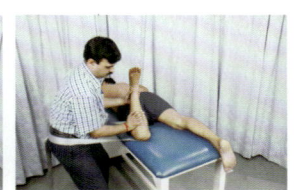

图 6.4.1　俯卧位膝关节屈曲用治疗带进行内侧 MWM 时，治疗师与患者位置

适应证

- 膝关节疼痛且僵硬，尤其在进行屈曲动作时。
- 膝关节骨性关节炎。
- 膝关节内紊乱。

患者体位

- 俯卧。

治疗师位置

- 站在患侧。

手的位置

- 治疗师的一只手放在胫骨近端向内侧滑动，另一只手抓住小腿远端（图 6.4.1）。

治疗带位置

- 固定在患者股骨远端，在关节线的上方，并绕在治疗师的腰部区域（与地面平行）。

操作步骤

- 借助治疗带，治疗师后移身体以稳定股骨远端。同时徒手向内滑动。
- 患者主动屈曲膝关节，此时治疗师也应用其治疗手（而不是腰部）同步运动以维持沿治疗平面滑动（图 6.4.1）。

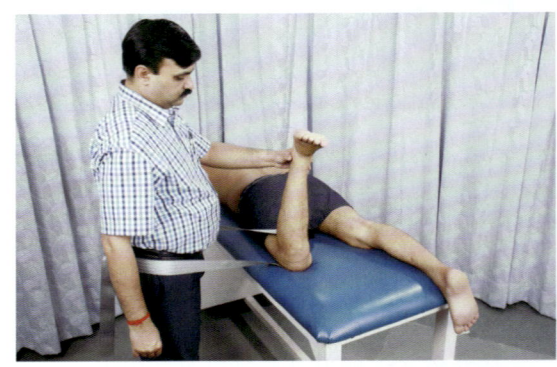

图 6.4.2　俯卧位膝关节屈曲内侧 MWM 时，治疗带位置

注意事项

- 治疗中，治疗师不应移动腰部，因治疗带在此起固定作用。

6.5 膝关节伸直外侧动态关节松动术

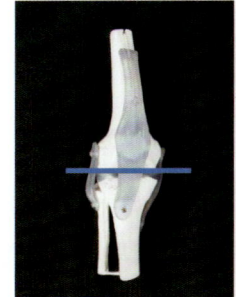 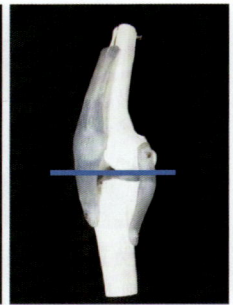 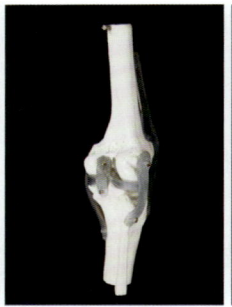 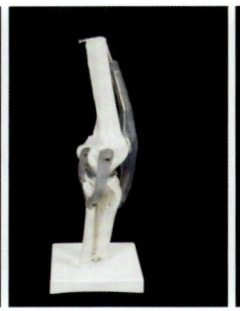 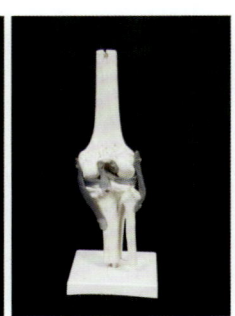

图 6.5.1　膝关节及其治疗平面

适应证

- 膝关节疼痛且僵硬，尤其在进行伸直动作时。
- 膝关节骨性关节炎。
- 膝关节内紊乱。

作者按：在手法治疗髋关节和/或膝关节置换和/或任何重建手术，骨质疏松症和髋关节和/或膝关节不稳定的患者时，要格外小心。这些情况是手法治疗的绝对禁忌证。

患者体位
- 仰卧于治疗床的边缘。

治疗师位置
- 侧向站在患侧，面对患者。

手的位置
- 治疗师外侧手放置在患者股骨远端外侧的膝关节线的上方。
- 治疗师内侧手放置在患者胫骨近端内侧的膝关节线的下方（图 6.5.2）。
- 治疗师双手行"合十礼"。

操作步骤
- 治疗师使用内侧手进行外侧滑动治疗，另一只手通过施加相反等量的力从而稳定股骨。
- 当治疗师进行滑动时，患者主动伸直膝关节。
- 治疗师应提供被动加压以增加患者膝关节伸直的范围（仅无痛或 P_1 级）。

手法变化
- 膝关节伸直外侧动态关节松动术也可在负重状态下进行。
- 站位时，治疗师徒手 / 借助治疗带进行外侧滑动，此时患者伸直膝关节从受限范围到完全伸展。
- 也可在患者做出行走、上 / 下楼动作（如果这些动作引起疼痛）时，进行同样 MWMs 治疗。

注意事项
- 治疗师双手也应与患者的动作保持同步，以维持沿治疗平面滑动。
- 治疗师前臂应与胫骨保持直角（平行于治疗平面），以便在整个动作过程中保持外侧滑动。
- 治疗师双手应放置于关节线的近端和远端，而不是离开或超过关节线（在行 MWMs 治疗前触诊关节线）。

作者按： 为施加更大力量，治疗师可用治疗带辅助治疗。

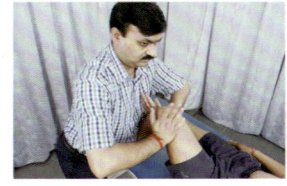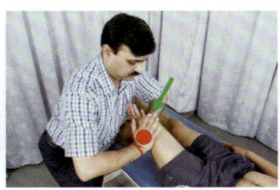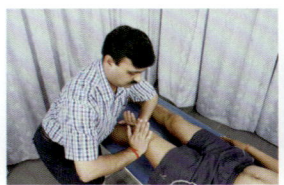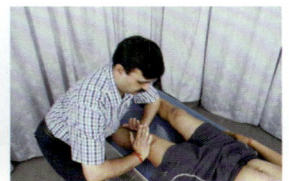

图 6.5.2　仰卧位膝关节伸直外侧 MWM 时，治疗师与患者位置

6.6 膝关节伸直用治疗带进行外侧动态关节松动术

适应证
- 膝关节疼痛且僵硬，尤其在进行伸直动作时。
- 膝关节骨性关节炎。
- 膝关节内紊乱。

患者体位
- 仰卧。

治疗师位置
- 站在患侧。

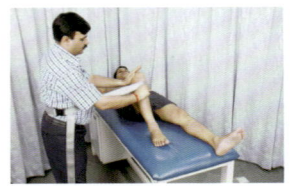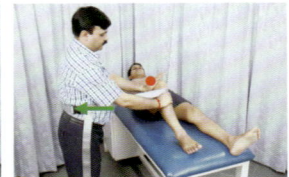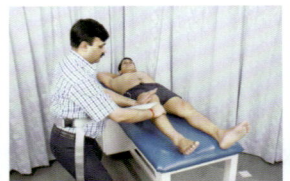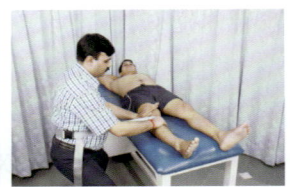

图 6.6.1　仰卧位膝关节伸直用治疗带行外侧 MWM

手的位置

- 治疗师把一只手放在患者股骨远端，从外侧稳定，另一只手放在胫骨近端的治疗带上（图 6.6.1）。

治疗带位置

- 固定在患者胫骨近端关节线下方，并绕在治疗师的腰部区域进行外侧 MWM（图 6.6.2）。

操作步骤

- 治疗师向内侧推动患者股骨近端从而固定，通过后移腰部而产生外侧滑动。
- 患者主动拉伸直关节，此时治疗师也应同步运动以维持沿治疗平面滑动（图 6.6.2）。

注意事项

- 治疗带错误放置将导致髌股关节磨损，因此，检查治疗带的放置位置（图 6.6.2）。
- 治疗开始时，治疗师应保持膝盖伸直，随后屈膝，与患者动作同步以维持沿治疗平面滑动（良好同步）。

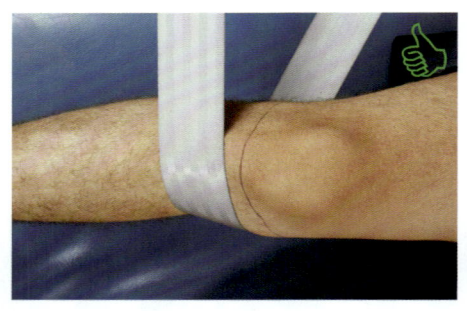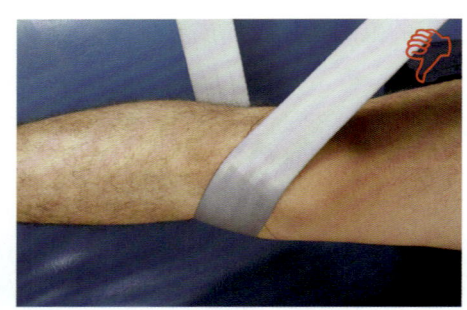

图 6.6.2　外侧 MWM 时治疗带正确和错误放置位置

6.7 膝关节屈曲外侧动态关节松动术

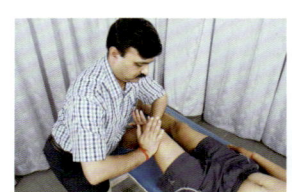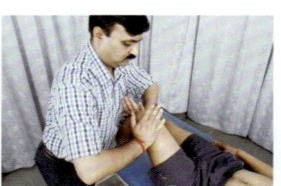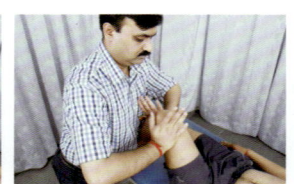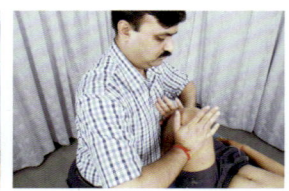

图 6.7.1　仰卧位膝关节屈曲外侧 MWM 时，治疗师与患者位置

适应证
- 膝关节疼痛且僵硬,尤其在进行屈曲动作时。
- 膝关节骨性关节炎。
- 膝关节内紊乱。

患者体位
- 仰卧于治疗床的边缘。

治疗师位置
- 侧向站在患侧,面对患者。

手的位置
- 治疗师外侧手放置在患者股骨远端侧面膝关节线的上方。
- 治疗师内侧手放置在患者胫骨近端内侧膝关节线的下方。
- 治疗师双手行"合十礼"(图 6.7.1)。

操作步骤
- 治疗师使用内侧手进行外侧滑动治疗,另一只手通过施加相反等量的力从而稳定股骨。
- 当治疗师进行滑动时,患者主动屈曲膝关节。
- 治疗师腹部或患者手拉套在脚踝的治疗带可提供被动加压以增加患者膝关节屈曲范围(仅无痛或 P_1 级)(图 6.7.1)。

手法变化
- 部分负重——患侧脚放置在椅子上,伴随着患者主动运动,治疗师在给予外侧滑动后行被动加压(图 6.7.2)。
- 全负重时,也可行同样外侧滑动治疗(图 6.7.3)。
- 也可在患者做出行走、上/下楼动作(如果这些动作会引起疼痛)时,进行同样 MWMs 治疗。

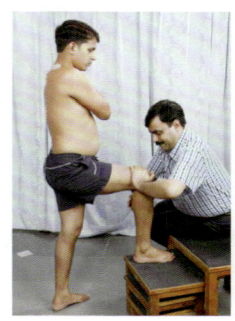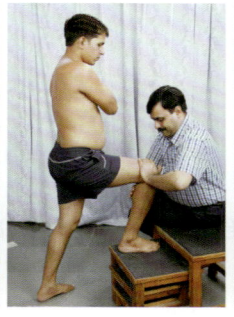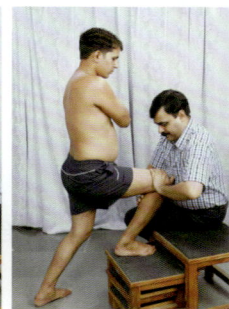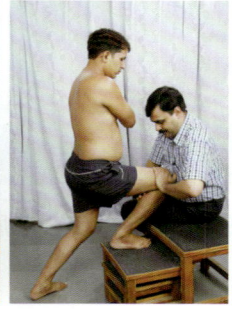

图 6.7.2　部分负重位膝关节屈曲徒手进行外侧 MWM 时,治疗师与患者位置

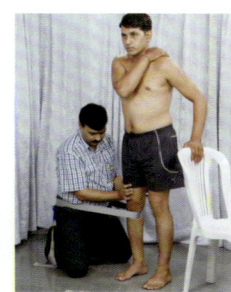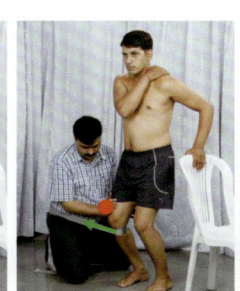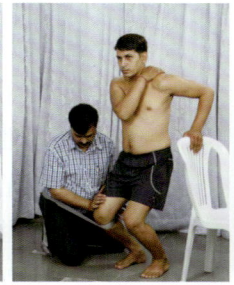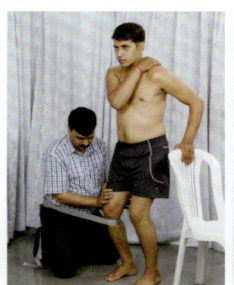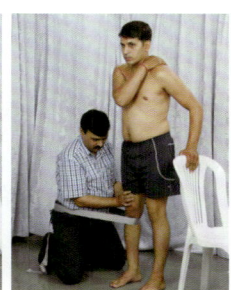

图 6.7.3　负重位膝关节屈曲用治疗带进行外侧 MWM 时,治疗师与患者位置

自助治疗
- 患者可以将患侧腿放在椅子上进行自助治疗。
- 患者一只手在膝关节线上方，而另一只手在膝关节线下方，做出激惹动作（图6.7.4）。

注意事项
- 治疗师双手也应与患者的动作保持同步，以维持沿治疗平面滑动。
- 在给予膝关节加压时，确保不增加患者髋关节屈曲度。
- 治疗师前臂应与胫骨保持直角（平行于治疗平面），以便在整个动作过程中保持内侧滑动。
- 治疗师双手应放置于关节线的近端和远端，而不是离开或超过关节线（在行MWMs治疗前触诊关节线）。

作者按：为施加更大力量，治疗师可用治疗带辅助治疗。

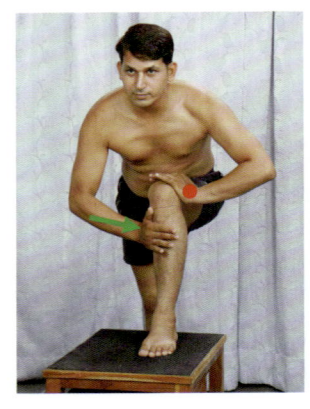

图 6.7.4　部分负重位膝关节屈曲自助式徒手进行外侧 MWM 时，患者位置

6.8 膝关节屈曲用治疗带进行外侧动态关节松动术

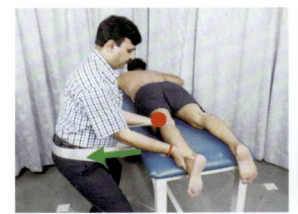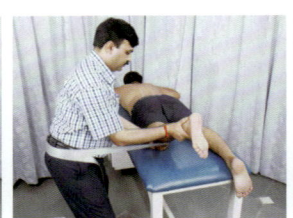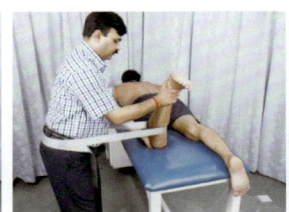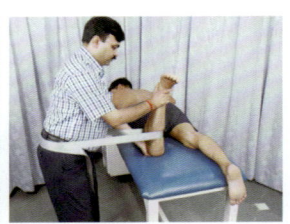

图 6.8.1　俯卧位膝关节屈曲（0–90°）用治疗带进行外侧 MWM 时，治疗师与患者位置

适应证
- 膝关节疼痛且僵硬，尤其在进行屈曲动作时。
- 膝关节骨性关节炎。
- 膝关节内紊乱。

患者体位
- 俯卧于治疗床的边缘。

治疗师位置
- 侧向站在患侧。

手的位置
- 治疗师的一只手前臂旋后，放置于患者股骨远端（稳定手）。
- 治疗师另一只手抓住患者胫骨远端（治疗手）（图 6.8.1）。
- 屈曲患者膝关节至 90°，稳定手应保持在治疗带外侧（图 6.8.1）。
- 屈曲患者膝关节至 90°–135°，稳定手应保持在治疗带内侧，使其不会阻碍膝关节运动（图 6.8.2）。

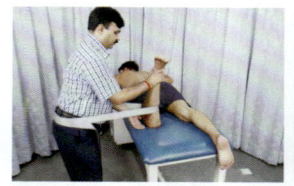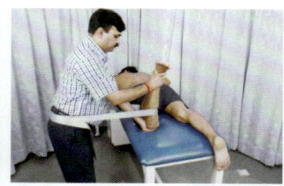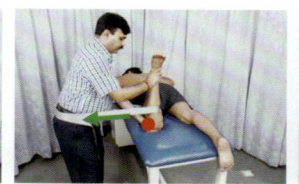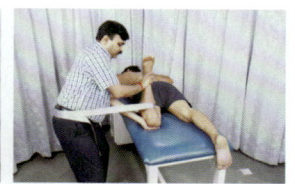

图 6.8.2　俯卧位膝关节屈曲（90°–135°）用治疗带进行外侧 MWM 时，治疗师与患者位置

治疗带位置
- 固定在患者患侧胫骨近端，在关节线的下方，并绕在治疗师的腰部区域（图 6.8.1）。

操作步骤
- 借助治疗带，治疗师后移身体以行滑动治疗。
- 患者主动屈曲膝关节，此时治疗师也应同步运动以维持沿治疗平面滑动。

膝关节屈曲 0–90° 时
- 治疗师通过伸直膝关节和将自己的重心从一只脚移到另一只脚，从而升高自己，类似于转动四分之一圈以保持在同一个治疗平面上，同时保持治疗带平行于地面。这将有助于在患者运动时维持滑动治疗（图 6.8.1）。
- 保持滑动直到患者回到起始位置。
- 重复动作 6–10 次（要求无痛，并且治疗师能够增大关节活动范围）。

- 如果患者疼痛或关节活动范围无法增大，治疗师需调整治疗带角度或改变施力大小等，不产生疼痛。
- 在关节活动范围末端（无痛），患者应被动加压进一步增大关节活动范围。

膝关节屈曲 90°–135° 时
- 除治疗师通过屈曲膝关节和将自己的重心从一只脚移到另一只脚而降低自己身高外，其余动作同上文（图 6.8.2）。

注意事项
- 随患者膝关节屈曲角度逐渐增大，确保治疗师膝关节由初始屈曲状态变为伸直，随后继续屈曲。
- 治疗师应与患者的动作保持同步，以维持沿治疗平面滑动。
- 当患者行膝关节屈曲动作时，治疗师应检查前臂角度、牵引角度、治疗带位置、手的放置和双方动作同步性。

6.9 膝关节内旋动态关节松动术

适应证
- 退行性关节病引起的膝关节疼痛（关节炎）。
- 膝关节内紊乱。

患者体位
- 仰卧，患侧膝关节微屈于治疗床边缘。

治疗师位置
- 行走姿势站在患侧，面对患者（图 6.9.2）。

手的位置
- 治疗师的外侧手抓住小腿肚，内侧手抓住患者胫骨近端（图 6.9.2）。

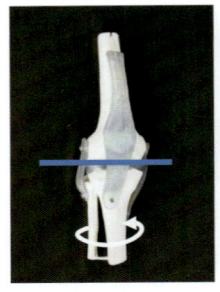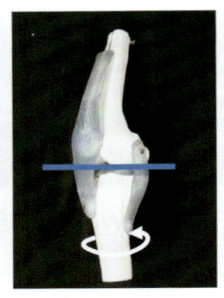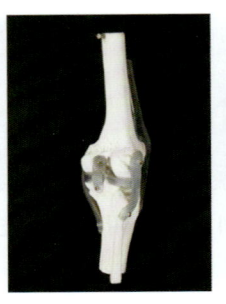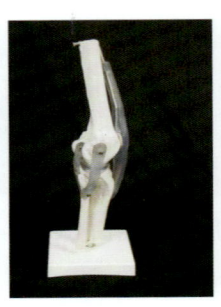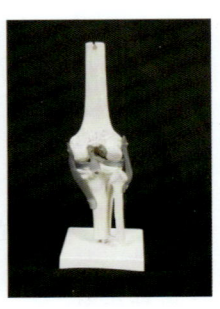

图 6.9.1　膝关节及其治疗平面

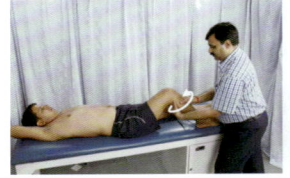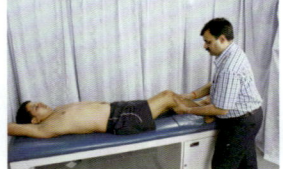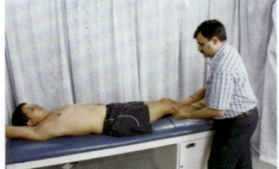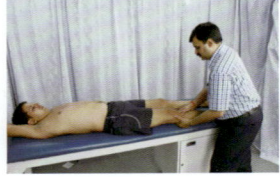

图 6.9.2　仰卧位膝关节伸直进行内旋 MWM 时，治疗师与患者位置

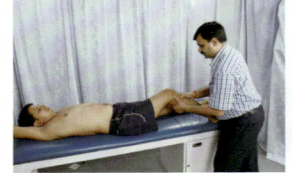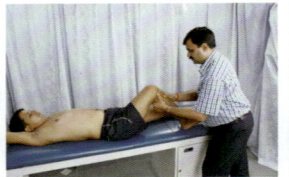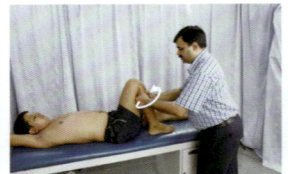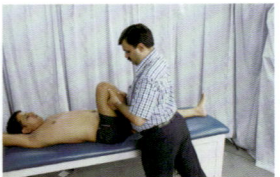

图 6.9.3　仰卧位膝关节屈曲进行内旋 MWM 时，治疗师与患者位置

操作步骤

- 治疗师内旋患者胫骨。
- 在治疗师行旋转治疗时，患者主动屈曲/伸直膝关节（图 6.9.2，图 6.9.3）。

手法变化

- 此治疗也可在负重下进行（图 6.9.4）。

自助治疗

- 患者可以将患侧腿放在椅子上进行自助治疗（图 6.9.5）。
- 在进行内旋滑动时，患者做出激惹动作。

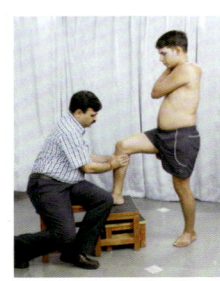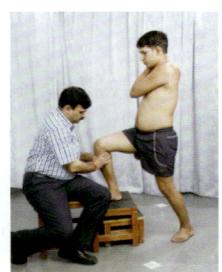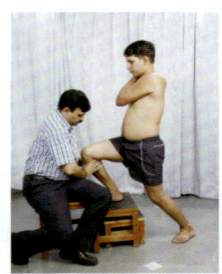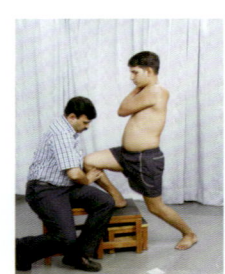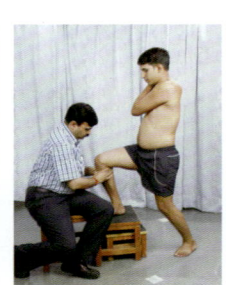

图 6.9.4　部分负重位膝关节屈曲进行内旋 MWM 时，治疗师与患者位置

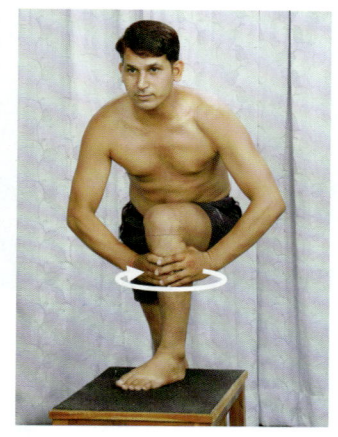

图 6.9.5 部分负重位膝关节屈曲进行自助内旋 MWM 时,患者位置

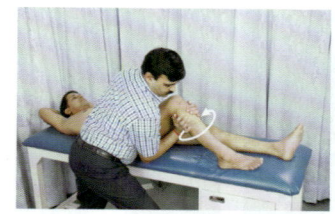 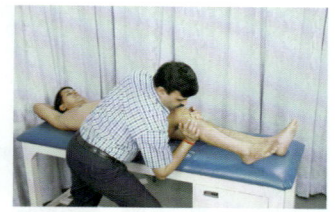

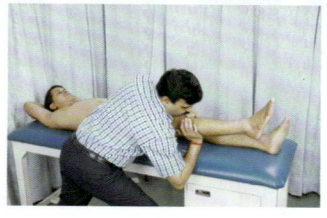

图 6.9.6 仰卧位膝关节伸直进行内旋 MWM 时,治疗师与患者位置(Brian Mulligan 更推崇抓握)

作者按: 另一种对应的康复技术类似 MWMs 治疗上胫腓关节,治疗师侧向站立,面对患侧足端。这种技术的好处是,两个关节(胫股关节和胫腓关节)可以同时被治疗。

注意事项
- 给予的腿部压力应均匀,否则患者会产生不适(如果压在鹅足腱滑囊上将非常疼痛)。
- 治疗师双手也应与患者的动作保持同步,以维持沿治疗平面滑动。

治疗原理
- 滑动可解锁膝关节,并矫正膝关节内紊乱(位置错误)。
- 这可能会矫正受影响关节面之间的错误位置,从而矫正关节的生物力学。
- 它可能松解被挤压的关节面,帮助拉伸和放松关节囊和周围肌肉。
- 松动有助于为患侧关节提供营养。
- 此方法会松解在关节间包埋的半月板样结构。
- 它可能刺激关节内和周围的机械感受器和本体感受器,有助于放松关节周围的肌肉和筋膜。

6.10 膝关节外旋动态关节松动术

适应证
- 退行性关节病引起的膝关节疼痛(关节炎)。
- 膝关节内紊乱。

患者体位
- 仰卧于治疗床边缘。

治疗师位置
- 行走姿势站在患侧,面对患者。

手的位置
- 治疗师的外侧手抓住患者胫骨近端,内侧手抓住小腿肚(图 6.10.2)。

操作步骤
- 治疗师外旋患者胫骨。
- 在治疗师行旋转治疗时,患者主动屈曲/伸直膝关节(图 6.10.2,图 6.10.3)。

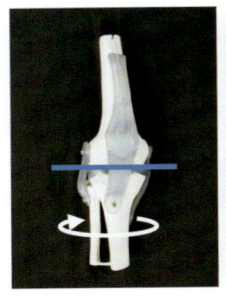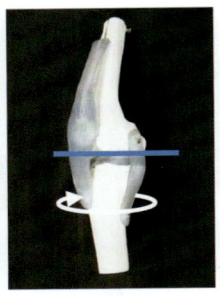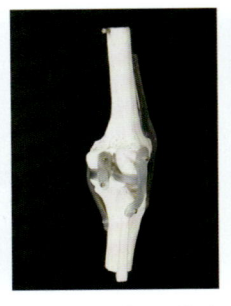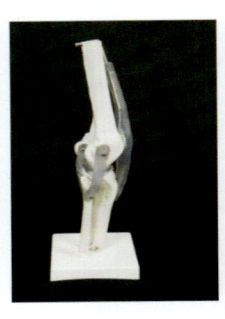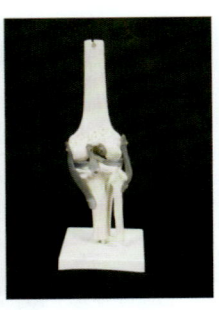

图 6.10.1　膝关节及其治疗平面

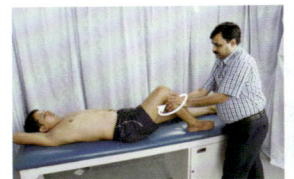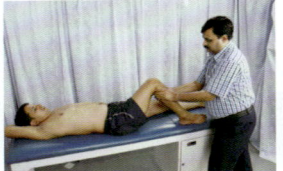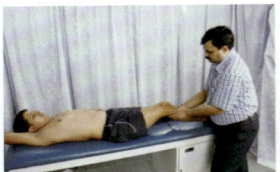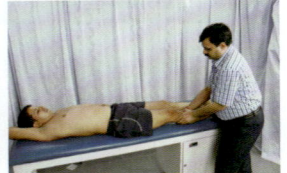

图 6.10.2　仰卧位膝关节伸直进行外旋 MWM 时，治疗师与患者位置

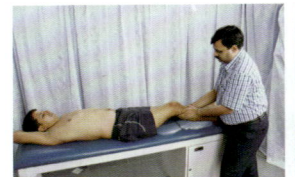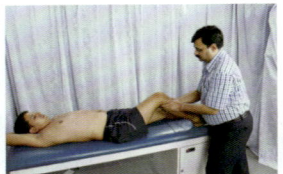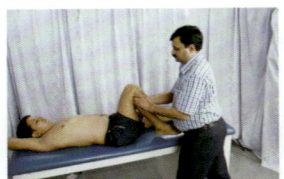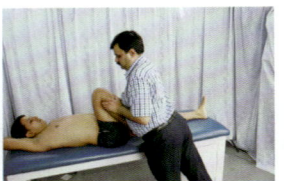

图 6.10.3　仰卧位膝关节屈曲进行外旋 MWM 时，治疗师与患者位置

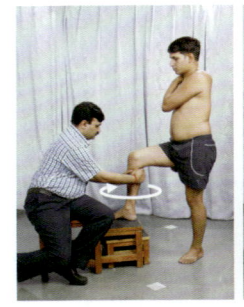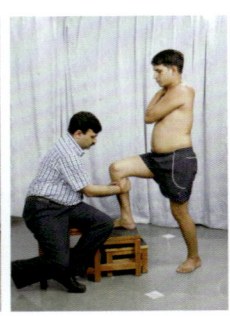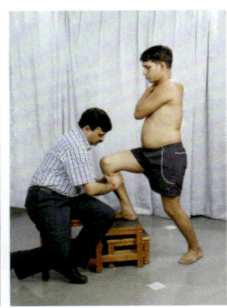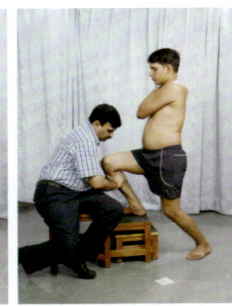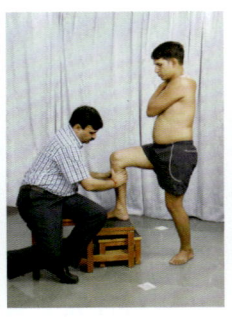

图 6.10.4　部分负重位膝关节屈曲进行外旋 MWM 时，治疗师与患者位置

手法变化

- 此治疗也可在负重下进行（图 6.10.4）。

自助治疗

- 患者可以将患侧腿放在椅子上进行自助治疗。
- 在进行外旋滑动时，患者做出激惹动作（图 6.10.5）。

注意事项

- 给予的腿部压力应均匀，否则可能产生疼痛。
- 治疗师双手也应与患者的动作保持同步，以维持沿治疗平面滑动。
- 在对患侧脚施压之前，确保胫骨远端开始旋转。

治疗原理

- 滑动可解锁膝关节，并矫正膝关节内紊乱（位置错误）。
- 这可能会矫正受影响关节面之间的错误位置，从而矫正关节的生物力学。
- 它可能松解被挤压的关节面，帮助拉伸和放松关节囊和周围肌肉。
- 松动有助于为患侧关节提供营养。
- 此方法会松解在关节间包埋的半月板样结构。

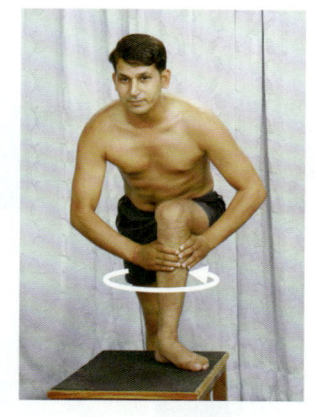

图 6.10.5　部分负重位膝关节屈曲进行徒手自助外旋 MWM 时，患者位置

- 它可能刺激关节内和周围的机械感受器和本体感受器，有助于放松关节周围的肌肉和筋膜。

6.11 挤捏术

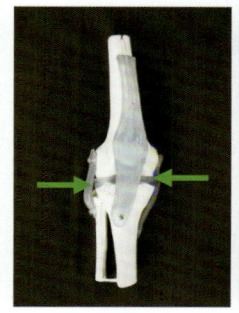 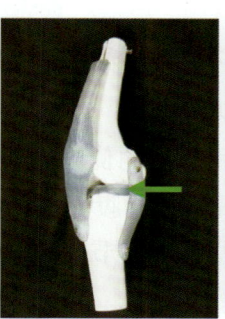 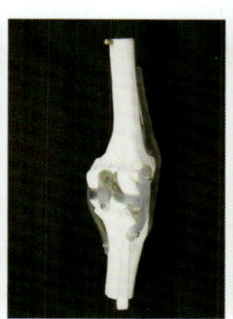 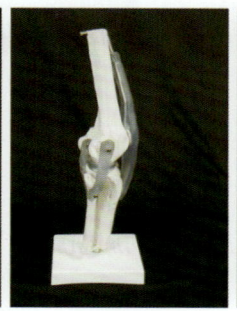 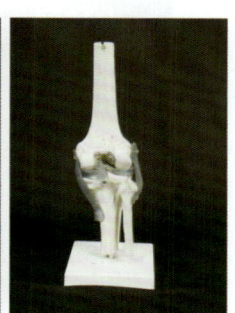

图 6.11.1　膝关节及其滑动治疗方向

适应证

- 半月板损伤引起的膝关节疼痛（半月板已损伤但仍然附着）。

患者体位

- 仰卧，膝关节屈曲。

治疗师位置

- 跨步侧向患者站立（图 6.11.3）。

手的位置

- 关节间隙或突出的半月板是触诊最痛区。
- 治疗师把一手拇指的内侧边缘放在关节间隙的压痛点处，用另一手拇指指腹加强（图 6.11.2）。

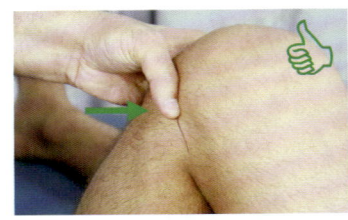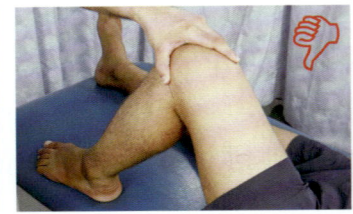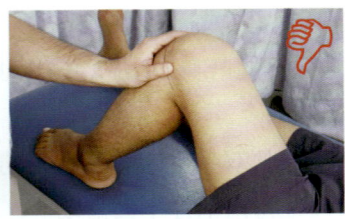

图 6.11.2　挤捏术时手放置的正确和错误位置

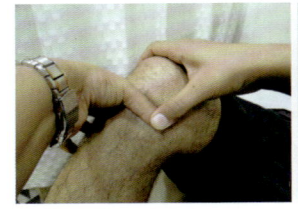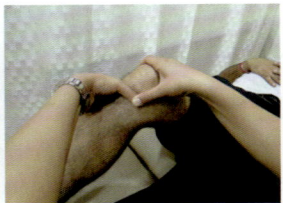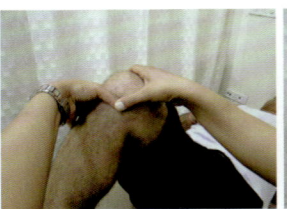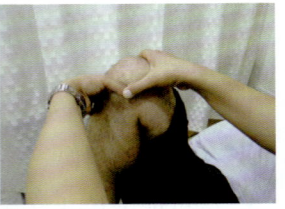

图 6.11.3　仰卧位挤捏术时，治疗师与患者位置

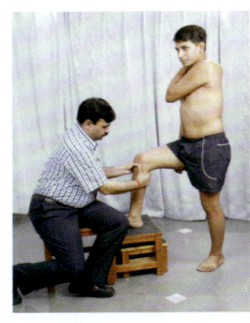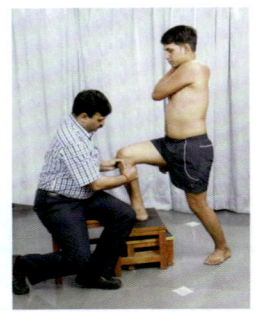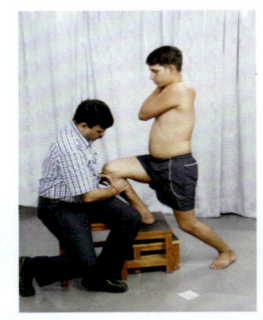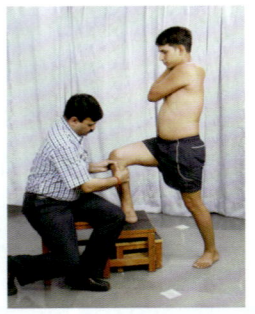

图 6.11.4　部分负重位膝关节屈曲徒手挤捏术时，治疗师与患者位置

操作步骤

- 治疗师集中挤压突出的半月板，将它推进关节间隙内（图 6.11.3）。
- 在伸膝之后，患者主动屈曲膝关节。

手法变化

- 此治疗也可在负重下进行（图 6.11.4）。
- 患者可以将患侧腿放在椅子上，并扶住椅子以支撑。
- 治疗师"挤压"压痛区域，患者在伸膝之后，主动屈曲膝关节。

自助治疗

- 患者可以把一手拇指的内侧缘放在压痛点上，用另一手拇指指腹加强，随后行激惹动作治疗。

注意事项

- 应用拇指内侧/外侧向里推半月板，而不是拇指指腹（图 6.11.2）。
- 拇指应沿关节间隙放置，不能交叉于关节线。
- 治疗过程中应保持推/滑动。

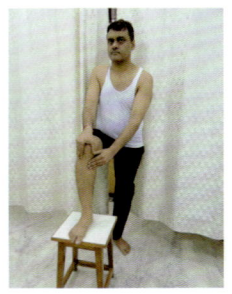

图 6.11.5　部分负重位膝关节屈曲进行自助挤捏术时患者的位置

6.12 膝关节屈曲范围末端的动态关节松动术

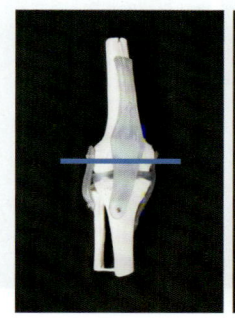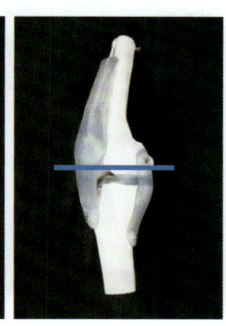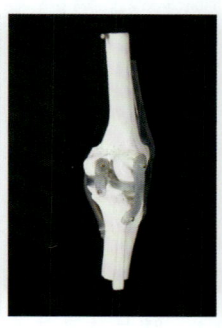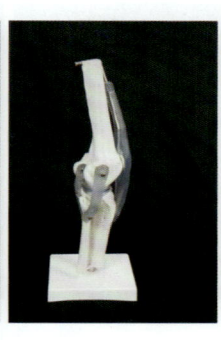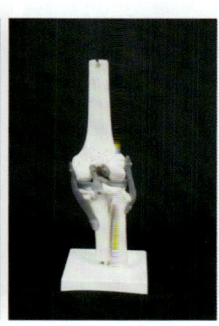

图 6.12.1　膝关节及其治疗平面

适应证
- 膝关节屈曲范围末端受限。

患者体位
- 仰卧，保持膝关节屈曲（图 6.12.2）。

治疗师位置
- 站在患者旁。

手的位置
- 治疗师将相扣的手放置于患者屈曲的膝关节上，使得一只手掌根在胫骨平台上方，另一只手掌根位于股骨远端的前部（图 6.12.2）。

治疗带位置
- 治疗带绕"8"字缠在患者脚踝，患者握住治疗带另一端（图 6.12.2）。

操作步骤
- 治疗师用手掌跟向后滑动胫骨，好像要把双手掌根挨紧（图 6.12.2）。
- 当滑动治疗开始之后，患者向自己方向拉动治疗带，以到达屈曲终点（在终点时加压）。
- 前臂角度维持同一治疗平面。

注意事项
- 膝关节屈曲而不是髋关节屈曲。
- 治疗师手放置在胫骨结节而不是髌腱处。

禁忌证
- 绝对禁忌证包括膝关节后交叉韧带损伤。

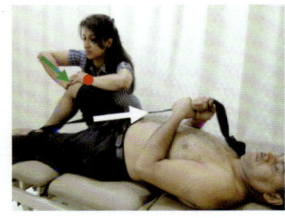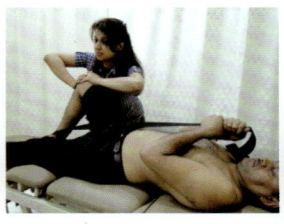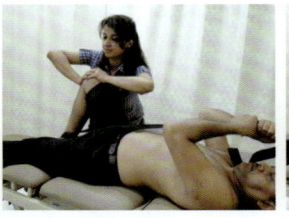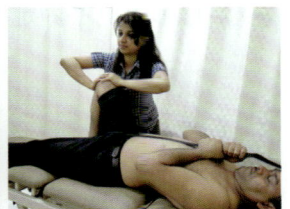

图 6.12.2　仰卧位恢复膝关节屈曲末端活动范围时，治疗师的位置与手的摆放

6.13 上胫腓关节动态关节松动术

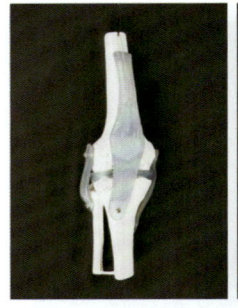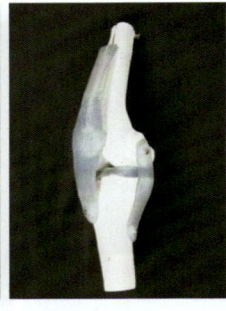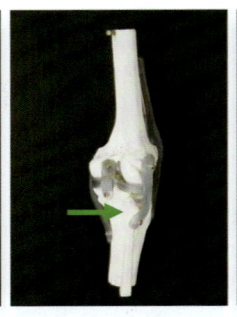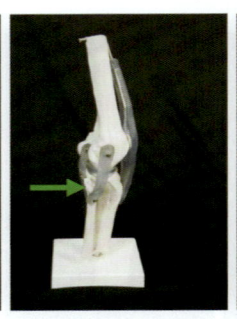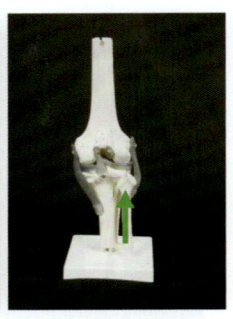

图 6.13.1　膝关节及其滑动方向

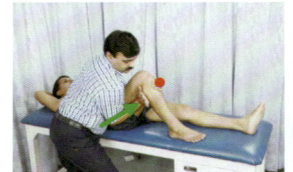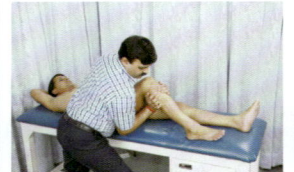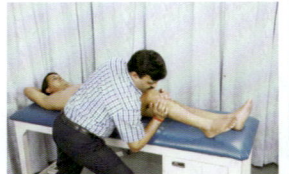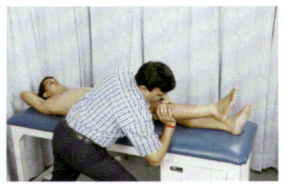

图 6.13.2　仰卧位膝关节伸直进行上胫腓关节 MWM 时，治疗师与患者的位置

适应证
- 膝外侧痛（有/无踝关节扭伤史），即腓骨头部上方疼痛。

患者体位
- 仰卧于治疗床边缘。

治疗师位置
- 行走姿势站于患侧，面对患者脚部（图 6.13.2）。

手的位置
- 治疗师内侧手固定胫骨前内侧。
- 外侧手掌根放于腓骨头后方。

操作步骤
- 稳定患者胫骨近端，治疗师向前滑动腓骨。
- 当治疗师进行滑动时，患者主动屈曲/伸直膝关节或足跖屈内翻（图 6.13.2）。
- 滑行持续到膝关节恢复到中立位置，即屈曲位。

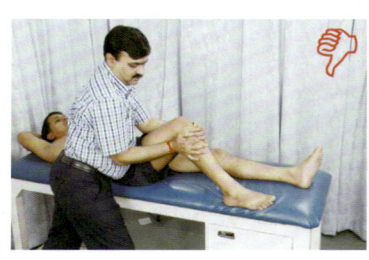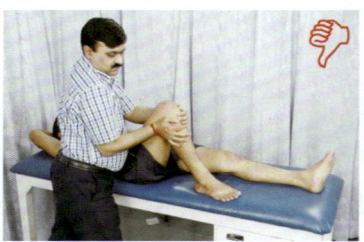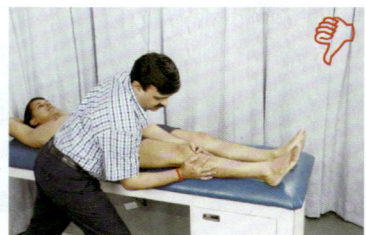

图 6.13.3　仰卧位膝关节伸直进行上胫腓关节 MWM 时，治疗师错误位置及手错误摆放

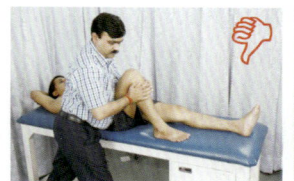 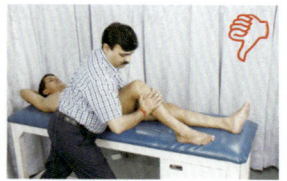 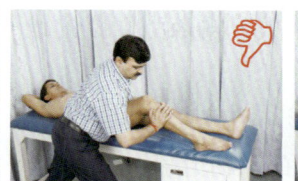 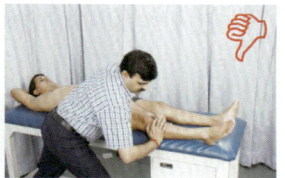

图 6.13.4　仰卧位膝关节伸直进行上胫腓关节 MWM 时，手错误摆放（前臂角度）

上胫腓关节 MWM 手法变化
- 负重时向前滑动上胫腓关节。

患者体位
- 站位，患侧脚放置在椅子上。

治疗师位置
- 站在患侧。

手的位置
- 一只手抓住胫骨前内侧。
- 另一只手掌根放置在腓骨头后方（图 6.13.5）。

操作步骤
- 稳定患者胫骨近端，治疗师向前滑动腓骨。
- 滑动治疗时患者弓步向前（图 6.13.5）。

自助治疗
- 患者一只手放置在腓骨头部后，另一只手放在胫骨前内侧。
- 向前滑动腓骨（图 6.13.6），随后进行激惹动作。

注意事项
- 治疗手不应放置在腓骨外侧（避免肩部外展）。它应在腓骨头部后面（图 6.13.3）。
- 治疗师应保持前臂角度并与患者动作同步，以维持沿治疗平面滑行（图 6.13.4）。

治疗原理
- 研究发现，在踝关节扭伤后，腓骨头部在上胫腓关节处被推向后，使得上胫腓

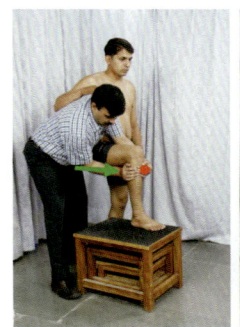 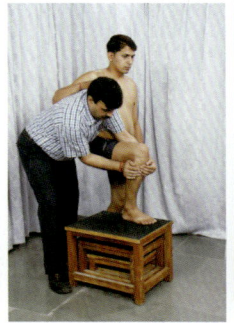 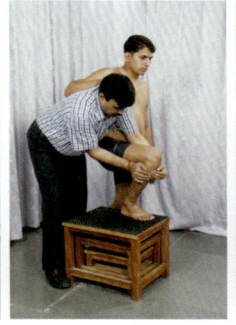 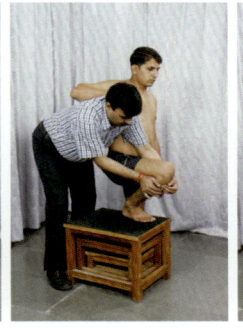 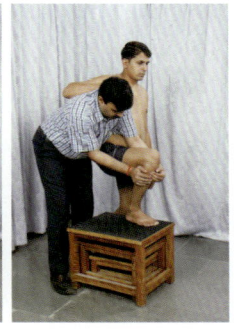

图 6.13.5　部分负重位膝关节屈曲徒手进行上胫腓关节 MWM 时，治疗师与患者位置

关节外侧产生疼痛。
- 矫正腓骨错误位置可减轻患者疼痛。
- 它可解锁和矫正膝关节内紊乱（位置错误）。
- 这可能会矫正受影响关节之间的错误位置，从而矫正关节的生物力学。
- 它可能松解被挤压的关节面，帮助拉伸和放松关节囊和周围肌肉。
- 松动有助于为患侧关节提供营养。
- 此方法会松解在关节间包埋的半月板样结构。
- 它可能刺激关节内和周围的机械感受器和本体感受器，有助于放松关节周围的肌肉和筋膜。

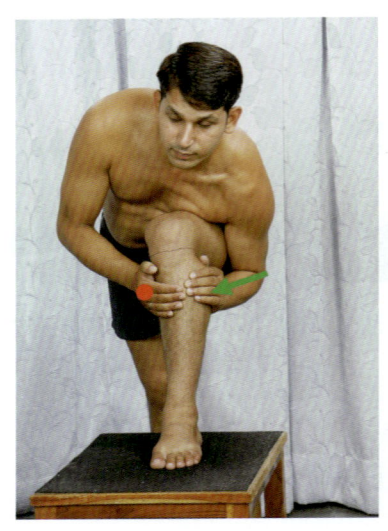

图 6.13.6　部分负重位膝关节屈曲进行上胫腓关节徒手自助 MWM 时患者的位置

踝与足复合体

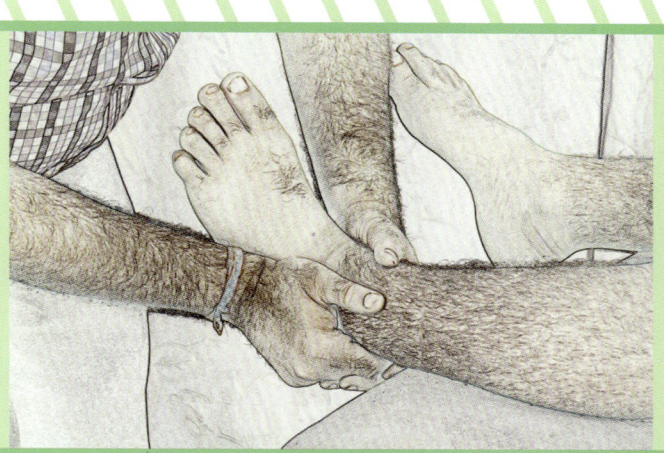

- 7.1 踝关节摇摆术
- 7.2 跗跖骨动态关节松动术
- 7.3 跖骨动态关节松动术
- 7.4 脚趾动态关节松动术
- 7.5 踝关节扭伤动态关节松动术
- 7.6 踝关节跖屈动态关节松动术
- 7.7 踝关节背屈动态关节松动术
- 7.8 负重位踝关节背屈动态关节松动术（徒手）
- 7.9 负重位踝关节背屈动态关节松动术（用治疗带）

7　踝与足复合体

7.1 踝关节摇摆术

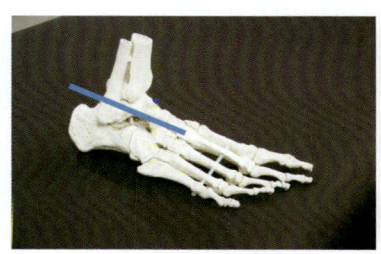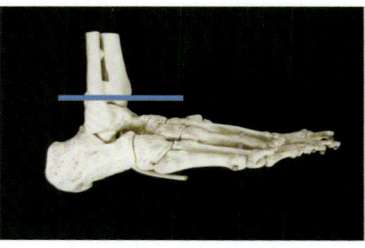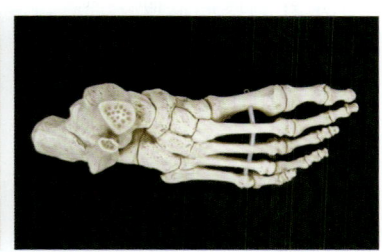

图 7.1.1　踝与足复合体及其治疗平面

适应证
- 增大踝关节复合体的活动范围（背屈、跖屈、内翻、外翻、外展、内收）。
- 踝关节创伤后僵硬。

患者体位
- 侧卧，患侧腿在上，髋关节和膝关节屈曲。

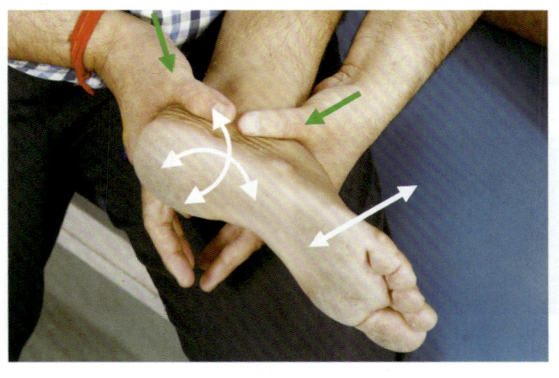

图 7.1.2　行踝关节摇摆术时手的摆放

治疗师位置
- 坐在患侧腿后面。

手的位置
- 治疗师双手虎口环绕扣在患者踝关节远端，跗骨与跟骨之间。
- 确保双手均置于内外踝骨远端（图 7.1.2）。

操作步骤
- 治疗师双手将患者脚沿其腿长轴下拉以施加牵引力。
- 当持续牵拉时，治疗师行踝关节被动运动（跖屈、背屈、内翻、外翻、外展、内收）以增大脚踝关节复合体的活动范围。

7.2 跗跖骨动态关节松动术

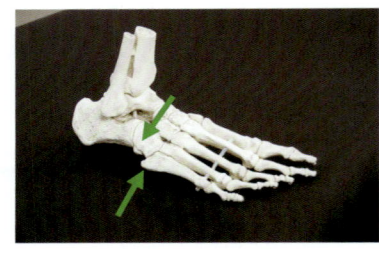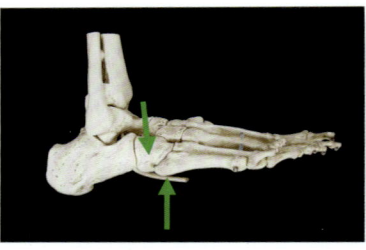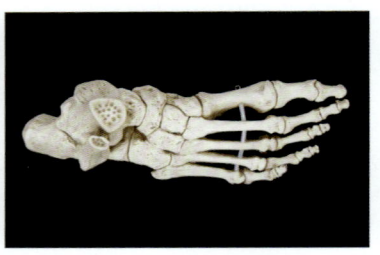

图 7.2.1　跗跖关节 MWM 时滑动方向

适应证
- 足外侧疼痛僵硬。
- 负重下疼痛。
- 活动范围受限。

患者体位
- 侧卧，患侧脚在上。

治疗师位置
- 站在患者身旁。

手的位置
- 治疗师一只手稳定患侧跗骨如骰骨。
- 另一只手握住患侧第 5 跖骨（7.2.2）。

操作步骤
- 稳定跗骨（楔骨/舟骨/骰骨）。
- 治疗师行背侧或腹侧滑动治疗以松动患侧跖骨，滑动方向的选取取决于其缓解患者疼痛方向。
- 此外，也可稳定跖骨松动跗骨。
- 治疗师保持滑动治疗的同时，患者行无痛的激惹动作。

注意事项
- 正确触诊关节线以确定需松动的骨。

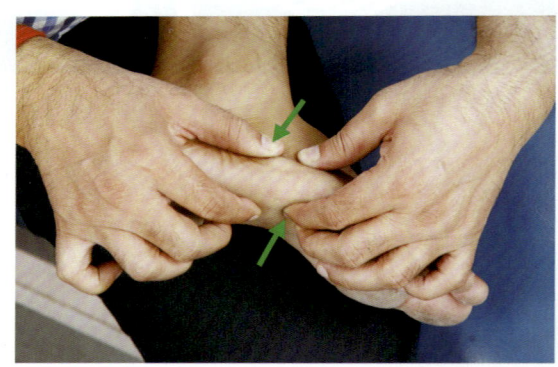

图 7.2.2　跗跖关节 MWM 时手放置位置

7.3 跖骨动态关节松动术

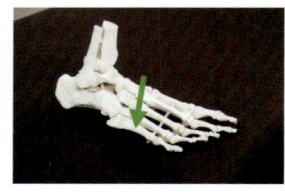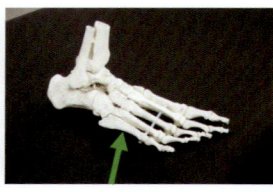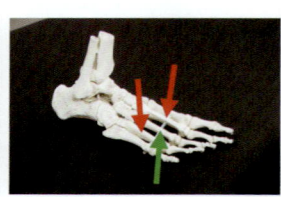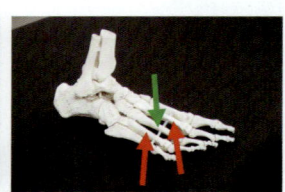

图 7.3.1　跖骨 MWM 时滑动方向（腹侧滑动）　　图 7.3.2　跖骨 MWM 时滑动方向（背侧滑动）　　图 7.3.3　第 3、4 跖骨 MWM 时滑动方向（背侧滑动），显示三处作用力的点　　图 7.3.4　第 3、4 跖骨 MWM 时滑动方向（腹侧滑动），显示三处作用力的点

Mulligan 手法指南

适应证
- 运动或负重时，跖骨区域疼痛。

患者体位
- 仰卧。

治疗师位置
- 站 / 坐在患者身侧。

手的位置
- 治疗师行 MWMs 于第 5 跖骨时，固定其他内侧相邻跖骨（图 7.3.5）。
- 治疗师行 MWMs 于第 1 跖骨时，固定其他外侧相邻跖骨（图 7.3.6，图 7.3.7）。
- 治疗师行三点施压 MWMs 于第 2、3、4 跖骨时，固定其他内外侧跖骨（图 7.3.8）。
- 握住要松动的跖骨。

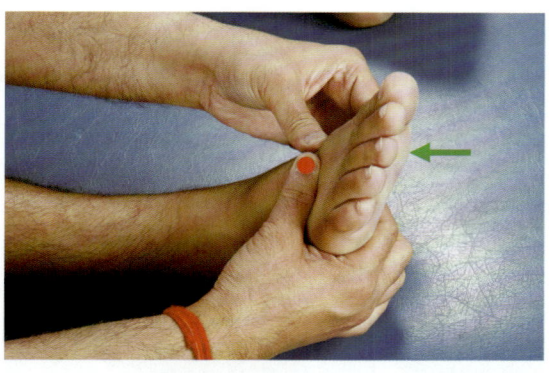

图 7.3.7　第 1 跖骨 MWM 时手放置位置（背侧滑动）

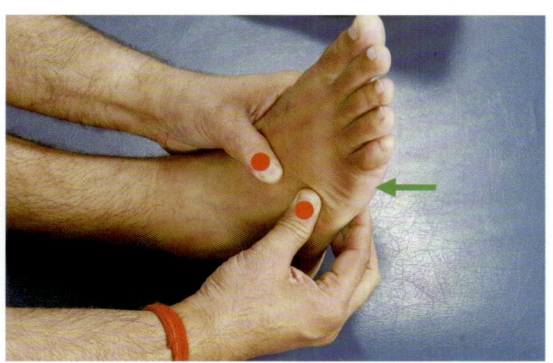

图 7.3.8　三点施压背侧 MWM 治疗时手放置位置（注意治疗师食指向背侧推动第 4 跖骨在图上未显示，而显示双手拇指稳定第 3、5 跖骨）

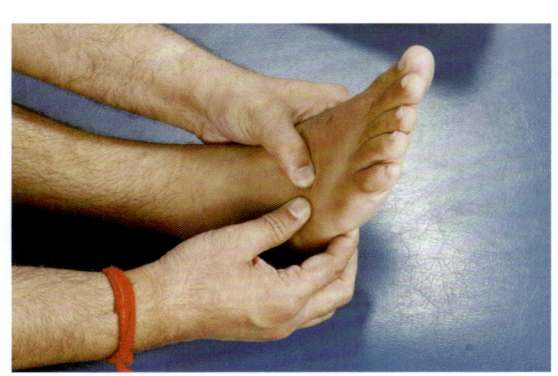

图 7.3.5　第 5 跖骨 MWM 时手放置位置

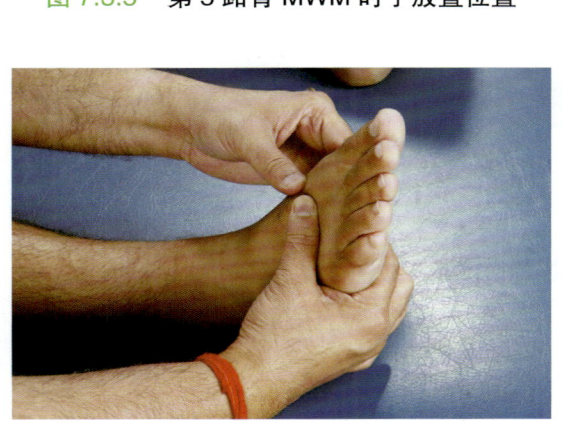

图 7.3.6　第 1 跖骨 MWM 时手放置位置（腹侧滑动）

操作步骤
- 治疗师向背侧或腹侧松动患侧跖骨产生滑动。
- 治疗师保持滑动治疗的同时，患者行无痛的激惹动作，如足趾屈 / 伸。

注意事项
- 在松动需治疗跖骨时，适当固定其他跖骨。

7.4 脚趾动态关节松动术

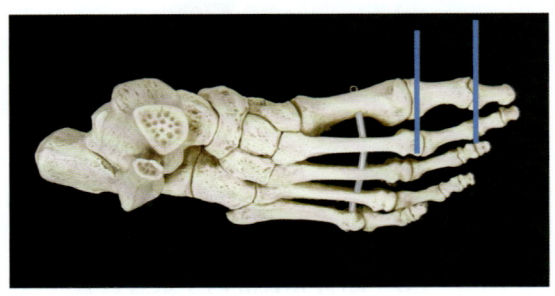

图 7.4.1　大踇趾 MWM 时治疗平面

适应证
- 脚趾屈伸时疼痛。
- 负重下疼痛。

患者体位
- 仰卧。

治疗师位置
- 站在患侧脚底对面。

手的位置

内侧滑动
- 治疗师用双手大拇指指腹固定第 1 跖骨远端（内侧）。
- 食指尖深入第 1、2 跖骨之间，触诊第 1 节趾骨外侧边缘。

外侧滑动
- 食指尖深入第 1、2 跖骨之间，固定第 1 跖骨远端（外侧）。
- 双手大拇指指腹触诊第 1 节趾骨内侧边缘。

操作步骤
- 在患者踇趾屈曲时，治疗师沿冠状面进行内/外滑动治疗。
- 治疗师保持滑动治疗的同时，患者行主动脚趾屈/伸。
- 患者激惹动作需无痛。

手法变化
- 患者脚趾运动时，治疗师可能会增加内侧和外侧旋转滑动治疗。

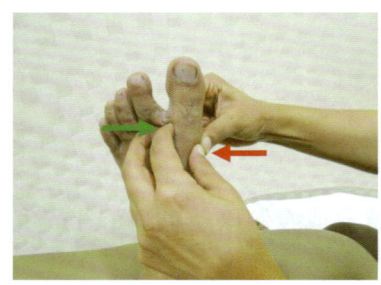 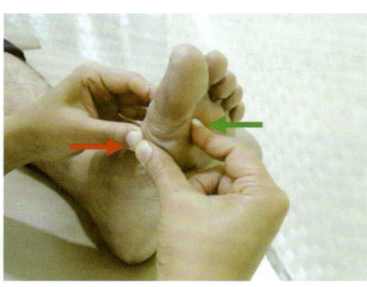 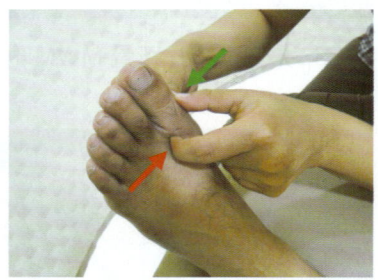

图 7.4.2　脚（踇趾）屈曲时 MWM 手放置位置

7.5 踝关节扭伤动态关节松动术

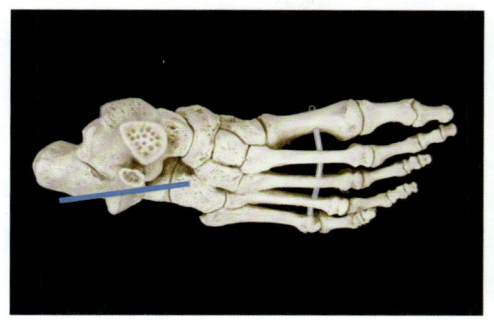
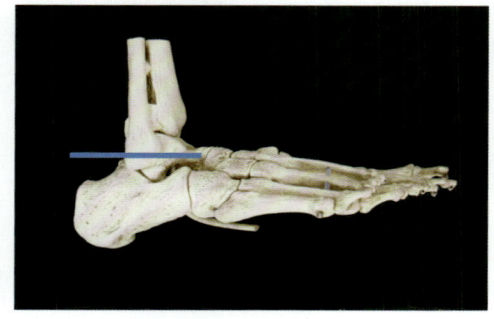

图 7.5.1　踝关节和足复合体及其治疗平面

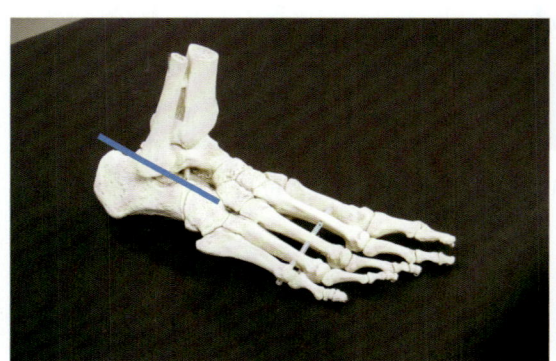

图 7.5.2　踝关节扭伤 MWM 时治疗平面

适应证

- 增加跖屈和内翻范围。
- 减轻与踝关节扭伤相关的疼痛。
- 踝关节扭伤导致错位，即腓骨下端移动到前，内侧方向（该技术通过矫正踝关节扭伤期间的错位来减轻疼痛）。
- 对急/慢性患者可滑动治疗。

患者体位

- 仰卧，患侧足与踝关节伸出治疗床边缘。

治疗师位置

- 在治疗床尾部面对患侧脚站立。

手的位置

- 治疗师一只手的大鱼际抵住（松动）患者外踝/腓骨远端。
- 另一只手从内侧后方稳定胫骨（图 7.5.6）。
- 双手手指紧握放在跟腱后。

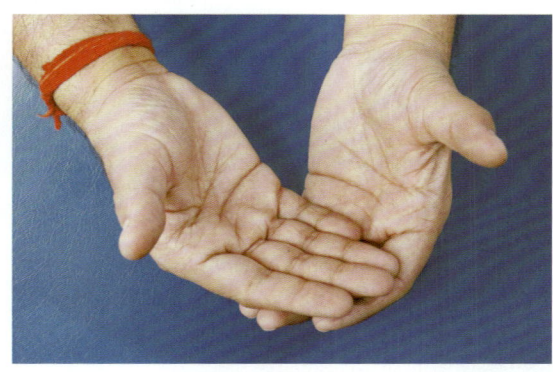

图 7.5.3　踝关节扭伤 MWM 时手的摆放

操作步骤

- 治疗师向后（多数）、外侧和上方（少数）滑动腓骨。
- 行适当的滑动治疗时，患者产生生轻微的踝背屈和足外翻动作。
- 治疗师保持滑动治疗的同时，患者行主动无痛跖屈和内翻动作（激惹运动）（图 7.5.6）。
- 治疗师可通过其大腿或助手给予加压。

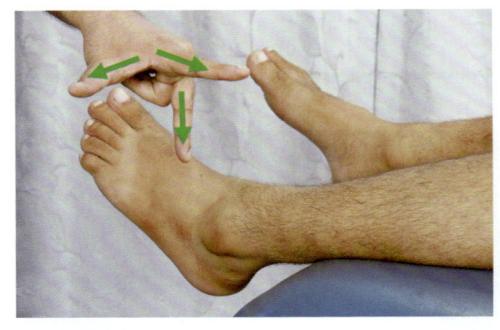
图 7.5.4 踝关节扭伤 MWM 时滑动方向（后上外侧合成矢量）

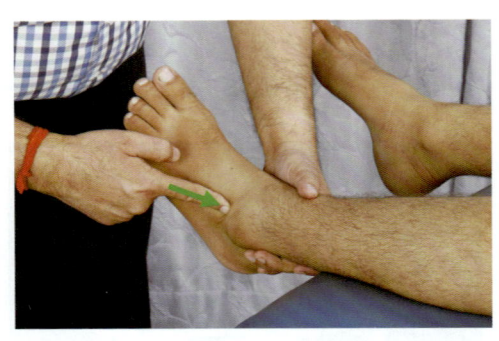
图 7.5.5 踝关节扭伤 MWM 时大鱼际放置的准确位置

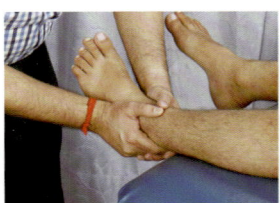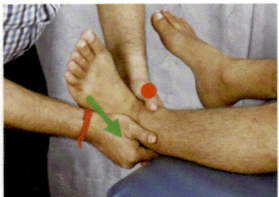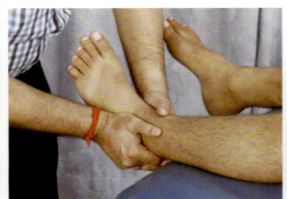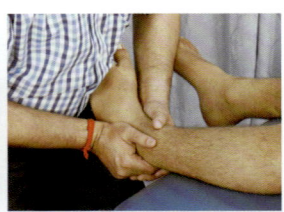
图 7.5.6 仰卧位踝关节扭伤 MWM 时，治疗师与患者位置

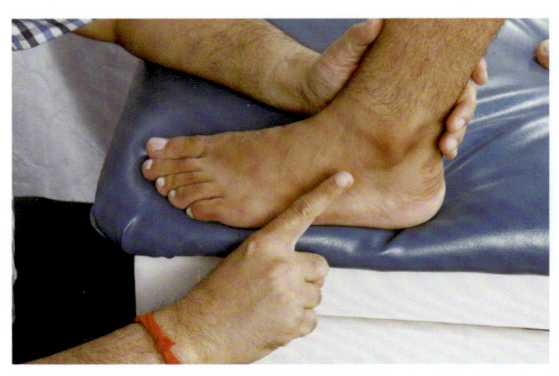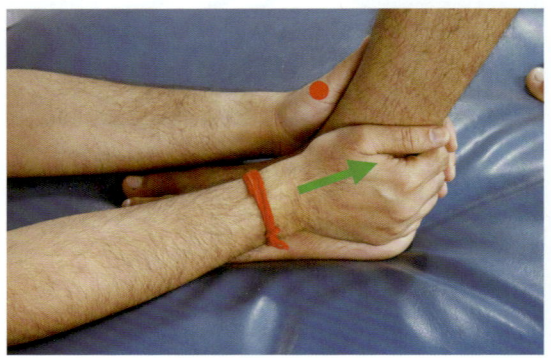
图 7.5.7 负重下踝关节扭伤的治疗平面

手法变化

- 在患者负重姿势下也可行相同技术治疗，如用椅子支撑站立/站在低位治疗床边缘。
- 患者首先抬高腿部，治疗师在无负重情况下先行上述滑动治疗。随后，患者放下腿部进行激惹动作。或者患者在滑动治疗过程中两腿前后转移重心（图 7.5.8）。

注意事项

- 在行腓骨滑动治疗时，由于滑动治疗不是牵拉皮肤，患者会产生轻微的踝背屈和足外翻动作（可以用来检查滑动是否正确）。

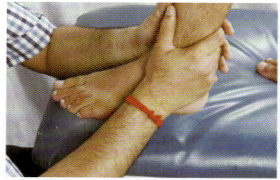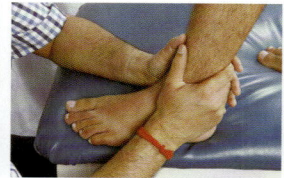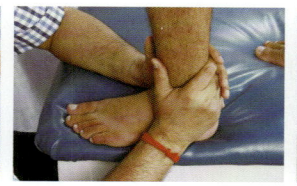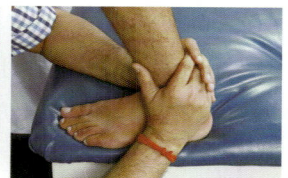

图 7.5.8 负重位踝关节扭伤 MWM 时，治疗师与患者位置

7.6 踝关节跖屈动态关节松动术

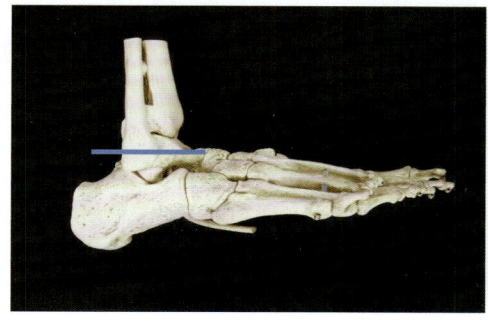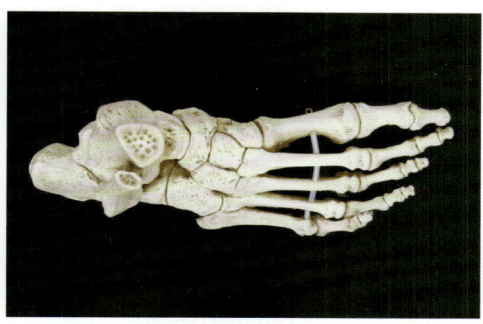

图 7.6.1 踝关节和足复合体及其治疗平面

适应证
- 增加踝关节跖屈范围。
- 减轻踝关节跖屈过程中疼痛。

患者体位
- 腿部弯曲躺下。
- 脚后跟置于治疗床上，脚趾抬离（图 7.6.3）。

治疗师位置
- 站在治疗床尾部，面对患者。

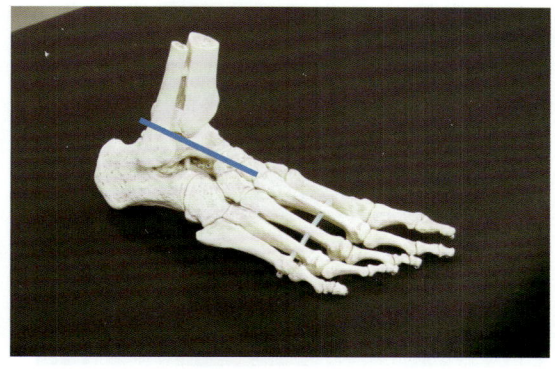

图 7.6.2 踝关节跖屈 MWM 时治疗平面

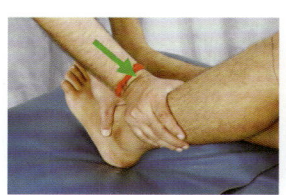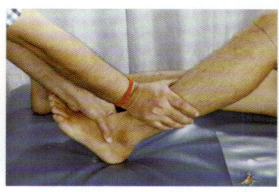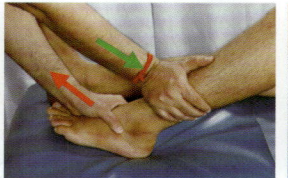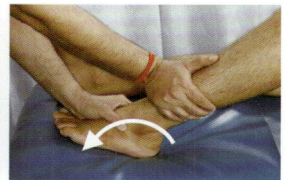

图 7.6.3 踝关节跖屈 MWM 时治疗师与患者位置

手的位置

- 治疗师一只手置于患者患侧腿部的下端，在踝关节线上方覆盖胫骨和腓骨（图7.6.3）。
- 在踝关节线下方另一只手虎口抓住距骨。

操作步骤

- 治疗师一只手向后方推动胫骨和腓骨远端。
- 另一只手向前向下拉动距骨（向前滑滚）。
- 治疗师保持滑动治疗的同时，被动地将踝关节（距骨）跖屈（图7.6.3）。

注意事项

- 治疗师在握住患者距骨时，应保持前臂角度。
- 治疗师的手与患者跖屈动作保持同步。
- 确保同时推动胫骨和腓骨，而不是只推

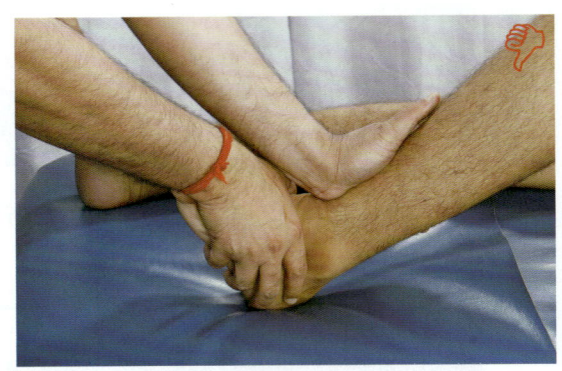

图 7.6.4　MWM 治疗踝关节跖屈时手的错误摆放

动胫骨（图 7.6.4）。

- 治疗师应用虎口抓住患者距骨，而整个手掌应握住前足。

7.7 踝关节背屈动态关节松动术

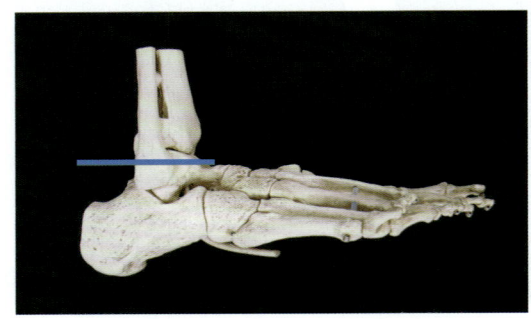
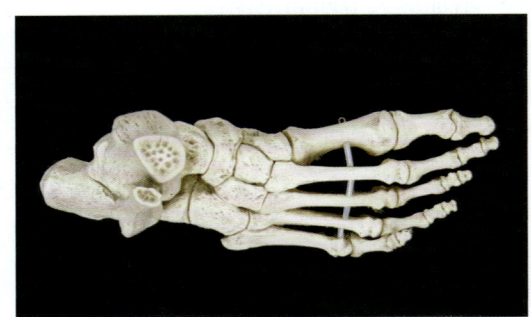

图 7.7.1　踝关节和足复合体及其治疗平面

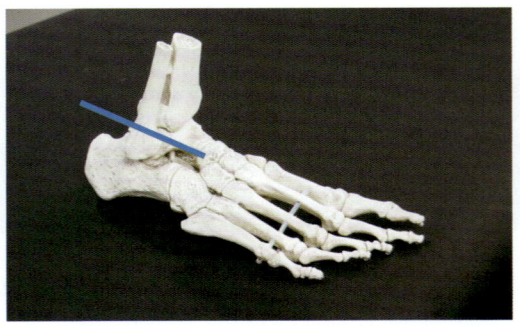

图 7.7.2　仰卧位踝关节背屈 MWM 时治疗平面

适应证

- 增加无负重下踝关节背屈范围。
- 减轻无负重下踝关节背屈过程中疼痛。

患者体位

- 仰卧位。
- 胫骨远端固定在治疗床边缘，同时足和双踝为了治疗离开治疗床。
- 在跟腱下放置枕巾以更好地稳定和提升患者舒适度（图 7.7.4）。

治疗师位置

- 站在治疗床尾部，面对患者。

手的位置

- 治疗师一只手从下方抓住跟骨。
- 另一只手从上方用虎口抓住距骨，用手掌握住整个足部（图 7.7.3，图 7.7.4）。
- 前臂应在距骨上方保持垂直（沿治疗平面）。

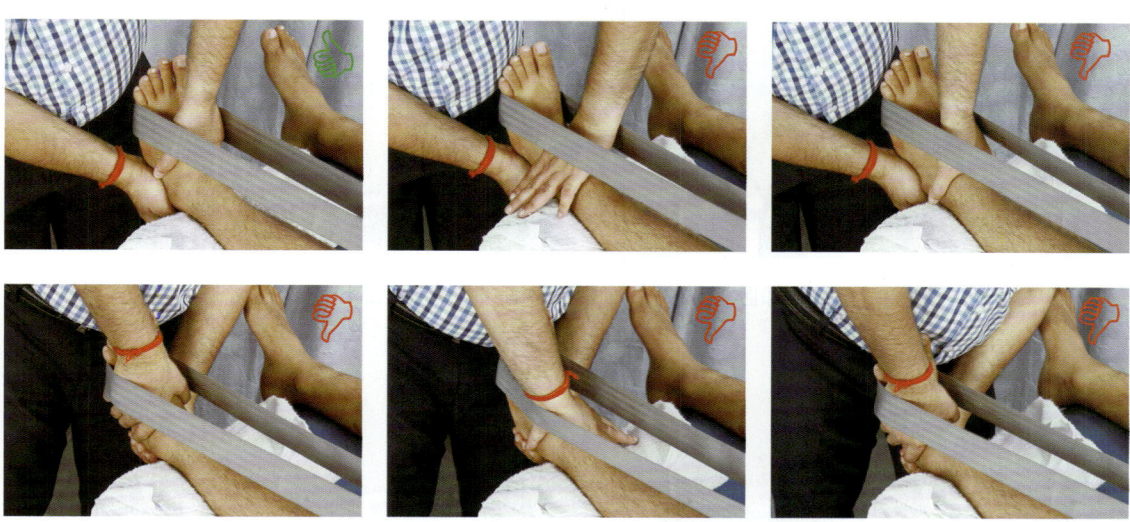

图 7.7.3　仰卧位踝关节背屈 MWM 时手的正确和错误放置位置

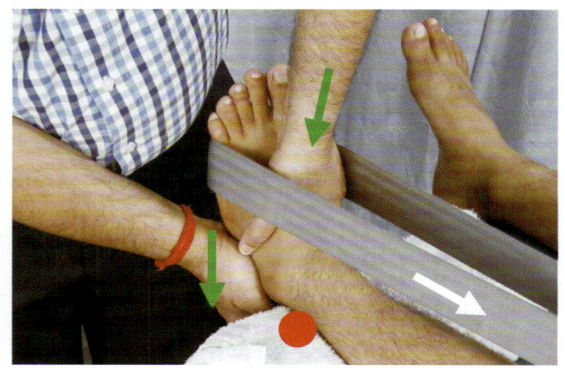 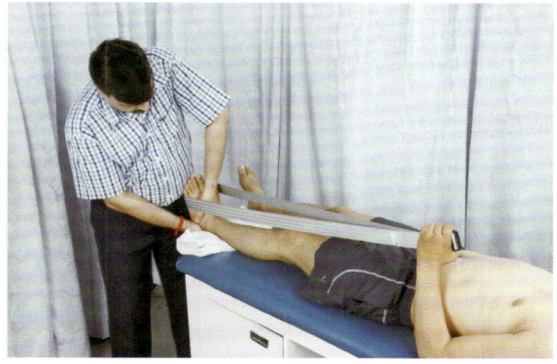

图 7.7.4　仰卧位踝关节背屈 MWM 时手的放置位置

治疗带位置

- 治疗带的一端套在患者脚上,另一端患者手拉住以提供被动加压(背屈)(图7.7.3,图7.7.4)。

操作步骤

- 治疗师下拉跟骨,同时从上方推动距骨,实现对踝关节的背侧滑动治疗。
- 治疗师保持滑动治疗的同时,患者朝自身方向拉治疗带以获得踝背屈。
- 在牵拉末期,患者可通过进一步牵拉治疗带和通过治疗师大腿/腹股沟以获得被动加压。

注意事项

- 治疗师前臂应在距骨上方保持垂直。
- 治疗师手掌应握住患者前脚掌而不是踝骨。
- 治疗师握住距骨的手应在治疗带内侧。
- 治疗师前臂应适当旋前以握住距骨。
- 治疗师手与前臂应和踝背屈动作保持同步运动以维持沿治疗平面滑动。

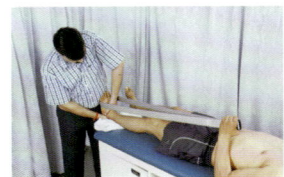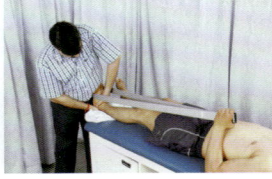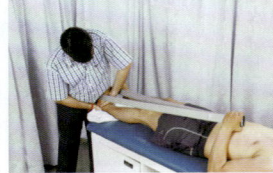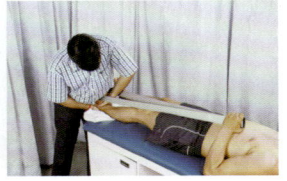

图 7.7.5　仰卧位踝关节背屈 MWM 时,治疗师和患者位置

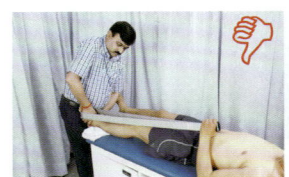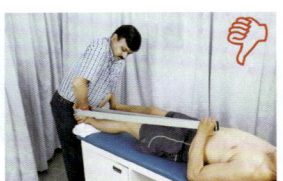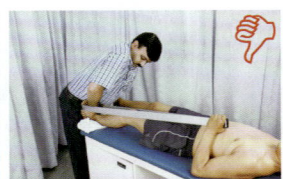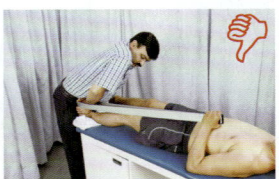

图 7.7.6　仰卧位踝关节背屈 MWM 时手的错误位置

7.8 负重位踝关节背屈动态关节松动术(徒手)

适应证

- 部分负重位增加踝关节背屈范围,减轻疼痛。

患者体位

- 单膝跪位。

治疗师位置

- 站在患侧(图 7.8.3)。

手的位置

- 治疗师一只手置于后方,在踝关节线的上方。
- 另一只手在踝关节线下方从前方固定距骨和前足(图 7.8.4)。

Mulligan 手法指南

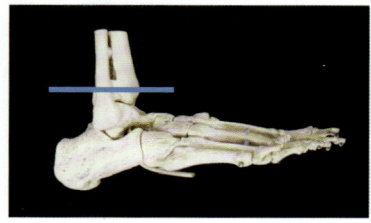
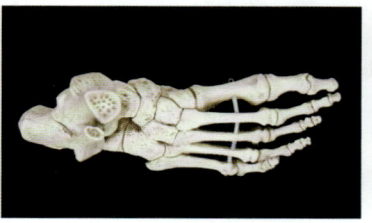

图 7 8.1　踝关节和足复合体及其治疗平面

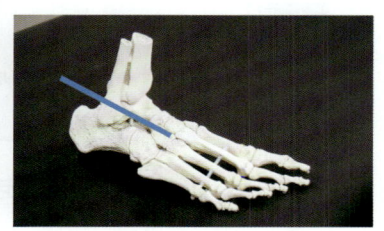

图 7.8.2　单膝跪位（部分负重）踝关节背屈 MWM 时治疗平面

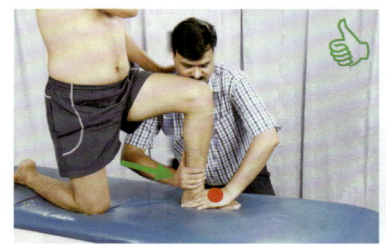
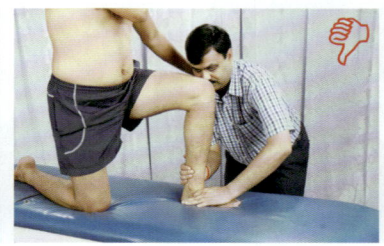
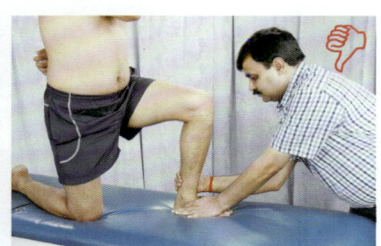

图 7.8.3　单膝跪位（部分负重）踝关节背屈 MWM 时，治疗师和患者的正确和错误位置

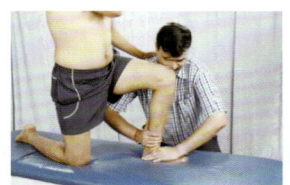
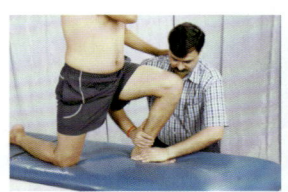
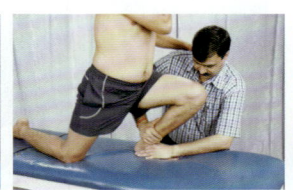
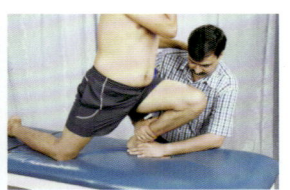

图 7.8.4　单膝跪位（部分负重）踝关节背屈 MWM 时，治疗师和患者位置

操作步骤
- 治疗师向前方推动胫骨和腓骨远端（相当于距骨向后方相对滑动）。
- 治疗师保持滑动治疗的同时，患者弓步前倾（以实现患侧踝背屈）。

注意事项
- 治疗师双手不应超过关节线，而应置于踝关节线的上方和下方（图 7.8.3）。
- 治疗师保持前臂角度以维持沿治疗平面滑动。
- 治疗师应用手掌去推动胫骨和腓骨，而非虎口。

手法变化
- 也可在完全负重下行同样滑动治疗，此时患者固定患侧腿，而健侧腿前后移动，类似于行走（图 7.8.5）。

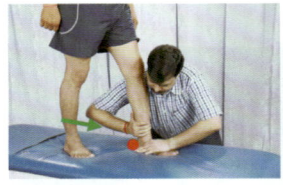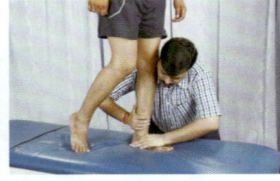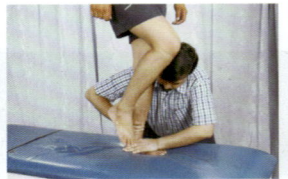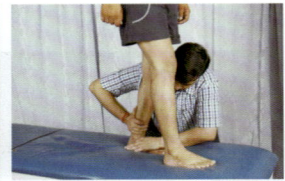

图 7.8.5　行走踝关节背屈徒手 MWM 时，治疗师和患者位置

7.9 负重位踝关节背屈动态关节松动术（用治疗带）

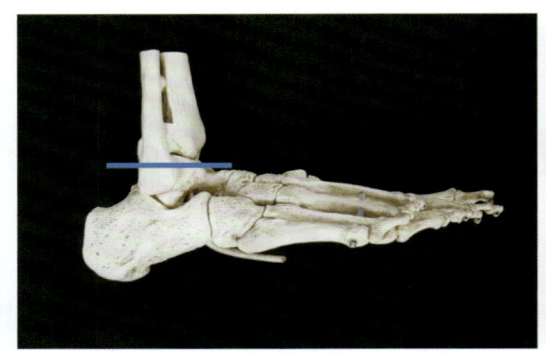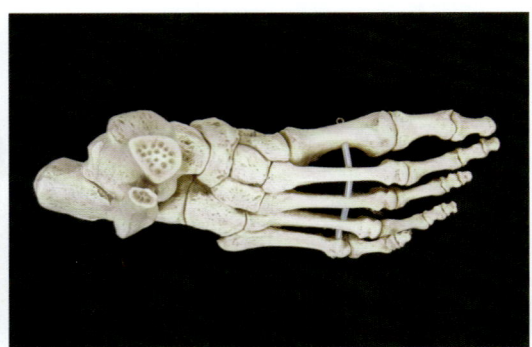

图 7.9.1　踝关节和足复合体及其治疗平面

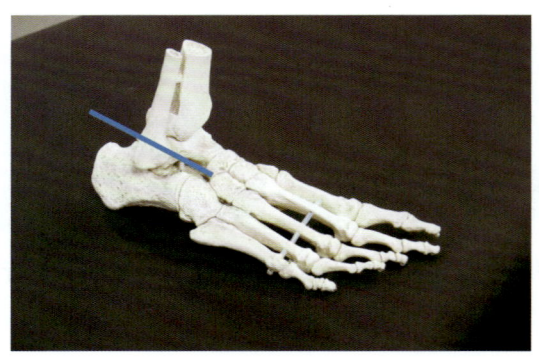

图 7.9.2　单膝跪位（部分负重）踝关节背屈用治疗带 MWM 时治疗平面

适应证
- 部分负重位增加踝关节背屈范围，减轻疼痛。此技术针对体重较重的患者或治疗师想于治疗中给予更大力量。

患者体位
- 单膝跪位，脚/趾置于治疗床/椅子边缘（图 7.9.4）。

治疗师位置
- 站在患者前方。

治疗带位置
- 治疗带放置于患者小腿下方跟腱上 2 厘米处，而另一端置于治疗师臀部区域。
- 为避免不适，可在治疗带与跟腱间放置枕巾或泡沫垫片。

Mulligan 手法指南

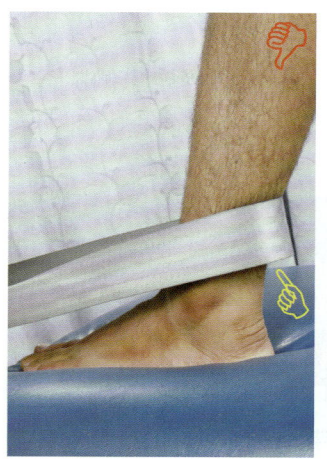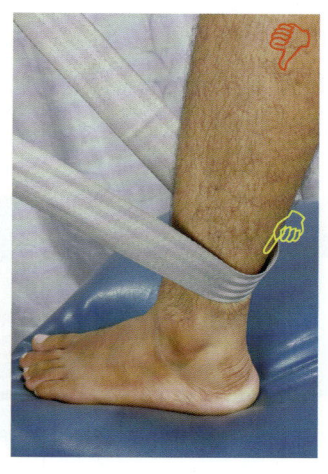

图 7.9.3 踝关节背屈 MWM 时，治疗带错误放置位置

手的位置

- 治疗师一只手从踝关节线下方固定患者距骨，而用另一只手加强。或者，另一只手也可置于患者膝关节上以控制患者运动的速度和动作（图 7.9.4）。

操作步骤

- 治疗师拉动治疗带，使胫骨和腓骨向前。

相当于固定的距骨和足向后滑动。
- 患者弓步向前超过其脚平面，以实现背屈。
- 治疗师随激惹动作屈身以维持滑动治疗（图 7.9.4，图 7.9.5）。

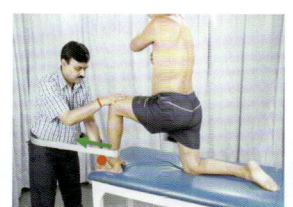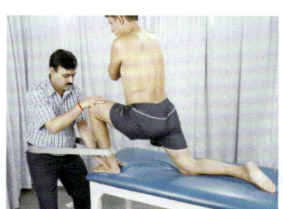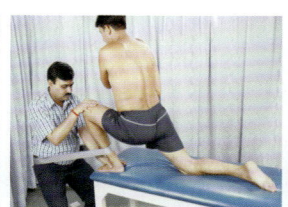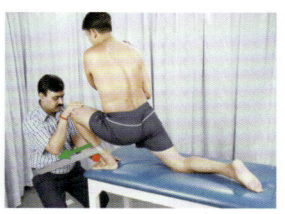

图 7.9.4 单膝跪位（部分负重）踝关节背屈用治疗带 MWM 时，治疗师和患者位置

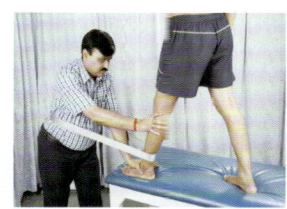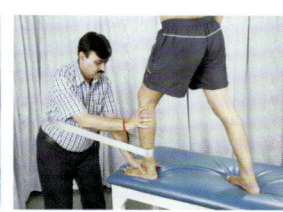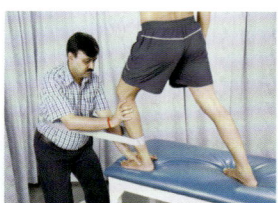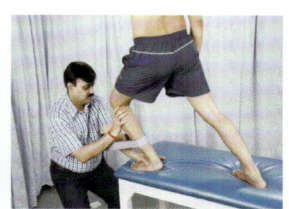

图 7.9.5 站位（完全负重）踝关节背屈用治疗带 MWM 时，治疗师和患者位置

注意事项

- 治疗带和患者接触部位不能有缝隙。为了避免缝隙,当患者向前弓步时治疗师应很好地保持同步(图7.9.3)。
- 对于紧张的跟腱不能用此技术。

手法变化

- 患者固定患侧腿,而健侧腿前后移动,类似于行走(图7.9.6)。

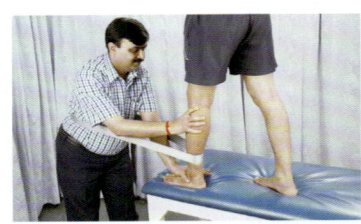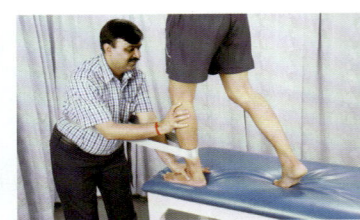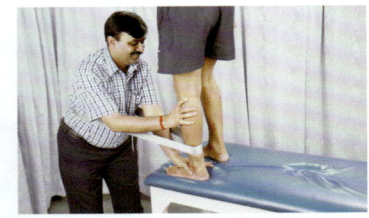

图 7.9.6　行走踝关节背屈用治疗带 MWM 时,治疗师和患者位置

肩关节

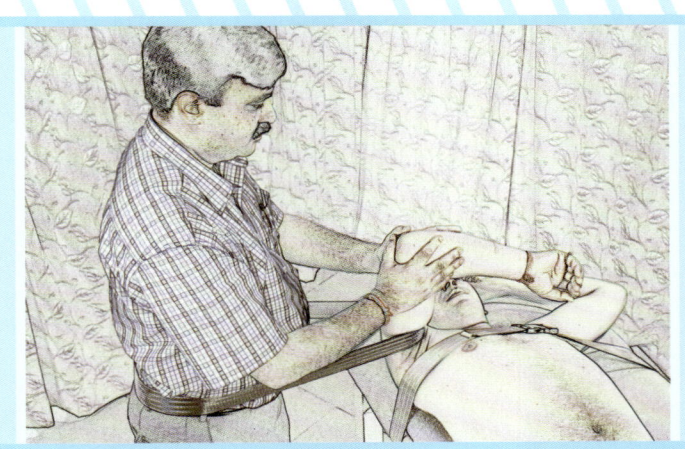

- 8.1 肩关节分离动态关节松动术
- 8.2 肩关节内/外旋动态关节松动术（用治疗带）
- 8.3 肩关节屈曲动态关节松动术（用治疗带）
- 8.4 肩关节牵引动态关节松动术
- 8.5 肩关节内旋范围末端动态关节松动术
- 8.6 肩关节疼痛的后外侧动态关节松动术
- 8.7 肩关节屈曲（30°–120°）用治疗带进行后外侧动态关节松动术
- 8.8 评估肩锁关节
- 8.9 肩锁关节动态关节松动术
- 8.10 胸锁关节动态关节松动术
- 8.11 肩关节屈曲（大于120°）用治疗带进行后外侧动态关节松动术
- 8.12 肩关节内/外旋（整体受限）动态关节松动术
- 8.13 肩带动态关节松动术（坐位四点矫正法）
- 8.14 肩带动态关节松动术（狮式）

8 肩关节

8.1 肩关节分离动态关节松动术

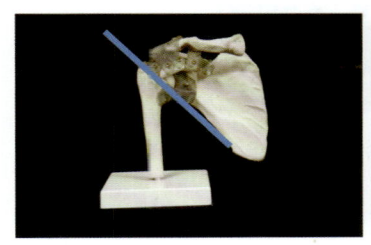 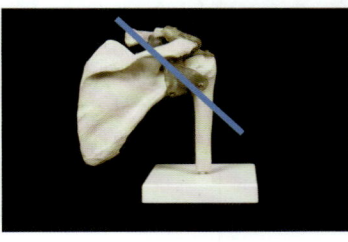 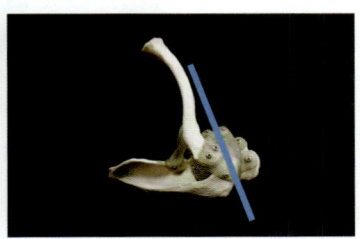

图 8.1.1　肩关节及肩关节分离 MWM 时治疗平面

适应证
- 肩关节疼痛、僵硬。
- 创后/术后肩关节僵硬。
- 粘连性肩关节囊炎/肩周炎。

患者体位
- 仰卧，借助环绕胸部的治疗带和身体下面的枕巾以固定置于治疗床边缘的肩胛骨（图 8.1.2）。

治疗师位置
- 站在患肩外侧（图 8.1.3）。

手的位置
- 治疗师一只手固定患者锁骨和肩胛骨。
- 另一只手前臂旋后，置于肱骨远端外侧。

治疗带位置
- 治疗师应将治疗带尽可能靠近肩关节面（图 8.1.3）。
- 治疗带固定在治疗师的腰部周围，并且应平行于地面且垂直于患者肱骨。

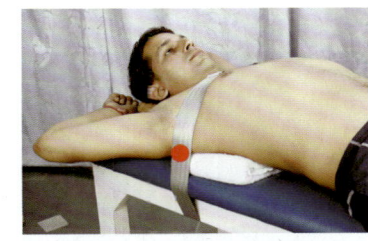 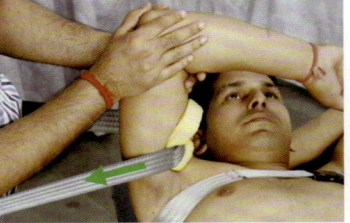 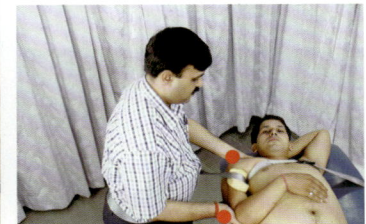

图 8.1.2　行肩关节 MWM 时，固定肩胛骨的治疗带位置

图 8.1.3　仰卧位肩关节分离 MWM 时，垫片和治疗带位置

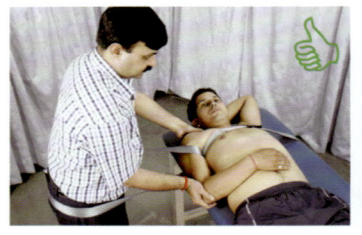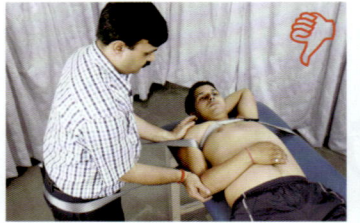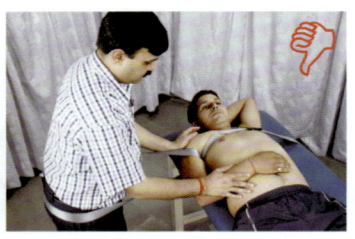

图 8.1.4 用治疗带进行肩关节分离 MWM 时，手的正确和错误位置

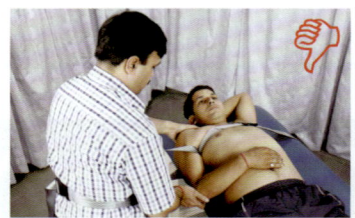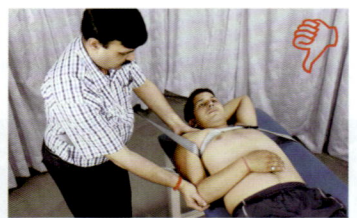

图 8.1.5 仰卧位用治疗带进行肩关节分离 MWM 时，治疗师和患者错误位置

操作步骤
- 治疗师重心后移拉动治疗带以向外侧牵拉肩关节（图 8.1.3）。

注意事项
- 治疗师不应抓握患者前臂，从而避免拉伤患者肘关节韧带。
- 确保只向外侧牵拉治疗带。
- 治疗带应尽可能靠近肩关节线（图 8.1.5）。
- 抓握应在患者舒适的前提下，越牢固越好。

8.2 肩关节内 / 外旋动态关节松动术（用治疗带）

适应证
- 肩关节旋转疼痛、受限。
- 创后 / 术后肩关节僵硬。
- 粘连性肩关节囊炎 / 肩周炎。

患者体位
- 仰卧，借助环绕胸部的治疗带和身体下面的枕巾以固定置于治疗床边缘的肩胛骨（图 8.2.2）。

治疗师位置
- 站在患肩外侧。

手的位置
- 患者肩、肘关节屈曲 90°。
- 治疗师双手握住患者肱骨远端（图 8.2.2，图 8.2.3）。

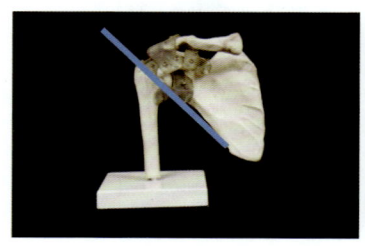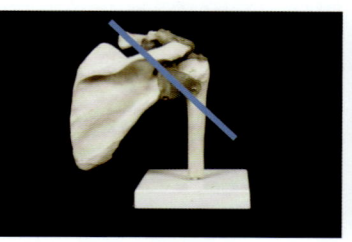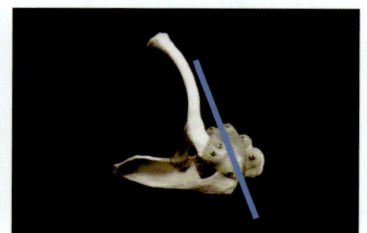

图 8.2.1 肩关节及内 / 外旋 MWM 时治疗平面

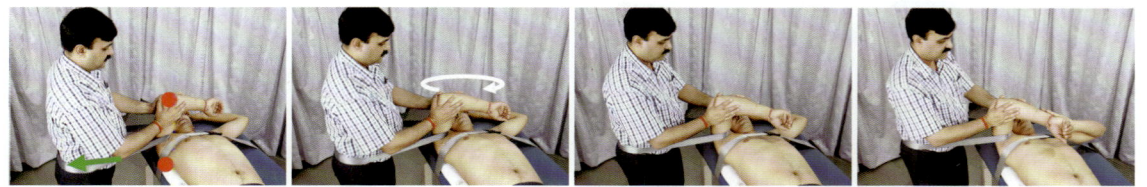

图 8.2.2　仰卧位用治疗带进行肩关节内旋 MWM 时，治疗师手放置位置

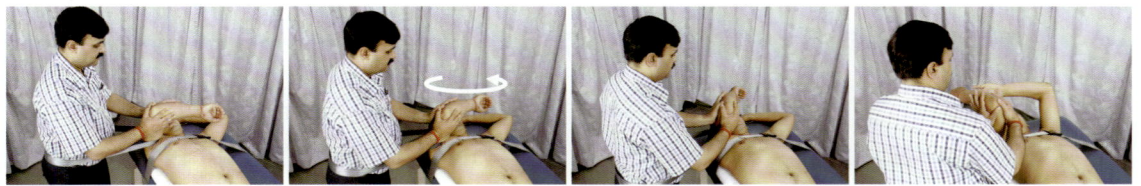

图 8.2.3　仰卧位用治疗带进行肩关节外旋 MWM 时，治疗师手放置位置

治疗带位置
- 治疗师应将治疗带尽可能靠近肩关节线（图 8.2.2）。
- 治疗带固定在治疗师的腰部周围，并且应平行于地面且垂直于患者肱骨。

操作步骤
- 治疗师重心后移拉动治疗带以向外侧牵拉肩关节（图 8.1.3）。
- 治疗师双手固定肱骨远端，并用治疗带行外侧牵拉。此时患者行无痛主动肩内/外旋（激惹动作）（图 8.2.2，图 8.2.3）。
- 在内/外旋新的活动范围末端，患者行被动加压。

注意事项
- 治疗师应和患者动作保持同步运动以维持沿治疗平面滑动。
- 在患者动作过程中治疗师保持滑动治疗直到肩关节回到初始位置。
- 治疗师不应抓握患者前臂，从而避免拉伤患者肘关节韧带（图 8.2.4）。
- 确保只向外侧牵拉治疗带。
- 治疗带应尽可能靠近肩关节线。
- 抓握应在患者舒适前提下，越牢固越好。

治疗原理
- 可能矫正受影响关节之间的错误位置，从而矫正关节的生物力学。
- 它可能松解被挤压的关节平面，帮助拉伸和放松关节囊和关节周围肌肉。
- 松动有助于为患侧关节提供营养。
- 此方法会松解在关节间包埋的半月板样结构。
- 它可能刺激关节内和周围的机械感受器和本体感受器，有助于放松关节周围的肌肉和筋膜。

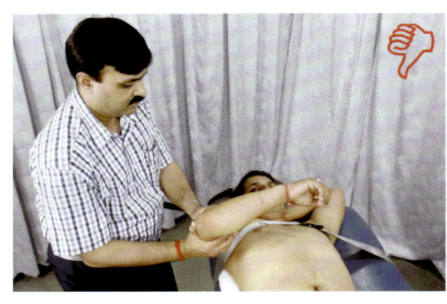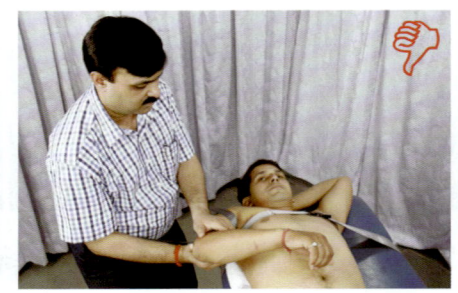

图 8.2.4 仰卧位用治疗带进行肩关节内/外旋 MWM 时，治疗师错误治疗手法

8.3 肩关节屈曲动态关节松动术（用治疗带）

适应证
- 肩关节屈曲疼痛，受限。
- 创后/术后肩关节僵硬。
- 粘连性肩关节囊炎/肩周炎。

患者体位
- 仰卧，肩胛骨固定于治疗床边缘（图 8.3.2）。

治疗师位置
- 跨步站在患肩外侧。

手的位置

屈曲（0–90°）
- 治疗师一只手固定患者锁骨和肩胛骨。
- 另一只手固定肱骨远端（图 8.3.2）。

屈曲（90–120°）
- 治疗师一只手固定肱骨远端。
- 另一只手置于肩胛骨外侧，和治疗带一起加强肩胛骨的固定（图 8.3.3）。

治疗带位置
- 治疗师应将治疗带尽可能靠近肩关节线（图 8.3.2）。
- 治疗带固定在治疗师的腰部周围，并且应平行于地面且垂直于患者肱骨。

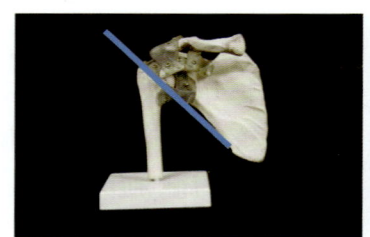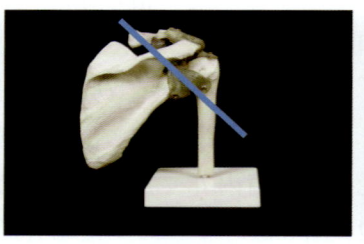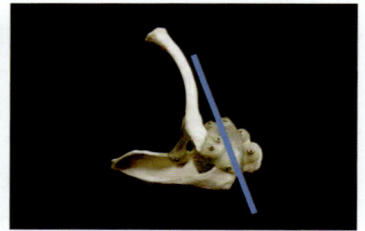

图 8.3.1 肩关节及其屈曲 MWM 的治疗平面

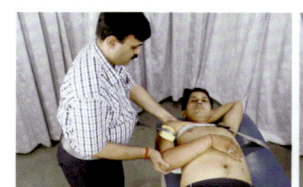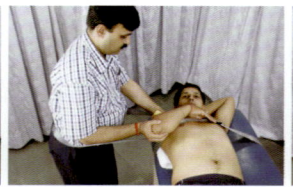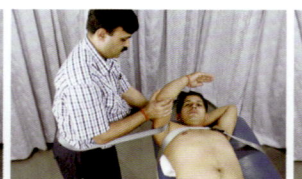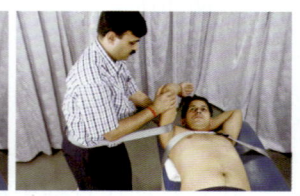

图 8.3.2 仰卧位用治疗带进行肩关节屈曲（0–90°）MWM 时，治疗师与患者位置

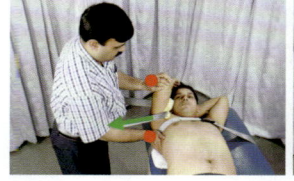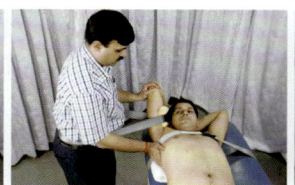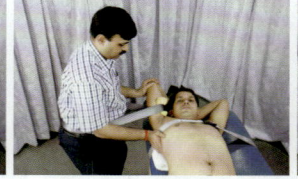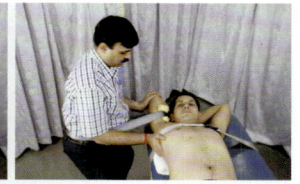

图 8.3.3　仰卧位用治疗带进行肩关节屈曲（大于 90°）MWM 时，治疗师与患者位置

操作步骤

- 治疗师重心后移拉动治疗带以向外牵拉肩关节。
- 在治疗过程中，患者无痛屈曲患侧肩关节。
- 对于屈曲 0-90° 操作，治疗师通过伸膝和将自己的重心从一只脚移到另一只脚，从而垫高自己，类似于转动四分之一圈以始终保持在一个治疗平面上，这将有助于在患者动作时维持滑动治疗。
- 对于屈曲 90-120° 操作，治疗师通过屈膝和将自己的重心从一只脚移到另一只脚，从而降低自己身高，类似于转动四分之一圈以始终保持在一个治疗平面上。
- 在屈曲新的活动范围末端，患者用健侧手行被动加压（图 8.3.2，图 8.3.3）。
- 治疗师应和患者动作保持同步运动以维持沿治疗平面滑动（与患者同步）。

注意事项

- 治疗师保持滑动治疗直到肩关节回到初始位置。
- 患者肩关节屈曲超过 90° 时，需肩关节保持外旋（避免肩峰撞击综合征）。
- 治疗师不应抓握患者前臂，从而避免拉伤患者肘关节韧带。
- 治疗带应尽可能靠近肩关节面。
- 确保只向外侧牵拉治疗带且平行于地面。
- 治疗师确保和患者动作保持同步运动以维持沿治疗平面滑动。
- 抓握应在患者舒适前提下，越牢固越好。

8.4 肩关节牵引动态关节松动术

适应证

- 肩关节疼痛、僵硬。
- 创后 / 术后肩关节僵硬。
- 粘连性肩关节囊炎 / 肩周炎。

患者体位

- 仰卧，肩胛骨固定于治疗床边缘（图 8.4.2）。

治疗师位置

- 站在患肩外侧（图 8.4.2）。

手的位置

- 治疗师握住患侧上臂（图 8.4.3）。

治疗带位置

- 治疗带（松动操作）绕成"8"字且治疗师握住患侧上臂（图 8.4.3）。
- 治疗带（松动操作）环绕在治疗师肩胛骨及上臂桡神经沟，绕成的"8"字绕在治疗师掌指关节或指关节。

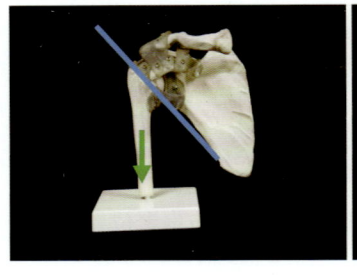 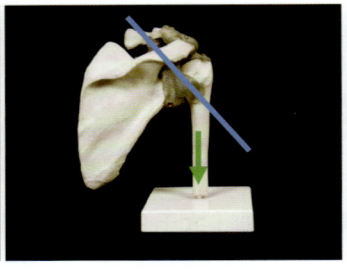

图 8.4.1 肩关节及用治疗带肩关节牵引 MWM 时治疗平面

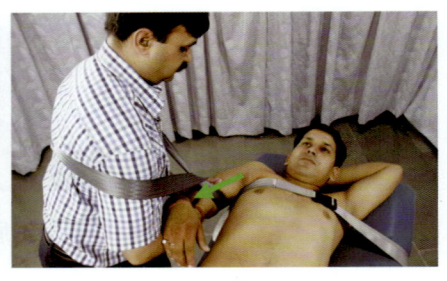

图 8.4.2 仰卧位用治疗带肩关节牵引 MWM 时，治疗师和患者位置

操作步骤

- 治疗师重心后移拉动治疗带以沿肱骨长轴方向牵引（图 8.4.3）。
- 在牵引过程中，患者肩关节可做任何动作（屈曲、伸展、外展和旋转）直至出现痛感的范围（图 8.4.3 至图 8.4.5）。

注意事项

- 治疗师应和患者肩关节活动保持同步运动以维持牵引治疗（图 8.4.6）。
- 在患者肩关节活动过程中保持牵引治疗。
- 治疗师沿患者的肱骨长轴方向行牵引治疗。
- 治疗带应放置于治疗师指间关节，而不是手腕部。

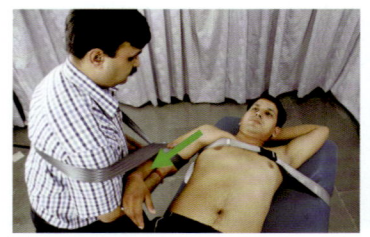 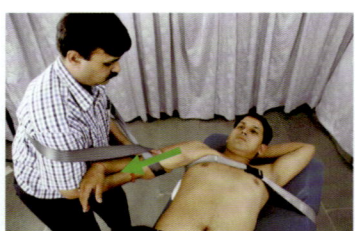 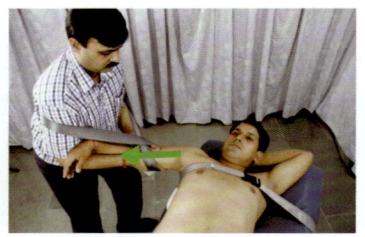

图 8.4.3 用治疗带进行肩关节牵引 MWM（肩关节外展）时，治疗师和患者位置

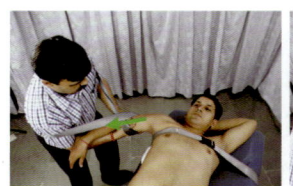

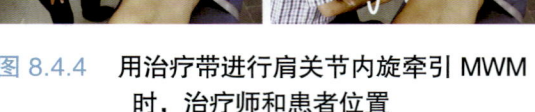

图 8.4.4 用治疗带进行肩关节内旋牵引 MWM 时，治疗师和患者位置

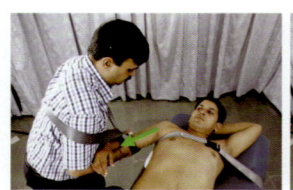

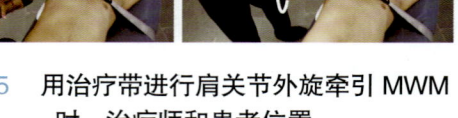

图 8.4.5 用治疗带进行肩关节外旋牵引 MWM 时，治疗师和患者位置

Mulligan 手法指南

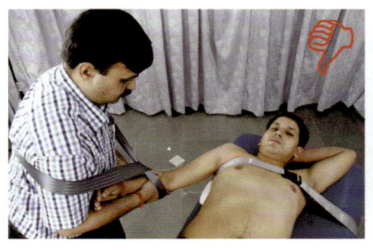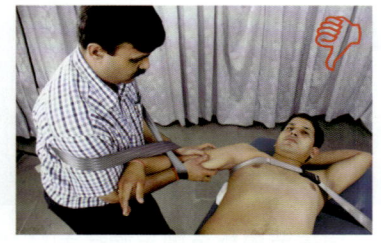

图 8.4.6　仰卧位进行肩关节牵引 MWM 时，治疗师手的错误放置

8.5 肩关节内旋范围末端动态关节松动术

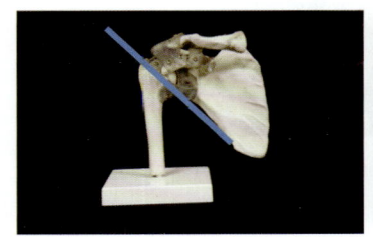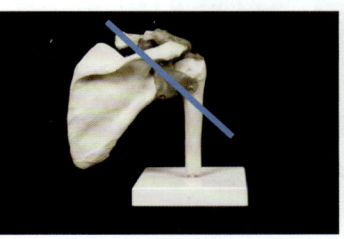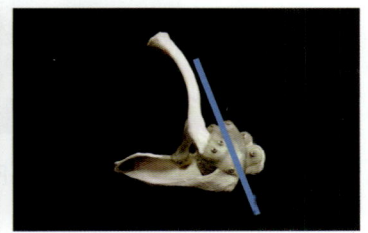

图 8.5.1　肩关节及肩关节内旋范围末端 MWM 时治疗平面

适应证
- 肩关节内旋活动范围末端受限。

患者体位
- 坐于高的治疗床上，患侧手背后（可达到范围）（图 8.5.2）。

治疗师位置
- 面向患侧站立。

手的位置
- 治疗师一只手虎口从前面抓住患者肘部（在肘窝）。
- 另一只手的背部深入患者腋窝从后面固定肩胛骨，这可在盂肱关节处传递牵拉力（图 8.5.2）。

操作步骤
- 治疗师从患者肘窝下推使得肱骨头部向下滑动，另一只手分开盂肱关节。
- 患者此时通过健侧手或治疗带的协助向上拉患侧手，在活动范围末端内旋肩关节（图 8.5.2）。
- 治疗师在活动范围末端用身体/治疗带给予被动加压。

注意事项
- 治疗师前臂角度需确保向下滑动肱骨头部而不是推动肩关节后伸（图 8.5.3）。

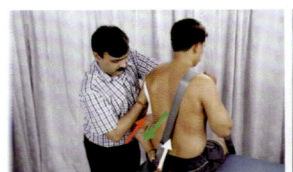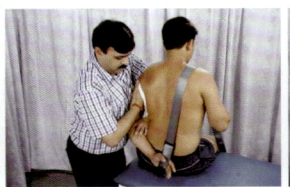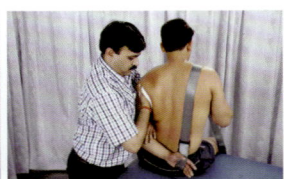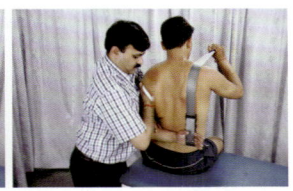

图 8.5.2　肩关节内旋范围末端徒手 MWM 时，治疗师和患者位置

（续）...

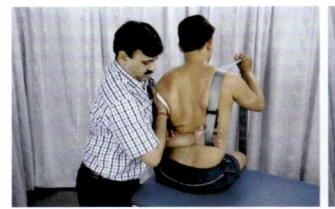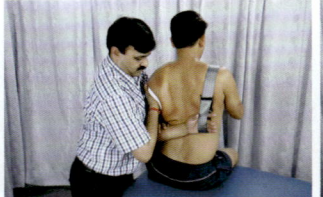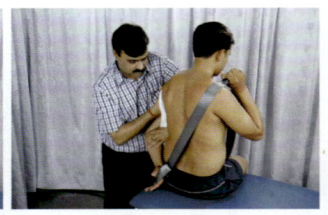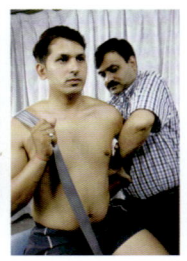

图 8.5.2　肩关节内旋范围末端徒手 MWM 时，治疗师和患者位置

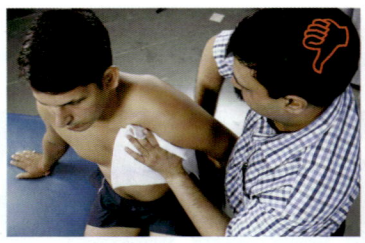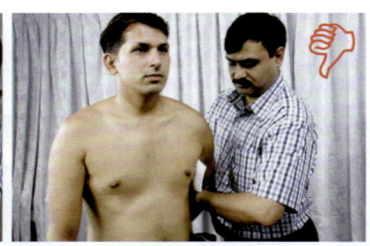

图 8.5.3　肩关节内旋范围末端徒手 MWM 时，治疗师手的错误放置

8.6 肩关节疼痛的后外侧动态关节松动术

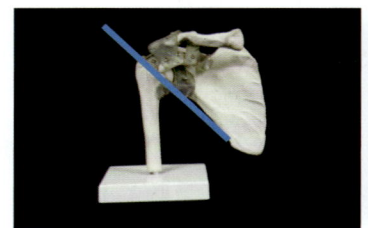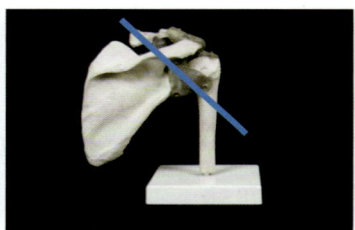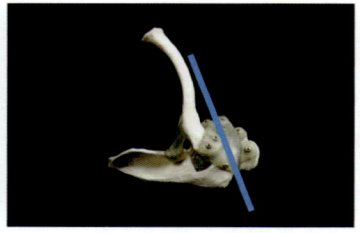

图 8.6.1　肩关节及后外侧 MWM 时治疗平面

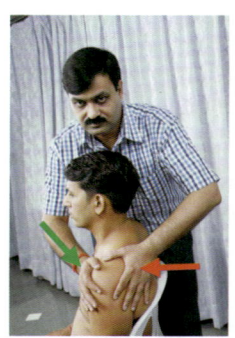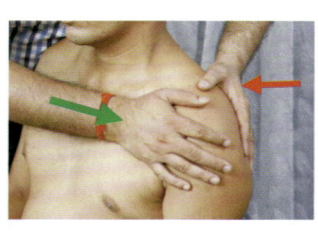

图 8.6.2　坐位后外侧 MWM 时，治疗师手放置位置

- 肩袖拉伤/损伤。
- 肱二头肌肌腱炎。

患者体位

- 坐于椅子边缘。
- 当肩关节屈曲/外展时上臂应外旋。

治疗师位置

- 侧向站在患者健侧。

手的位置

- 治疗师一只手稳定患者肩胛骨。
- 另一只手的大鱼际置于患者肱骨头部内侧（图 8.6.2）。

适应证

由以下原因引起的肩关节疼痛、僵硬：
- 疼痛弧综合征。
- 冈上肌肌腱炎。

Mulligan 手法指南

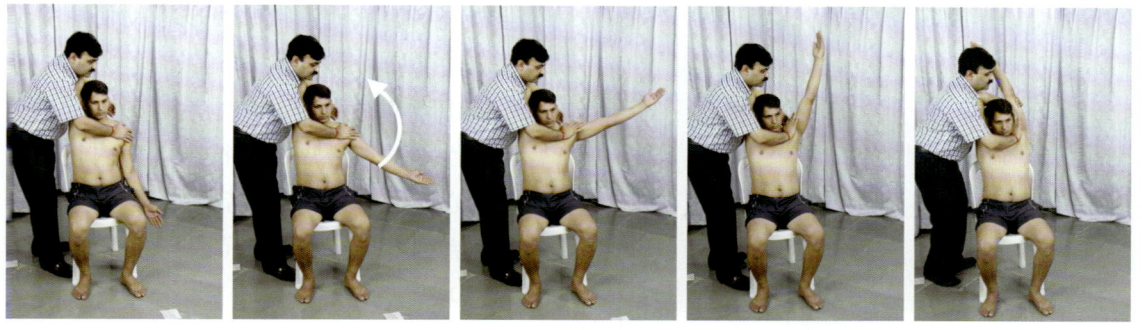

图 8.6.3　坐位肩关节外展进行后外侧 MWM 时，治疗师与患者位置

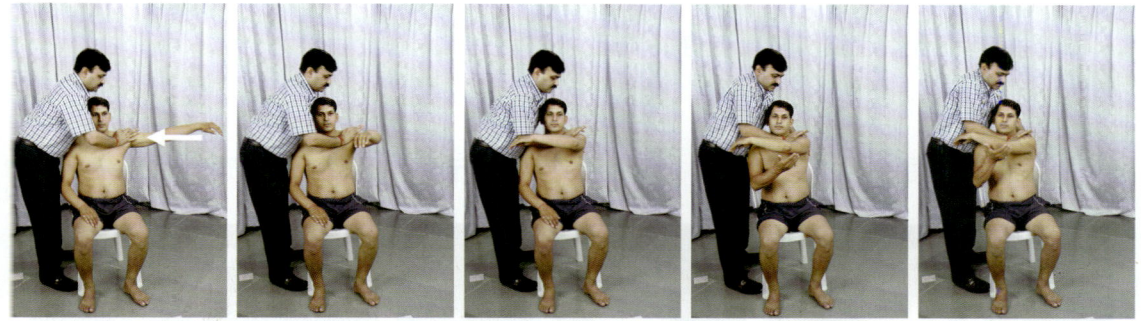

图 8.6.4　坐位肩关节水平内收进行后外侧 MWM 时，治疗师与患者位置

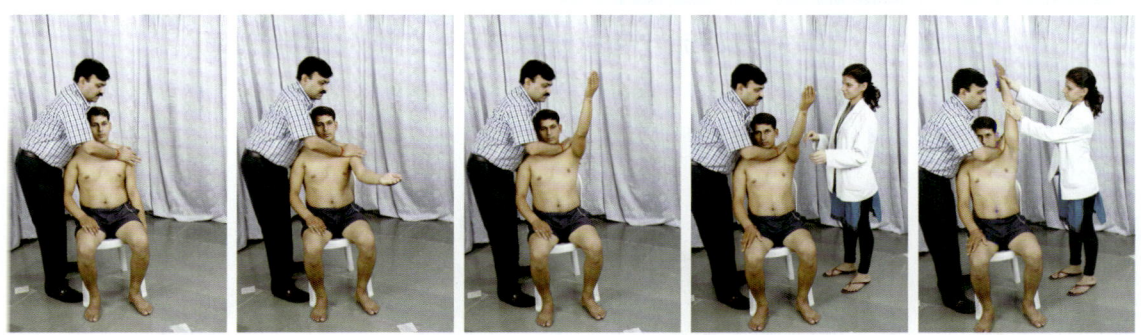

图 8.6.5　坐位肩关节屈曲进行后外侧 MWM 时，治疗师与患者位置

操作步骤

- 治疗师用大鱼际向后、外、下滑动肱骨头部。
- 在治疗期间，患者进行激惹动作，此时应该无痛（图 8.6.3 至图 8.6.5）。
- 在新达到的活动范围末端患者可用健侧手进行被动加压。
- 治疗师应和患者动作保持同步运动以维持沿治疗平面滑动。
- 患者移动肩关节时，允许上旋其肩胛骨。

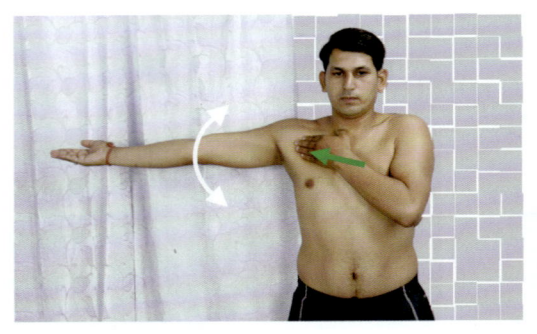

图 8.6.6　徒手行自助式后外侧 MWM 时，患者体位和手的放置位置

法外展，其他治疗师可以帮助使肩关节被动外展（图 8.6.3）。
- 如患者痛感强烈，其他治疗师可以行对抗性肩关节外展，抵抗患者肩内收肌的离心收缩（以保持患者外展肌的放松）。
- 患者可行自助式治疗（图 8.6.6）。

注意事项
- 治疗师手需与患者动作保持同步运动。
- 治疗师前臂角度应向后外侧方向。
- 治疗师行滑动治疗的手不应作用于肩锁关节。

手法变化
- 如果由于肌肉急性拉伤使患者肩关节无

8.7 肩关节屈曲（30°–120°）用治疗带进行后外侧动态关节松动术

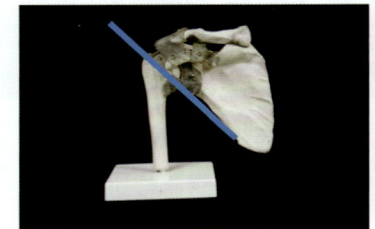 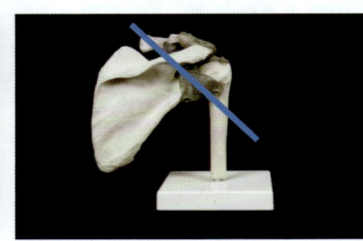 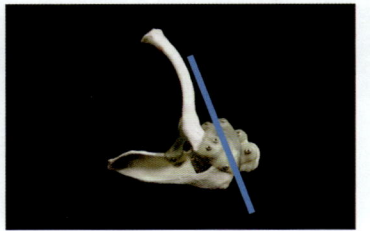

图 8.7.1　肩关节及用治疗带进行肩关节后外侧 MWM 时治疗平面

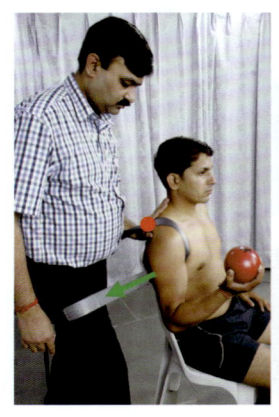 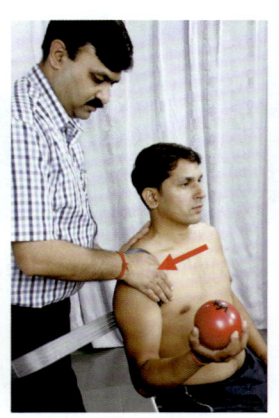 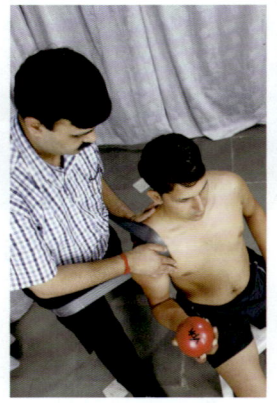 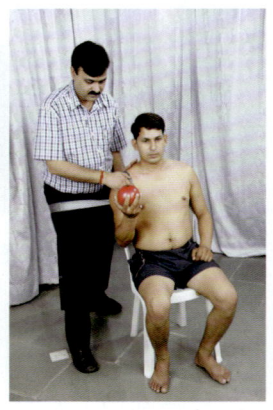

图 8.7.2　用治疗带进行肩关节后外侧 MWM 时，治疗师手放置位置

适应证
- 肩关节屈曲疼痛。
- 肩关节 30°–120° 屈曲受限。

患者体位
- 坐直于椅子边缘。

治疗师位置
- 站在患者患侧后外方。

手的位置
- 治疗师将一只手放在患者肩胛骨上,使治疗带逛过拇指和食指之间,以固定肩胛骨。
- 另一只手放在肱骨头部前方(而不是后方)(图 8.7.2)。

治疗带位置
- 治疗师将治疗带环绕在患侧肩关节和自己身上,使治疗带位于肱骨头部前内侧。

操作步骤
- 治疗师向后外侧、向下拉动治疗带以行滑动治疗(图 8.7.3)。
- 在治疗期间,患者行"击打"动作(图 8.7.4)。
- 患者还可手持重物,重复进行肩关节屈曲(同时肘关节屈曲)。
- 固定肩胛骨必须保证肩胛骨的正常运动,如肩胛骨上旋。
- 一旦患者关节活动范围得到改善,则可以在患者行击打动作时为患者设置更高的目标。

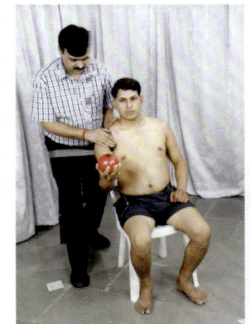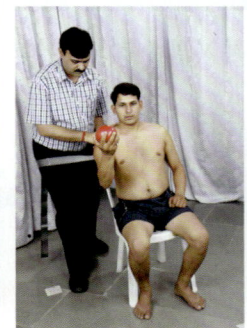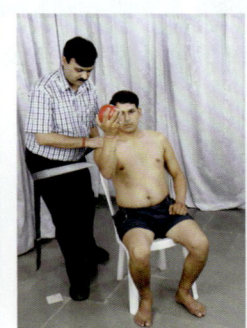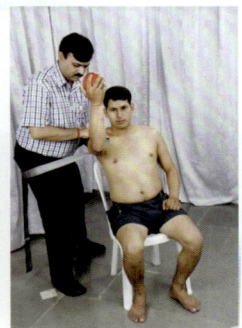

图 8.7.3　举物动作用治疗带进行肩关节后外侧 MWM 时,治疗师与患者位置

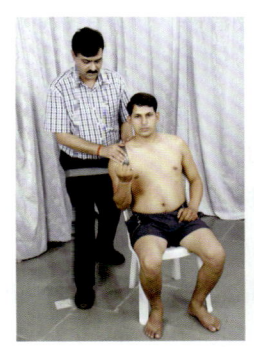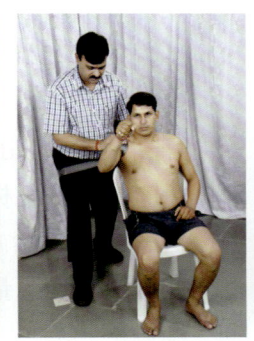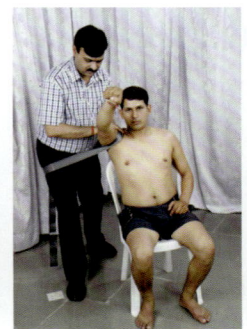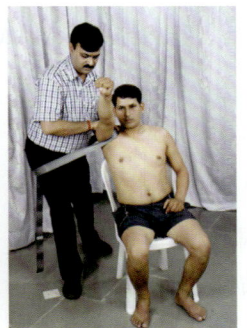

图 8.7.4　坐位击打动作用治疗带进行后外侧 MWM 时,治疗师与患者位置

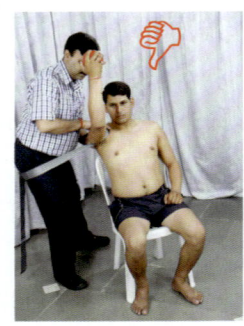

图 8.7.5　用治疗带进行后外侧 MWM 时，治疗师错误位置

注意事项

- 治疗师应运动以维持沿治疗平面滑动。
- 在保持滑动的同时，治疗师应和患者活动保持同步运动。
- 患者在行"击打"动作时可能会因后拉滑动而有所阻碍，但此动作应不难完成。

8.8 评估肩锁关节

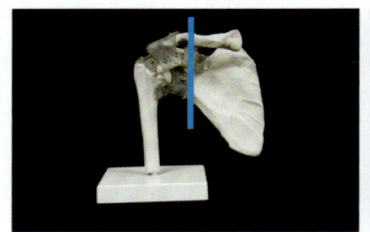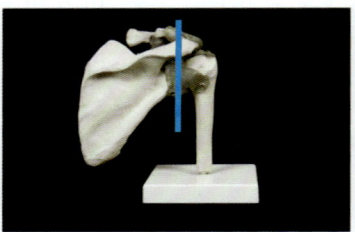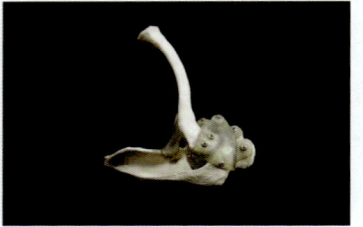

图 8.8.1　肩锁关节及其 MWM 时治疗平面

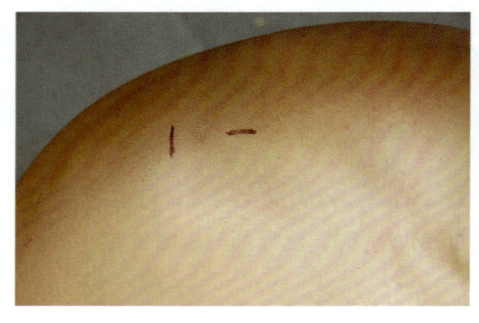

图 8.8.2　行肩锁关节 MWM 时，标记肩锁关节

评估肩锁关节

患者体位
- 坐直于椅子边缘。

治疗师位置
- 站在患侧旁（当进行肩部前突／后缩，上抬／下压时）。
- 站在患者身后（当进行锁骨旋转时）。

皮肤标记
- 治疗师标记肩峰外侧缘及肩锁关节线（图 8.8.2）。

测量肩部前突／后缩
- 水平放置一把标尺于肩锁关节线处。患者行肩部前突／后缩动作，同时治疗师用厘米刻度测量可达到的范围。正常范围内的前突和后缩值分别是 4-6 厘米和 2-4 厘米（图 8.8.3）。

测量肩部上抬／下压
- 垂直放置一把标尺于肩峰外侧缘处。患者行肩部上抬／下压动作，同时治疗师用厘米刻度测量可达到的范围。正常范围内的抬高／压低值分别是 6-8 厘米和 2-4 厘米（图 8.8.4）。

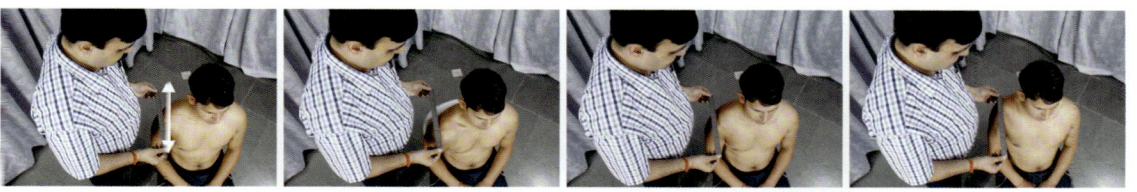

图 8.8.3　透明标尺置于肩锁关节评估和测量肩部前突/后缩范围

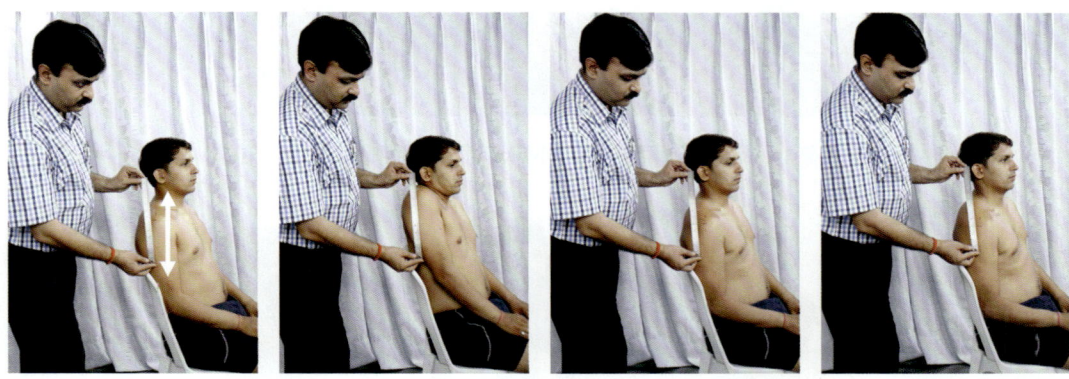

图 8.8.4　透明标尺置于肩锁关节评估和测量肩部上抬/下压范围

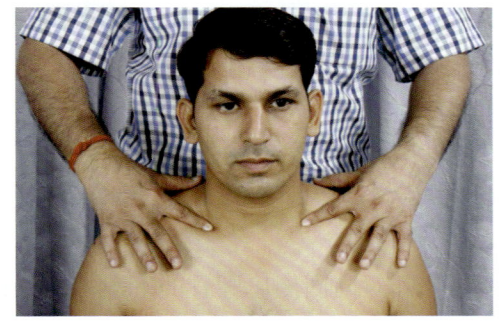

图 8.8.5　用食指测量锁骨旋转时手的放置位置

测量锁骨旋转

- 治疗师将食指置于患者锁骨上窝,当患者肩部上抬时,能感觉到锁骨的向后旋转。治疗师将可达到的旋转范围与患者的另一侧进行比较。用这种方法测量正常的锁骨旋转范围是 40°–45°(图 8.8.5,图 8.8.6)。

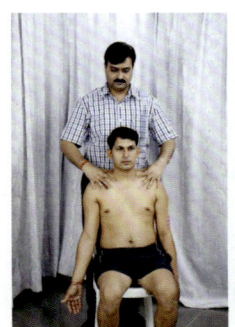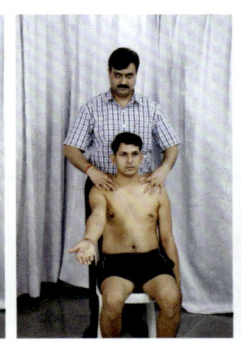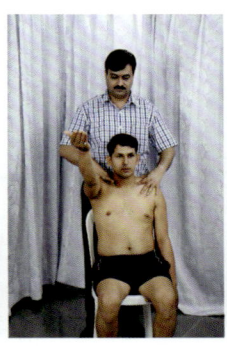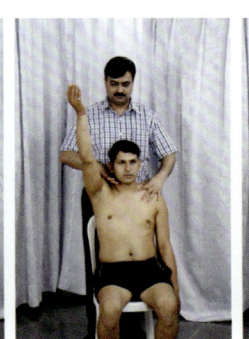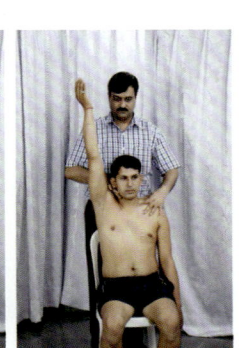

图 8.8.6　肩关节屈曲用食指测量锁骨旋转时,治疗师和患者位置

8.9 肩锁关节动态关节松动术

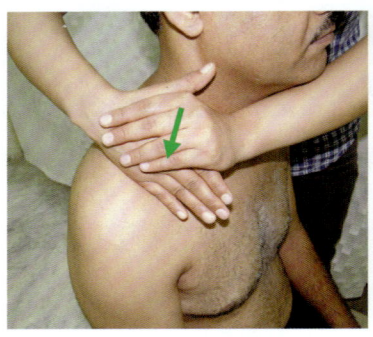
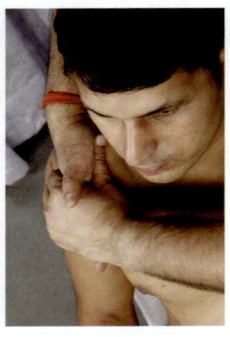

图 8.9.1　徒手行肩锁关节 MWM 时，治疗师手的放置位置

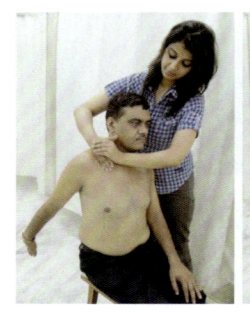
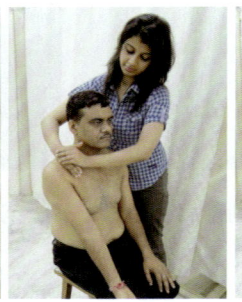
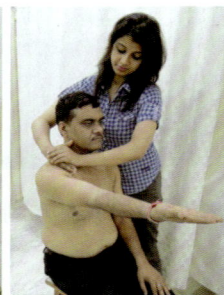
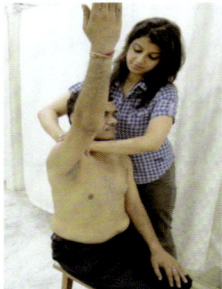
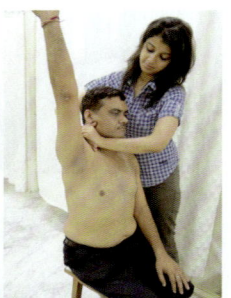

图 8.9.2　肩抬高徒手行肩锁关节 MWM 时，治疗师和患者位置（摆动动作）

适应证
- 因肩锁关节功能障碍肩关节活动范围末端受限。

患者体位
- 坐直于椅子边缘。

治疗师位置
- 站在患者健侧后外方。

手的位置
- 治疗师一只手的小鱼际隆起放在患者锁骨外侧边缘。
- 另一只手从前方固定此手掌（图 8.9.1）。

步骤
- 治疗师对向同侧肩胛骨的下角方向行锁骨下滑治疗。
- 患者进行快速的摆动运动，以到达肩关节屈曲活动范围末端（图 8.9.2）。

8.10 胸锁关节动态关节松动术

患者体位
- 坐直于椅子边缘。

治疗师位置
- 站在患者健侧后外方。

手的位置
- 治疗师一只手的大鱼际隆起放在患者锁骨内侧边缘。
- 另一只手从前方固定此手掌（图 8.10.1）。

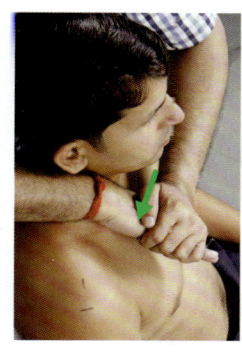
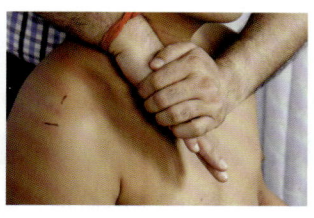

图 8.10.1 徒手行胸锁关节 MWM 时,治疗师手的放置位置

操作步骤

- 治疗师向同侧肩胛骨的下角方向行下滑锁骨治疗。
- 患者进行快速的摆动运动,以达到肩关节屈曲活动范围末端(图 8.10.2)。

注意事项

- 确保治疗师双手和前臂位置正确,不应阻碍患者活动。

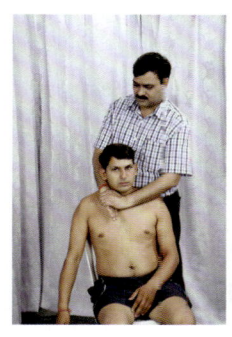 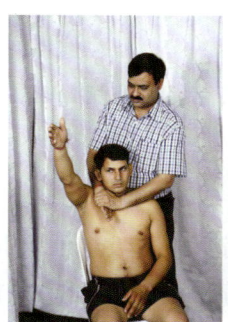 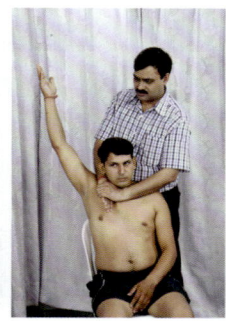 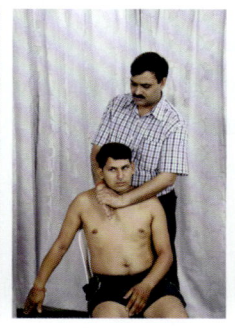 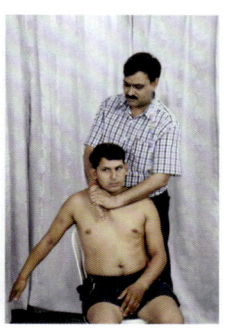

图 8.10.2 肩抬高徒手行胸锁关节 MWM 时,治疗师和患者位置(摆动动作)

8.11 肩关节屈曲(大于 120°)用治疗带进行后外侧动态关节松动术

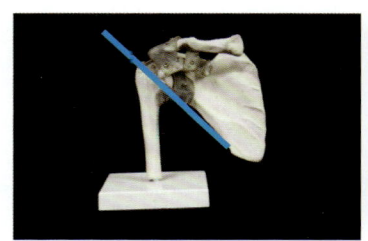 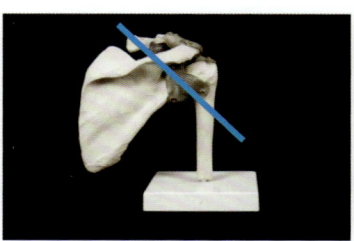 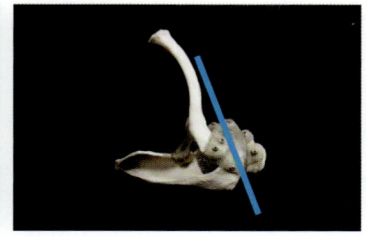

图 8.11.1 肩关节及其治疗平面

适应证

- 肩关节疼痛、僵硬导致屈曲角度大于 120° 受限。
- 创后/术后肩关节僵硬(适用时)。
- 粘连性肩关节囊炎/肩周炎。

患者体位

- 面壁站立,手撑住墙如图 8.11.2。

治疗师位置

- 站在患者后外侧向(图 8.11.2)。

手的位置

- 治疗师将一只手放在患者肩胛骨上,使治疗带通过拇指和食指之间,以稳定肩胛骨(图 8.11.3)。
- 另一只手放在肱骨头部前方。

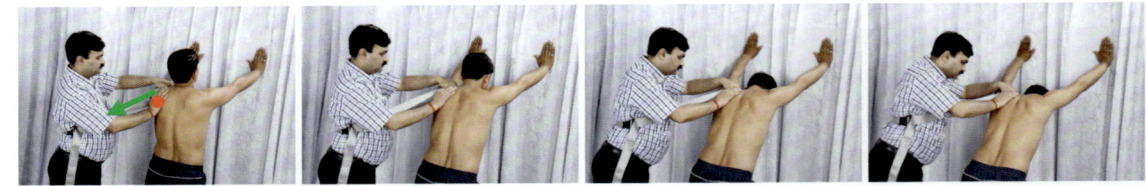

图 8.11.2 肩关节屈曲（大于 120°）用治疗带进行后外侧 MWM 时，治疗师和患者位置

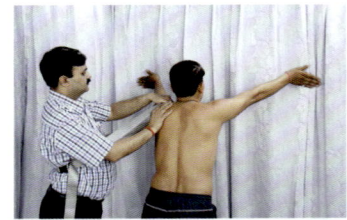 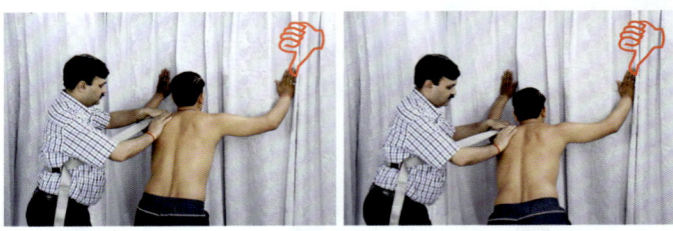

图 8.11.3 如用治疗带行后外侧 MWM 疼痛，患者手放置位置（外展/外旋）

图 8.11.4 用治疗带行后外侧 MWM 时，患者进行激惹动作的错误位置

治疗带位置
- 治疗带置于患侧盂肱关节的前内侧（图 8.11.3）。

操作步骤
- 通过轻柔,持续拉动治疗带进行向后、外、下方向滑动。
- 患者髋部前曲，臀部后移，使肩部屈曲范围扩大。
- 治疗师应和患者保持同步运动以维持沿治疗平面滑动（图 8.11.2）。
- 如患者疼痛,可外展、外旋肩关节缓解。

注意事项
- 确保患者不做欺骗性的动作如膝关节屈曲、躯干旋转及肘关节屈曲（图 8.11.4）。

8.12 肩关节内/外旋（整体受限）动态关节松动术

适应证
- 肩关节旋转运动整体丧失。

患者体位
- 站/坐。
- 肩关节外展，屈曲肘关节（90°）放在治疗师肩上（图 8.12.2）。

治疗师位置
- 侧向站在患侧（图 8.12.2）。

手的位置
- 治疗师双手扣在患者上臂近端，此时治疗师双手相扣的小指位于肩峰外侧缘远端（图 8.12.2）。

操作步骤
- 治疗师用放在肱骨上端的紧扣双手下推肱骨头部，产生滑动（图 8.12.2）。
- 患者行激惹动作（内/外旋）。在新的关节活动范围末端进行被动加压。

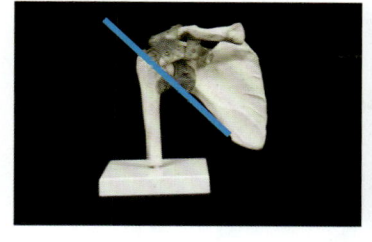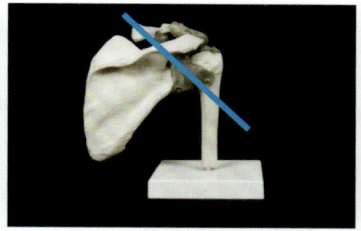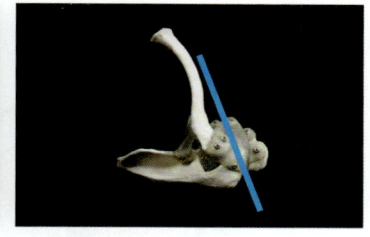

图 8.12.1　肩关节及肩关节整体受限徒手进行内/外旋 MWM 时治疗平面

注意事项

- 为不压迫患者肩胛带，治疗师双手置于肩峰外侧远端。
- 在治疗过程中，治疗师保持身高不变以避免改变患侧肩关节外展角度（图 8.12.3）。

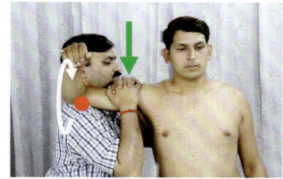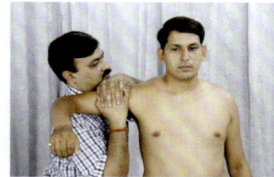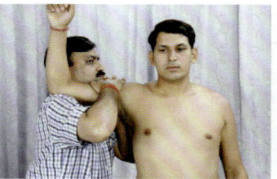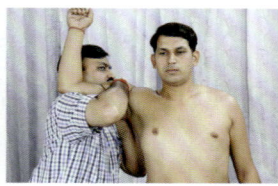

图 8.12.2　肩关节整体受限徒手进行内/外旋 MWM 时，治疗师和患者位置

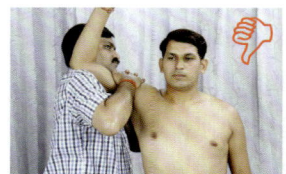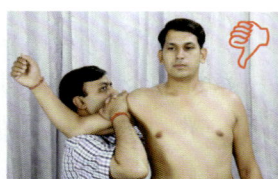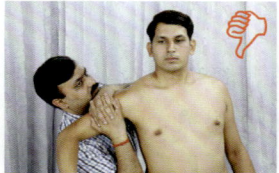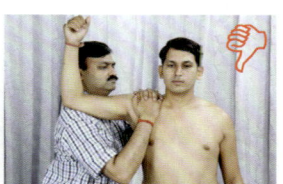

图 8.12.3　肩关节整体受限徒手进行内/外旋 MWM 时，治疗师常见错误

8.13 肩带动态关节松动术（坐位四点矫正法）

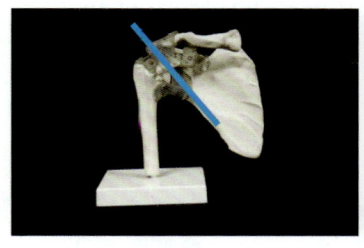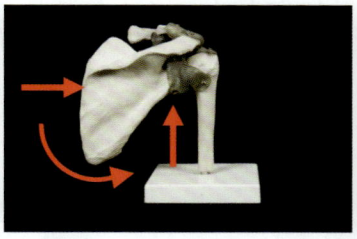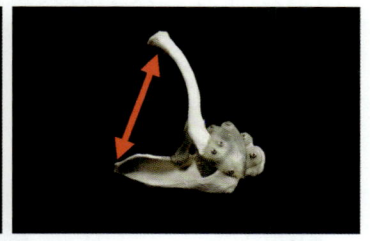

图 8.13.1　肩关节及其治疗平面，注意红色箭头指示肩关节复合体的错误活动

肩胛骨错误位置（通常发生在肩带损伤后）包括：

1. 肩带上抬（肩胛骨外侧边缘抬高）。
2. 肩胛骨旋转（肩胛下角向外侧移动）。
3. 肩胛骨在胸壁上向外侧平移。
4. 翼状肩胛骨。

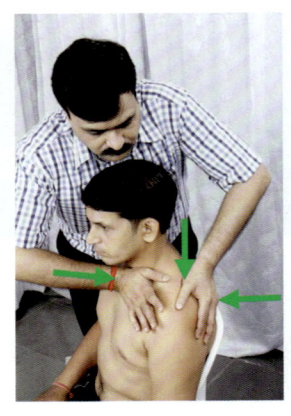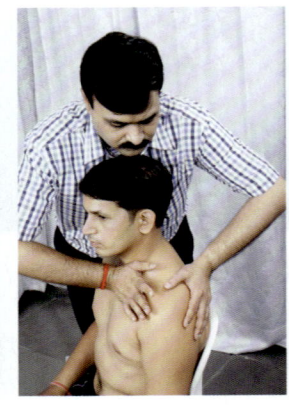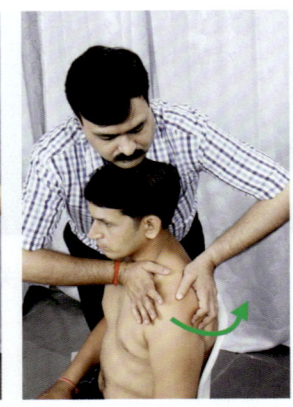

图 8.13.2　肩关节复合体行四点矫正 MWM 时，手放置位置

适应证
- 为矫正肩胛骨四种错误位置从而获得完全关节活动范围。

患者体位
- 坐在椅子边缘。

治疗师位置
- 一名治疗师侧向站在患者健侧。
- 第二名治疗师站在患侧关节前方（图 8.13.2）。

手的位置
- 第一名治疗师的大鱼际隆起置于患者肩胛骨外端（冈上窝）（图 8.13.2）。
- 同治疗师另一只手的大鱼际隆起置于患者锁骨内侧。

操作步骤
- 治疗师用置于患者肩胛骨的手下推患者肩胛骨外端，并向内侧胸椎方向滑动肩胛骨（下推矫正肩胛骨抬高和旋转）。
- 治疗师双手同时靠近以矫正翼状肩胛骨。
- 另一名治疗师（站在患侧）一只手握住患者肱骨远端，并向后滑动肱骨头部。另一只手向内侧推动肩胛骨（图 8.13.3）。
- 治疗师维持四点矫正时，使患者上臂无痛抬高。助理治疗师可在患者新的关节活动范围末端行被动加压。

注意事项
- 在患者动作过程中，需维持四点矫正直至患者肩关节回到初始位置。

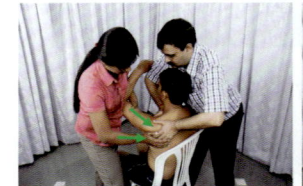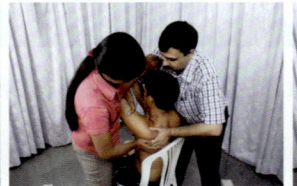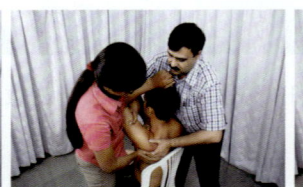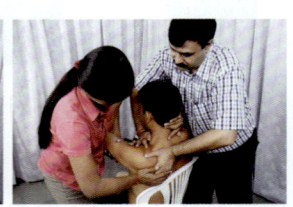

图 8.13.3　肩关节复合体行四点矫正 MWM 时，治疗师与患者位置（两名治疗师操作）

8.14 肩带动态关节松动术（狮式）

适应证
- 为矫正肩胛骨四种错误位置从而获得完全关节活动范围。

患者体位
- 患者四点跪姿于治疗床上。

治疗师位置
- 站在患侧肩关节旁。

治疗带位置
- 治疗带环绕在患者的躯干和治疗师身体，以防患者跌落（图 8.14.1）。

手的位置
- 治疗师一只手放在患者锁骨内侧，另一只手放在肩胛骨的外侧边缘，手指放在肩胛骨的内侧边缘（图 8.14.1）。

操作步骤
- 治疗师将患者肩胛骨向内侧向胸椎推动、旋转并双手靠近以矫正翼状肩胛骨。
- 患者向脚后跟缓慢后移，完成肩关节屈曲，此时应该无痛。患者通过进一步推动自己以在关节活动范围末端被动加压（图 8.14.1）。

注意事项
- 在患者动作过程中，需维持四点矫正直至患者肩关节回到初始位置。

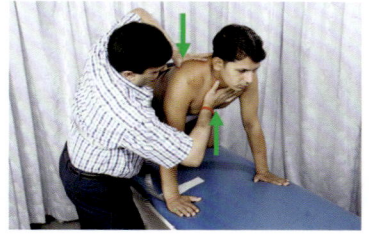 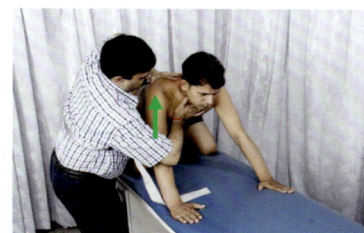 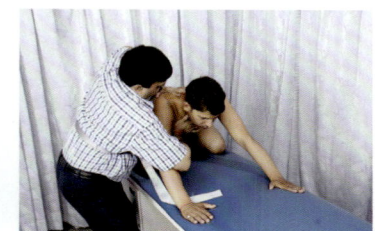
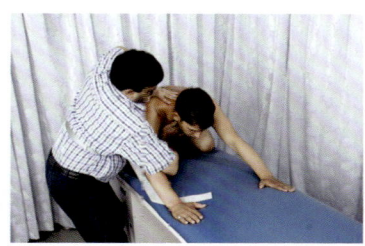 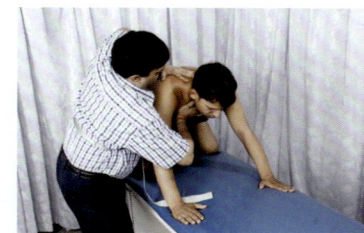 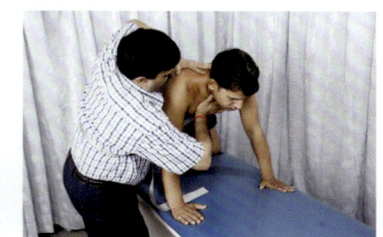

图 8.14.1　肩关节复合体行四点矫正 MWM 时，治疗师与患者位置（一名治疗师操作）

肘关节和前臂

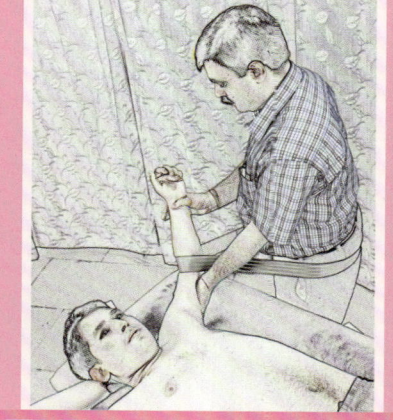

- 9.1 肘关节和前臂伸直内外侧动态关节松动术
- 9.2 肘关节和前臂屈曲内外侧动态关节松动术
- 9.3 肘关节屈曲/伸直外侧动态关节松动术（用治疗带）
- 9.4 肘关节屈曲/伸直内侧动态关节松动术（用治疗带）
- 9.5 肘关节自助式动态关节松动术
- 9.6 网球肘动态关节松动术（外侧滑动）
- 9.7 网球肘动态关节松动术（用治疗带）
- 9.8 网球肘自助式动态关节松动术
- 9.9 远端桡尺关节动态关节松动术
- 9.10 近端桡尺关节动态关节松动术

9 肘关节和前臂

9.1 肘关节和前臂伸直内外侧动态关节松动术

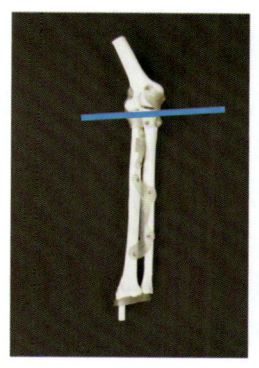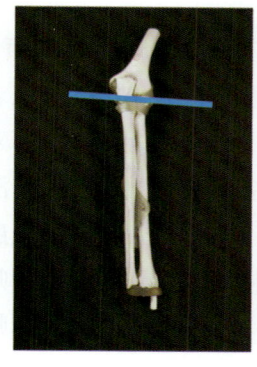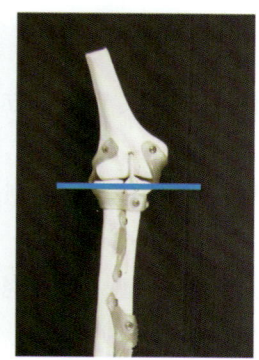

图 9.1.1　肘关节复合体及其伸直徒手内/外侧 MWM 时治疗平面

适应证

- 肘关节疼痛、僵硬导致关节活动受限。
- 肘关节创后/术后僵硬。
- 肘关节伸直范围丧失。

患者体位

- 站立/坐直
- 肘关节伸直至关节活动范围末端位置。

治疗师位置

- 站于患者面前，托住患者前臂。

内侧 MWM

手的位置

- 治疗师外侧手掌在肘关节线下方置于患者桡骨近端。
- 内侧手掌于肘关节线上方（内侧）稳定患者上臂。
- 治疗师通过外侧胸壁从患者尺骨侧稳定患者前臂远端（图 9.1.2）。

操作步骤

- 当患者上臂固定后，治疗师用外侧手行内侧滑动治疗。

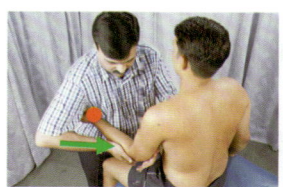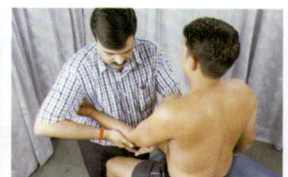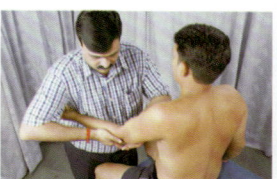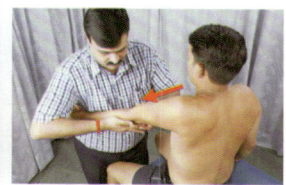

图 9.1.2　肘关节和前臂伸直徒手行内侧 MWM 时，治疗师与患者位置

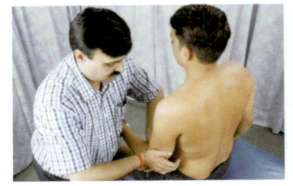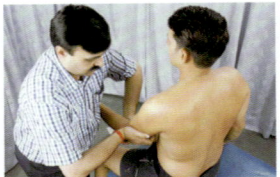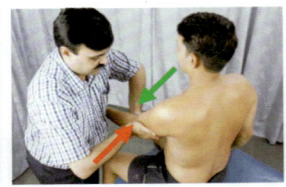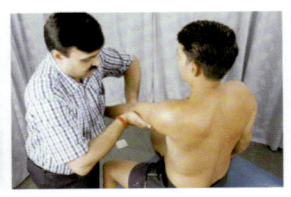

图 9.1.3　坐位肘关节和前臂伸直徒手行外侧 MWM 时，治疗师与患者位置

- 当滑动治疗进行时，治疗师指示患者行伸直动作（图 9.1.2）。

外侧 MWM
手的位置
- 治疗师内侧手在肘关节线下方置于患者尺骨近端（内侧）。
- 外侧手在肘关节线上方稳定患者上臂外侧。
- 治疗师通过外侧胸壁从患者桡侧稳定患者前臂远端（图 9.1.3）。

操作步骤
- 当患者上臂固定后，治疗师用内侧手行外侧滑动治疗。
- 当滑动治疗进行时，治疗师指示患者行伸直动作（图 9.1.3）。

注意事项
- 当患者从屈曲动作转为伸直动作时，治疗师双手需与患者动作同步以沿治疗平面行滑动治疗。
- 避免患者过度耸肩。
- 治疗师双手应置于肘关节线两端。
- 治疗师需检查其前臂角度（图 9.1.4）。

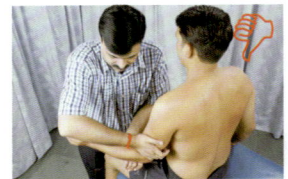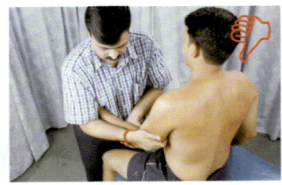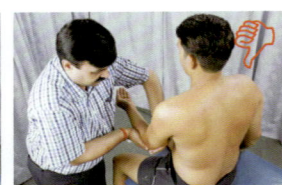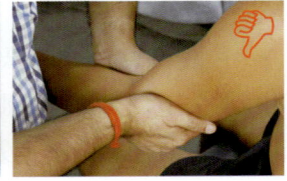

图 9.1.4　行肘关节内外侧 MWM 时，治疗师手的错误放置

9.2 肘关节和前臂屈曲内外侧动态关节松动术

适应证
- 肘关节疼痛、僵硬导致关节活动受限。
- 肘关节创后/术后僵硬。
- 肘关节屈曲范围丧失。

患者体位
- 仰卧于治疗床边缘。
- 肘关节屈曲至关节活动范围末端位置。
- 患侧肩需保持外展，从而使治疗师在治疗中保持前臂角度。

治疗师位置
- 站在患者侧面。

内侧 MWM
手的位置
- 治疗师外侧手掌在肘关节线下方置于患者桡骨近端。
- 内侧手置于肘关节线上方，绕患者肱骨远端外旋软组织以固定（图 9.2.2）。

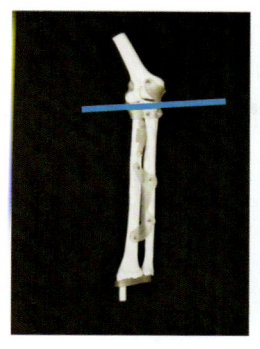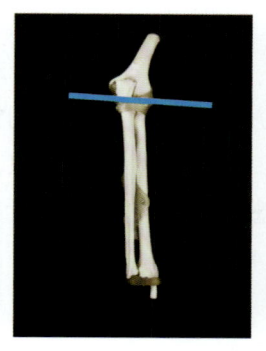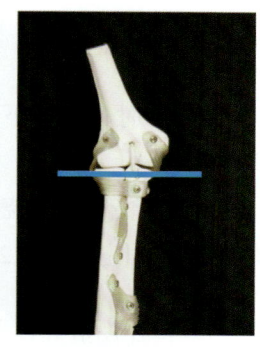

图 9.2.1　肘关节复合体及其屈曲徒手内/外侧 MWM 时治疗平面

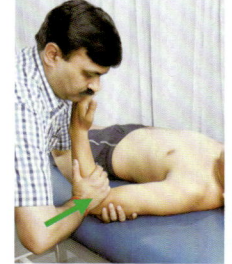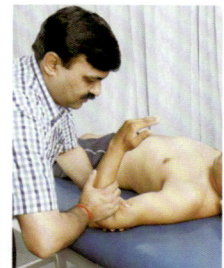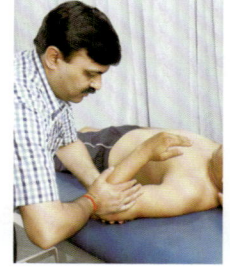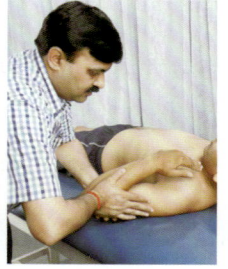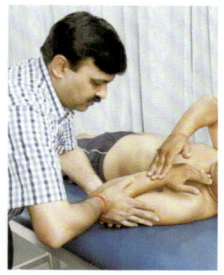

图 9.2.2　仰卧位肘关节和前臂屈曲徒手行内侧 MWM 时，治疗师与患者位置

操作步骤

- 治疗师用外侧手行内侧滑动治疗。
- 当滑动治疗进行时，治疗师指示患者行屈曲动作。
- 治疗师双手需与患者动作同步以沿治疗平面行滑动治疗（图 9.2.2）。
- 在新的关节活动范围末端，患者行被动加压。

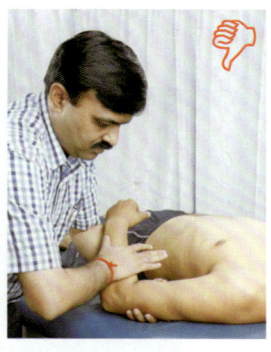

图 9.2.3　肘关节屈曲行内侧 MWM 时，治疗师手的错误放置

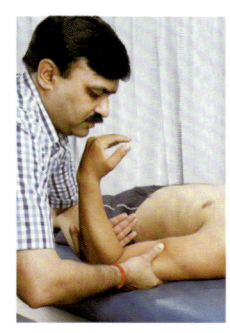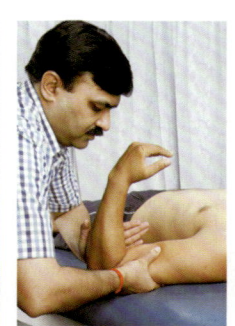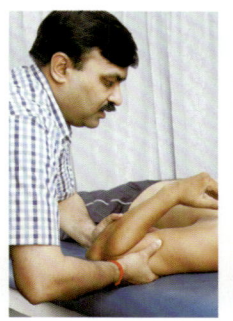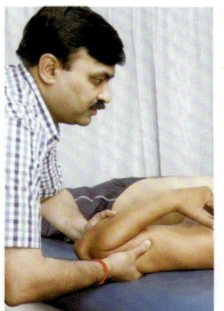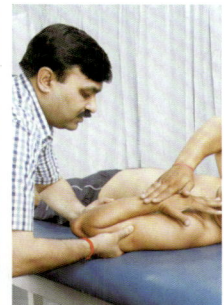

图 9.2.4　仰卧位肘关节和前臂屈曲徒手行外侧 MWM 时，治疗师与患者位置

外侧 MWM

手的位置

- 治疗师内侧手掌在肘关节线下方置于患者尺骨近端（内侧）。
- 外侧手置于肘关节线上方，绕患者肱骨远端内旋软组织以固定（图 9.2.4）。

操作步骤

- 治疗师用内侧手行外侧滑动治疗。
- 当滑动治疗进行时，治疗师指示患者行屈曲动作。
- 治疗师双手需与患者动作同步以沿治疗平面行滑动治疗（图 9.2.4）。
- 在新的关节活动范围末端，患者行被动加压。

注意事项

- 当患者肘从伸直转为屈曲动作时，治疗师双手需与患者动作同步以沿治疗平面行滑动治疗。
- 滑动治疗开始前，治疗师需外/内旋软组织，此方法可防止肩部外旋或内旋。

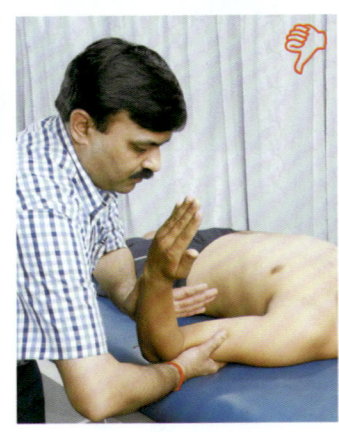

图 9.2.5　肘关节屈曲行外侧 MWM 时，治疗师手的错误放置

9.3 肘关节屈曲/伸直外侧动态关节松动术（用治疗带）

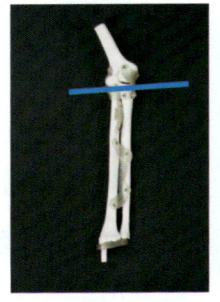 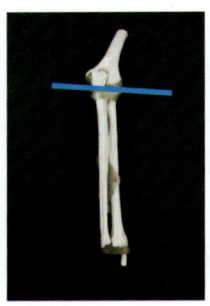 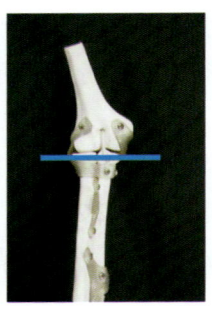

图 9.3.1　肘关节复合体及其屈曲/伸直用治疗带行外侧 MWM 时治疗平面

肘关节屈曲外侧 MWM

适应证

- 肘关节屈曲疼痛。
- 肘关节屈曲受限。

患者体位

- 仰卧。

治疗师位置

- 跨步站在患者侧边。

手的位置

- 治疗师一只手固定患者肱骨下端。
- 另一只手固定患者前臂远端。
- 为使患者肘关节屈曲大于 90°，治疗师在肱骨远端的固定手置于治疗带内侧（图 9.3.3）。

Mulligan 手法指南

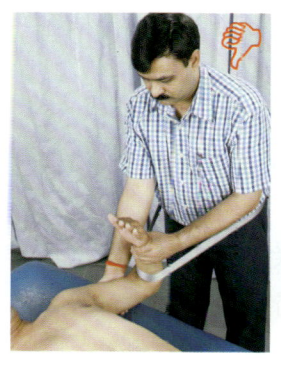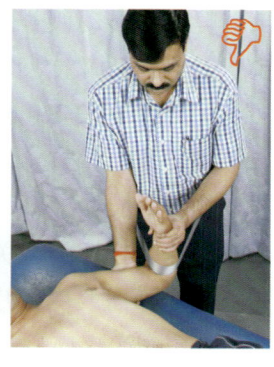

图 9.3.2　用治疗带行外侧 MWM 时，治疗师手错误放置

治疗带位置

- 治疗师将治疗带置于肘关节线下方。
- 根据治疗师的身高，腰带绕在治疗师的臀部（图 9.3.3）。

操作步骤

- 治疗师后移盆骨/躯干通过治疗带向外侧滑动患者尺骨及桡骨。
- 患者主动屈曲肘关节，此时应该无痛。
- 肘关节屈曲 0-90° 时：治疗师通过伸膝和将自己的重心从一只脚移到另一只脚，从而垫高自己，类似于转动四分之一圈以始终保持在一个治疗平面上，这将有助于在患者动作时维持滑动治疗（图 9.3.3）。
- 肘关节屈曲 90°-135° 时：治疗师通过屈膝和将自己的重心从一只脚移到另一只脚，从而降低自己身高，类似于转动四分之一圈以始终保持在一个治疗平面上。
- 保持滑动直至患者回到初始位置。
- 重复操作 6-10 次（要求无痛且关节活动范围增加）。
- 如治疗时疼痛或关节活动范围无增加，治疗师需改变治疗带角度、力量等，使其不产生疼痛。
- 在关节活动范围末端（仅当无痛时），患者进行被动加压以进一步增加关节活动范围。

肘关节伸直外侧 MWM

适应证

- 肘关节伸直疼痛。
- 肘关节伸直受限。

患者体位

- 仰卧。
- 肘关节保持在伸直活动范围末端。

治疗师位置

- 跨步站在患者侧边。

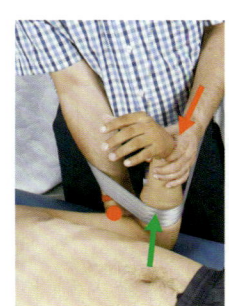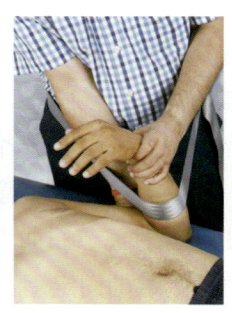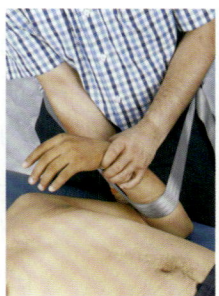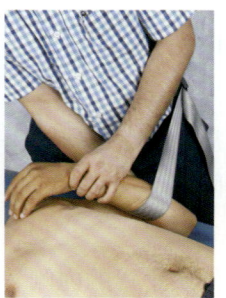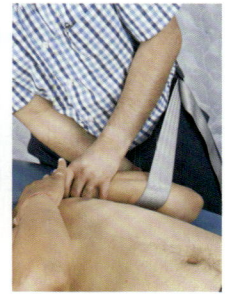

图 9.3.3　肘关节屈曲（大于 90°）用治疗带进行外侧 MWM 时，治疗师与患者位置

手的位置
- 治疗师一只手固定患者肱骨下端。
- 另一只手固定患者前臂远端（图 9.3.4）。

治疗带位置
- 治疗师将治疗带置于肘关节线下方。
- 根据治疗师的身高，腰带绕在治疗师的臀部（图 9.3.4）。

操作步骤
- 治疗师后移盆骨/躯干通过治疗带向外侧滑动患者尺骨及桡骨。
- 患者主动伸直肘关节，此时应该无痛。
- 治疗师通过屈膝和将自己的重心从一只脚移到另一只脚，从而降低自己身高，类似于转动四分之一圈以始终保持在一个治疗平面上（图 9.3.4）。
- 保持滑动直至患者回到初始位置。
- 重复操作 6–10 次（要求无痛且关节活动范围增加）。
- 如治疗时疼痛或关节活动范围无增加，治疗师需改变治疗带角度、力量等，使其不产生疼痛。

手法变化
- 当患者肘关节伸直最后 15° 时，随着出现提携角，治疗平面会发生改变。
- 为了同步此变化角度，治疗师改变其位置，轻微旋转骨盆和躯干（图 9.3.4）。

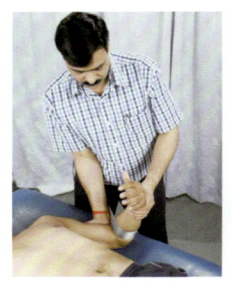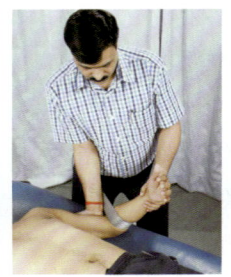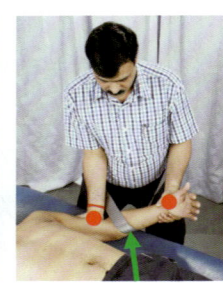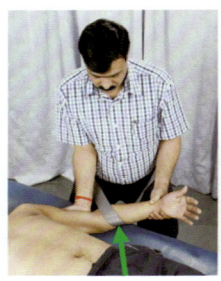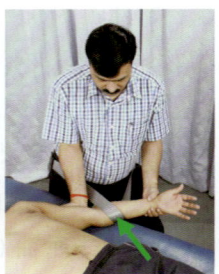

图 9.3.4　仰卧位肘关节伸直用治疗带行外侧 MWM 时，治疗师与患者位置

9.4 肘关节屈曲/伸直内侧动态关节松动术（用治疗带）

肘关节屈曲内侧 MWM

适应证
- 肘关节屈曲疼痛。
- 肘关节屈曲受限。

治疗师位置
- 侧向站在患者外展手臂的内侧。

患者体位
- 仰卧。
- 手臂外展至 120°（图 9.4.3）。

手的位置
- 治疗师一只手固定患者肱骨下端。
- 另一只手固定患者前臂远端。
- 为使患者肘关节屈曲大于 90°，治疗师在肱骨远端的固定手置于治疗带内侧（图 9.4.3）。

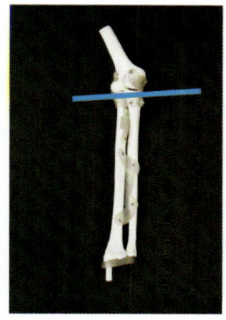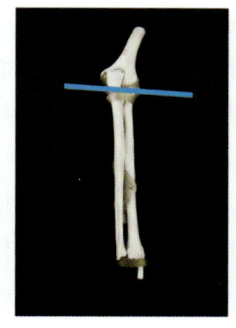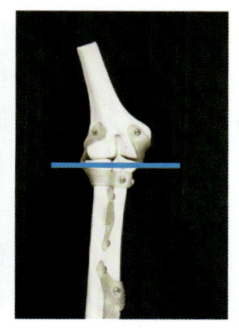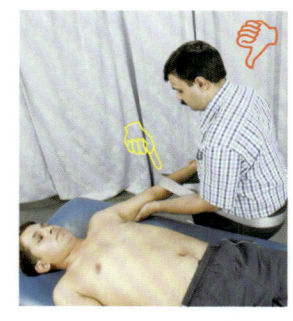

图 9.4.1　肘关节复合体及其伸直/屈曲用治疗带行内侧 MWM 时治疗平面

图 9.4.2　肘关节伸直用治疗带行内侧 MWM 时,治疗师手错误放置

治疗带位置

- 治疗师将治疗带置于肘关节线下方。
- 根据治疗师的身高,腰带绕在治疗师的臀部(图 9.4.3)。

操作步骤

- 治疗师后移盆骨/躯干通过治疗带向内侧滑动患者尺骨及桡骨。
- 患者主动屈曲肘关节,此时应该无痛。
- **肘关节屈曲 0-90° 时**:治疗师通过伸膝和将自己的重心从一只脚移到另一只脚,从而垫高自己,类似于转动四分之一圈以始终保持在一个治疗平面上,这将有助于在患者动作时维持滑动治疗。
- **肘关节屈曲 90°-135° 时**:治疗师通过屈膝和将自己的重心从一只脚移到另一只脚,从而降低自己身高,类似于转动四分之一圈以始终保持在一个治疗平面上(图 9.4.3)。
- 保持滑动直至患者回到初始位置。
- 重复操作 6-10 次(要求无痛且关节活动范围增加)。
- 如治疗时疼痛或关节活动范围无增加,治疗师需改变治疗带角度、力量等,使其不产生疼痛。
- 在关节活动范围末端(仅当无痛时),患者进行被动加压以进一步增加关节活动范围。

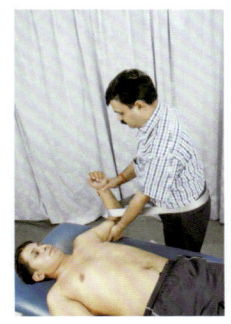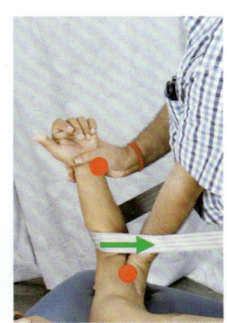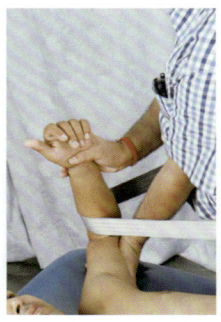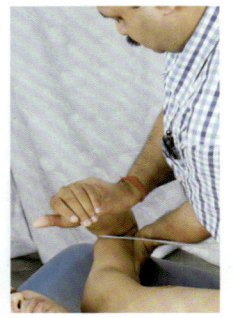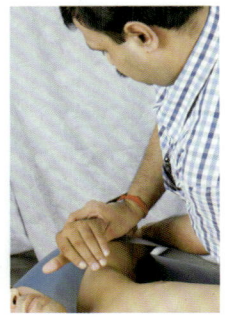

图 9.4.3　肘关节屈曲(大于 90°)用治疗带进行内侧 MWM 时,治疗师与患者位置

肘关节伸直内侧 MWM

适应证
- 肘关节伸直疼痛。
- 肘关节伸直受限。

患者体位
- 仰卧。
- 肘关节保持在伸直活动范围末端。
- 肩关节外展至 120°（图 9.4.4）。

治疗师位置
- 侧向站在患者外展手臂的内侧。

手的位置
- 治疗师一只手固定患者肱骨下端。
- 另一只手固定患者前臂远端。

治疗带位置
- 治疗师将治疗带置于肘关节线下方。
- 根据治疗师的身高，腰带绕在治疗师的臀部（图 9.4.4）。

操作步骤
- 治疗师后移盆骨/躯干通过治疗带向内侧滑动患者尺骨及桡骨。
- 患者主动伸直肘关节，此时应该无痛。
- 治疗师通过屈膝和将自己的重心从一只脚移到另一只脚，从而降低自己身高，类似于转动四分之一圈以持始终保持在一个治疗平面上（图 9.4.4）。
- 保持滑动直至患者回到初始位置。
- 重复操作 6–10 次（要求无痛且关节活动范围增加）。
- 如治疗时疼痛或关节活动范围无增加，治疗师需改变治疗带角度、力量等，使其不产生疼痛。

手法变化
- 当患者肘关节伸直最后 15° 时，随着出现提携角，治疗平面会发生改变。
- 为了同步此变化角度，治疗师改变其位置，轻微旋转骨盆和躯干（图 9.3.4）。

注意事项
- 适当固定患者肩关节以避免其旋转。
- 治疗师与患者肘关节运动同步，以沿治疗平面行滑动治疗。

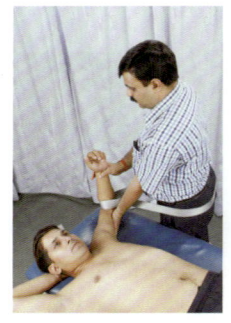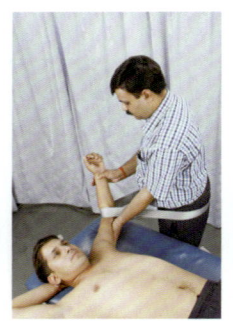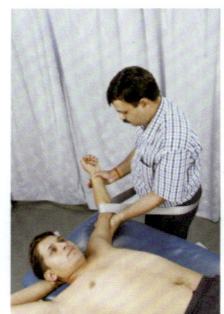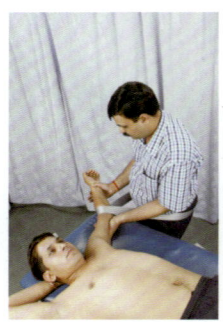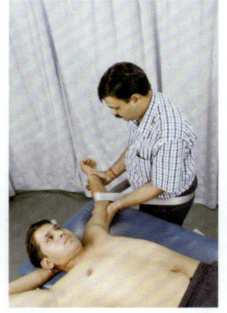

图 9.4.4　仰卧位肘关节伸直用治疗带进行内侧 MWM 时，治疗师与患者位置

9.5 肘关节自助式动态关节松动术

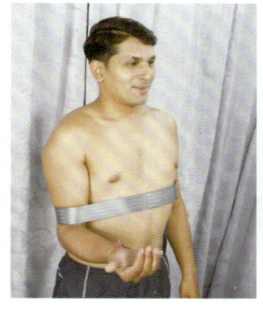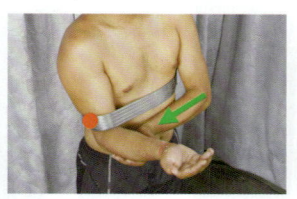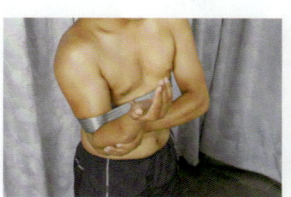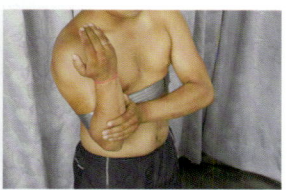

图 9.5.1　肘关节屈曲自助式外侧 MWM 时，患者位置及手的摆放

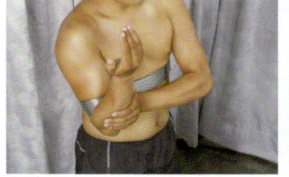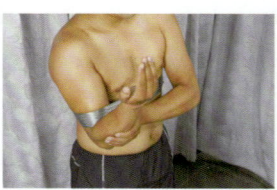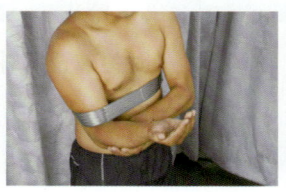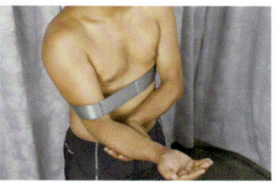

图 9.5.2　肘关节伸直自助式外侧 MWM 时，患者位置及手的摆放

外侧 MWM
- 安全带绕在上臂上，使肱骨固定在胸外侧壁上。
- 用健侧手掌在患侧前臂尺侧行外侧滑动治疗（图 9.5.1，图 9.5.2）。
- 滑动治疗期间，患者行无痛激惹动作。

内侧 MWM
- 安全带绕在上臂上，使肱骨固定在胸外侧壁上。
- **屈曲时**：患者将手掌置于前臂后侧面从桡侧行 MWM（图 9.5.3）。
- **伸直时**：患者将手掌置于前臂前侧面从桡侧行 MWM（图 9.5.4）。
- 滑动治疗期间，患者行无痛激惹动作。

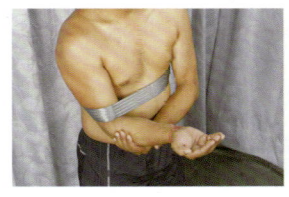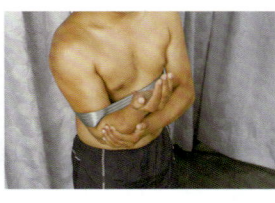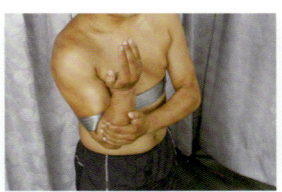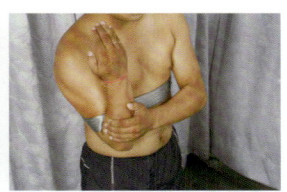

图 9.5.3　肘关节屈曲自助式内侧 MWM 时，患者位置及手的摆放

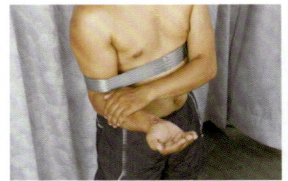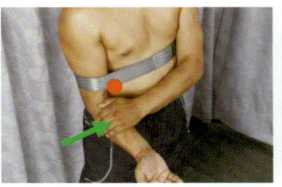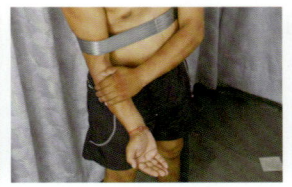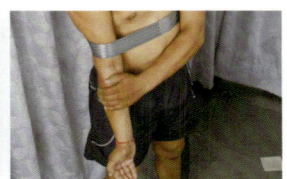

图 9.5.4　肘关节伸直自助式内侧 MWM 时，患者位置及手的摆放

9.6 网球肘动态关节松动术（外侧滑动）

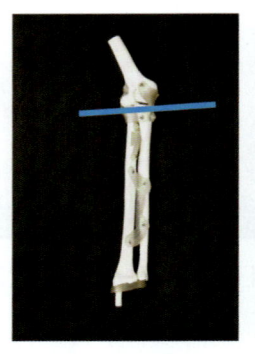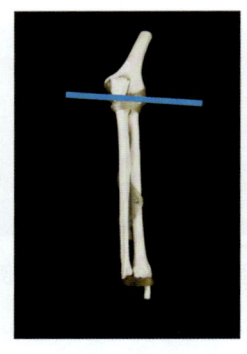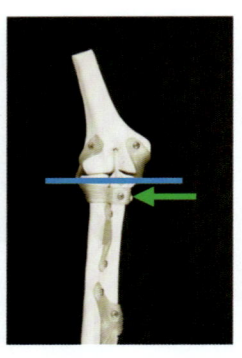

图 9.6.1　肘关节及网球肘外侧 MWM 治疗平面

适应证
- 肘关节外侧疼痛。

患者体位
- 站立，患侧肩关节外旋，前臂旋前，手置于治疗师腋窝（图 9.6.2）。

治疗师位置
- 站在患者前方。

手的位置
- 治疗师一只手固定患者肱骨远端，另一只手虎口置于尺骨近端内侧（图 9.6.2）。

操作步骤
- 治疗师向外侧进行滑动，同时患者在治疗师腋窝抗阻进行腕关节背伸动作（图 9.6.2）。

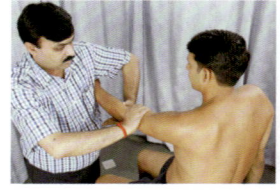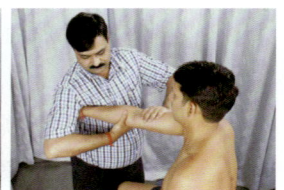

图 9.6.2　坐位网球肘徒手进行外侧 MWM 时，治疗师与患者位置

9.7 网球肘动态关节松动术（用治疗带）

适应证
- 肘关节外侧疼痛。

患者体位
- 仰卧。
- 患侧手上臂肱骨内旋，肘关节伸直，前臂旋前（图 9.7.2）。

治疗师位置
- 站在患侧外侧，面朝患者足部（图 9.7.2）。

手的位置
- 治疗师一只手固定患者肱骨远端。
- 另一只手置于患者前臂远端，腕关节和手背上（图 9.7.1）。

治疗带位置
- 治疗师将治疗带绕在患侧肘关节线下方，距内上髁（尺骨近端）2厘米。
- 治疗带另一端绕在治疗师对侧肩部（图 9.7.1）。

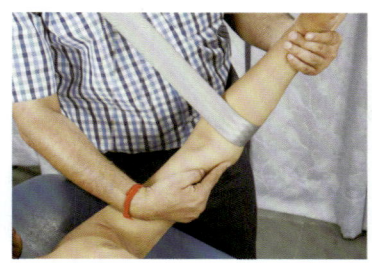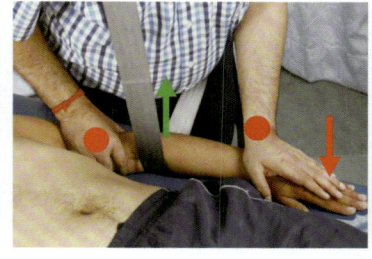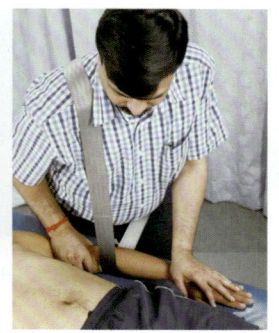

图 9.7.1　网球肘用治疗带进行外侧 MWM 时，治疗带和治疗师手的位置

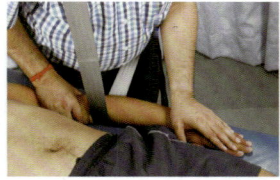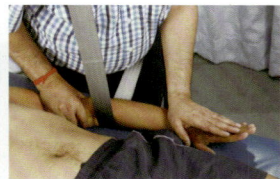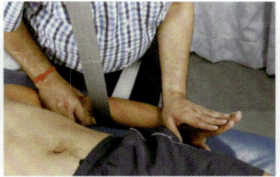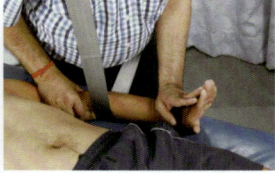

图 9.7.2　网球肘腕关节背伸抗阻用治疗带进行外侧 MWM 时，治疗师与患者位置

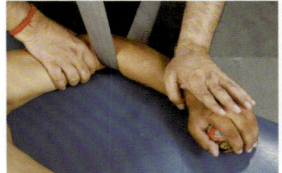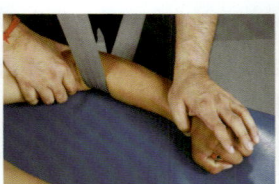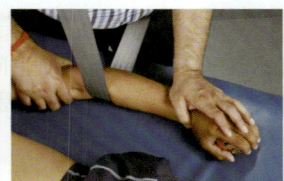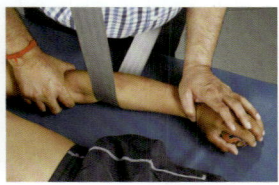

图 9.7.3　急性网球肘主动抓握抗阻用治疗带进行外侧 MWM 时，治疗师与患者位置

操作步骤

- 治疗师借助治疗带行外侧滑动治疗。
- 当治疗进行时，患者行激惹动作，如手腕背伸或抓握。同时，治疗师用另一只手对抗患者的伸腕动作，重复操作 6~10 次。此时，患者应无痛（图 9.7.2）。

手法变化

- 如果病情是急性的，可以在肘关节屈曲时行相同的滑行。随访时根据患者情况，肘部可逐渐伸直。
- 桡骨头部可能也会存在错位，通过行前/后滑动进行矫正，患者的症状可能会改善（图 9.7.4 至图 9.7.6）。

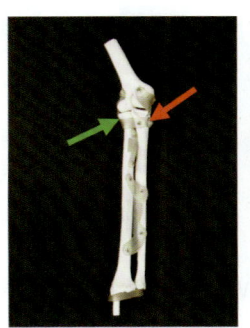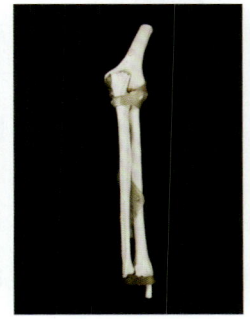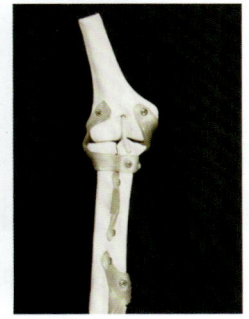

图 9.7.4　肘关节复合体及网球肘用手进行桡骨头 MWM 时滑动治疗方向

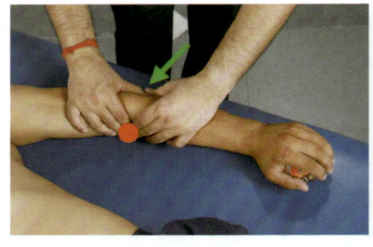 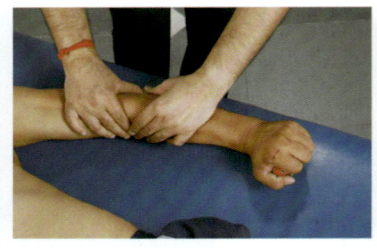 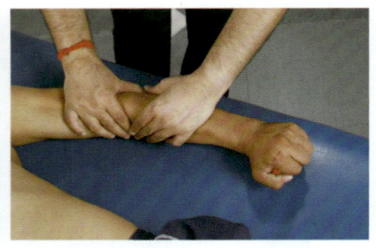

图 9.7.5　网球肘主动抓握用手进行桡骨头 MWM（前/后滑动）时手的摆放

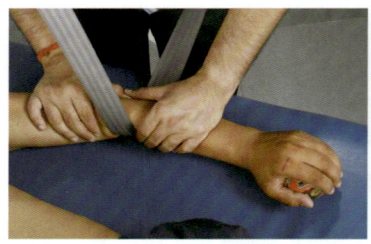 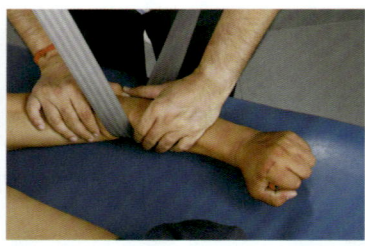 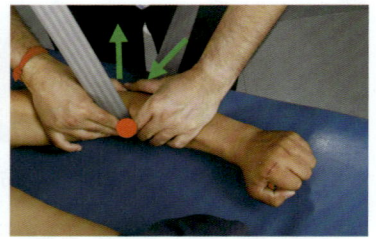

图 9.7.6　网球肘主动抓握进行桡骨头 MWM（向前滑动）结合用治疗带进行外侧 MWM 时，治疗师和患者位置

注意事项

- 置于患者尺骨近端的治疗带不应倾斜，始终将其垂直于地面（图 9.7.7）。
- 如果滑动产生疼痛，治疗师需改变治疗带方向/角度。
- 治疗带应置于患者尺骨近端，不能置于肱骨或关节线上。

治疗原理

- 桡骨及外上髁位置可存在错位。
- 对桡骨头部行前/后滑动同时进行外侧滑动，错位将得到矫正，此时患者激惹动作将无痛。

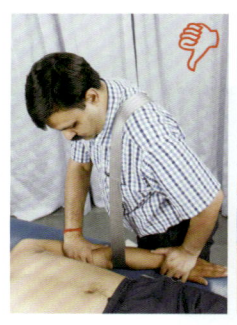 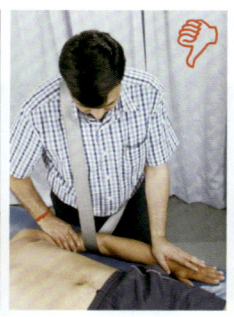 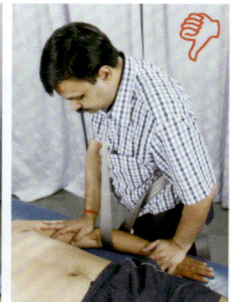 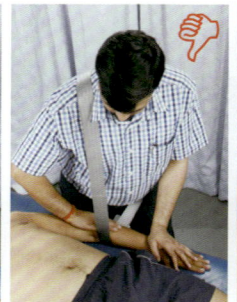 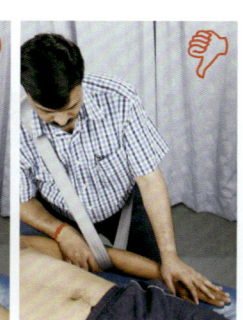

图 9.7.7　网球肘腕关节背伸抗阻用治疗带进行外侧 MWM 时，治疗师手的错误摆放

9.8 网球肘自助式动态关节松动术

患者体位
- 将上臂抵住墙角或门框。
- 仅外上髁（而不是桡骨头部）与墙接触（肱骨外旋）。
- 患者前臂旋前，用另一只手虎口行外侧滑动治疗，同时行激惹动作（图9.8.1）。
- 在急性网球肘治疗时肘关节保持屈曲（图9.8.2）。

网球肘自助式桡骨头 MWM

患者体位
- 坐/站位，保持肘关节屈曲90°。

操作步骤
- 患者向前/后滑动桡骨，同时行激惹动作，动作时应该无痛。

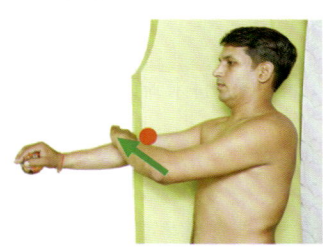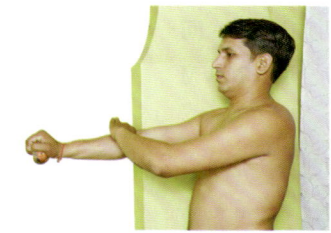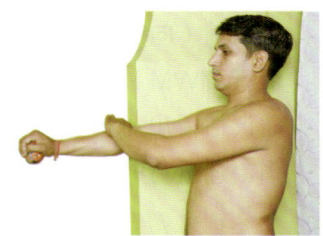

图9.8.1　网球肘抵墙进行自助式肘关节外侧 MWM 时，患者及其手位置

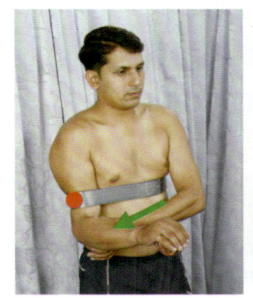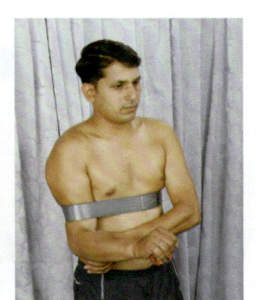

图9.8.2　急性网球肘进行自助式肘关节外侧 MWM 时，患者及其手位置

9.9 远侧桡尺关节动态关节松动术

适应证
- 旋前/后范围减少。
- 旋前/后动作疼痛。

患者体位
- 坐位/仰卧。
- 肘关节屈曲。

治疗师位置
- 当旋后障碍时，治疗师站在患侧关节的近端，当旋前障碍时，治疗师站在患侧关节的远端。

手的位置
- 治疗师将双手手指置于桡骨远端前方以固定（图9.9.2）。
- 双手大拇指置于尺骨远端后方以滑动。

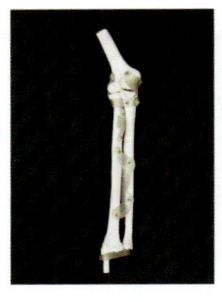 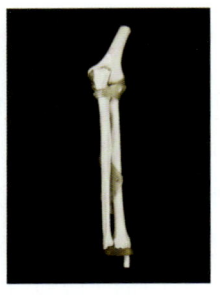 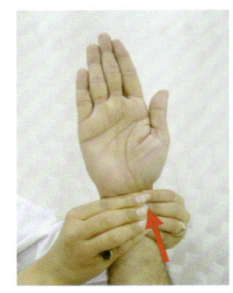 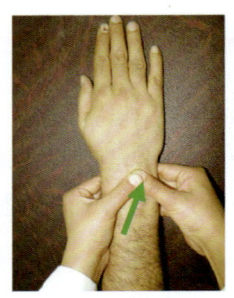

图 9.9.1　远端桡尺关节　　　　　　图 9.9.2　行 MWM 时，治疗师手放置位置

操作步骤

- 治疗师在患者固定的桡骨上斜向推动尺骨向前（**向前行 MWM**）或向后滑动（**向后行 MWM**）。选择向前还是向后 MWM 需评估得出（图 9.9.2）。
- 当治疗进行时，患者行激惹动作（旋前/后），如果无痛，可被动加压。
- 治疗师与患者动作同步以沿治疗平面行滑动治疗。
- 在新的关节活动范围末端，患者可自行加压。

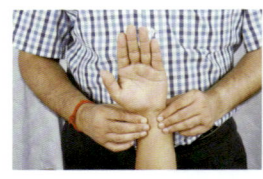 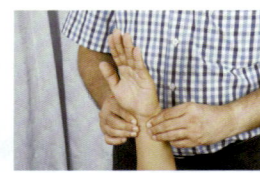 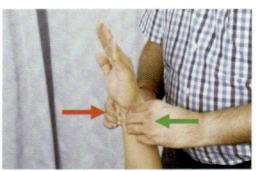
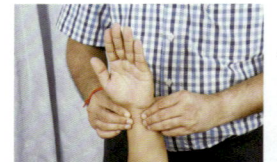 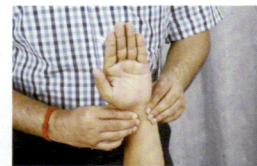 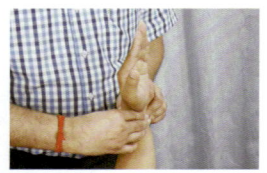

图 9.9.3　远端桡尺关节旋前/后不同手势摆放 MWM 时，治疗师和患者位置

9.10 近端桡尺关节动态关节松动术

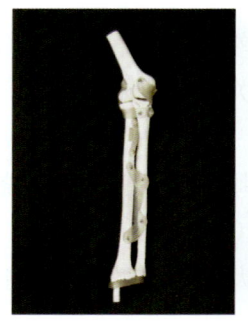 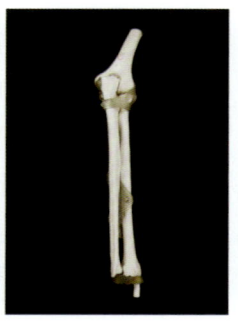 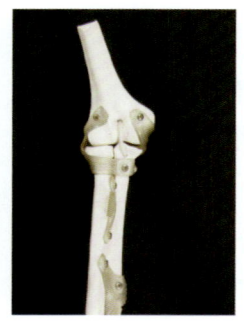

图 9.10.1　近端桡尺关节

适应证

- 旋前/后范围减少。
- 旋前/后动作疼痛。

患者体位

- 仰卧，肘关节屈曲 90°。

治疗师位置

- 治疗师站/坐在患者侧面。

手的位置

- 治疗师一只手根部固定患者尺骨近端（图 9.10.2）。
- 另一只手抓住桡骨头部。

操作步骤

- 治疗师推动患者桡骨向前（向前行 MWM）或向后滑动（向后行 MWM），此时患者尺骨固定（图 9.10.2）。
- 当进行滑动时，患者行激惹动作（旋前/后）。
- 当激惹动作无痛时，患者可行被动加压。

注意事项

- 由于患者桡骨自身绕轴运动，治疗师不能随着患者动作移动手和身体。

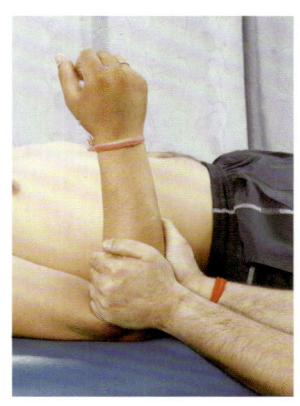 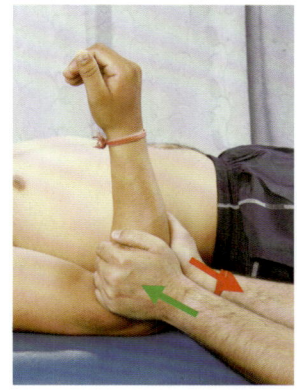 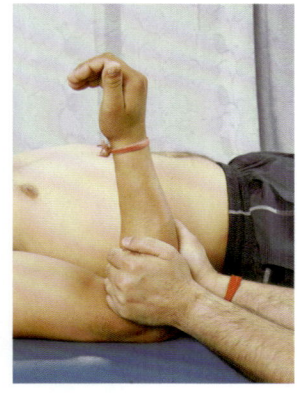
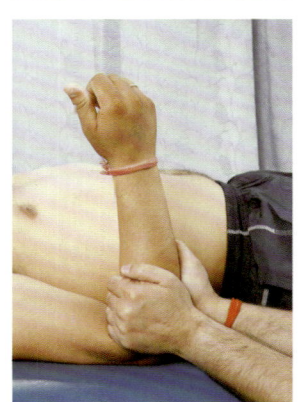 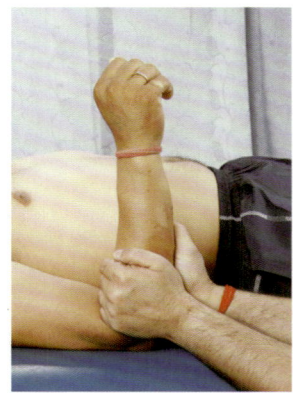 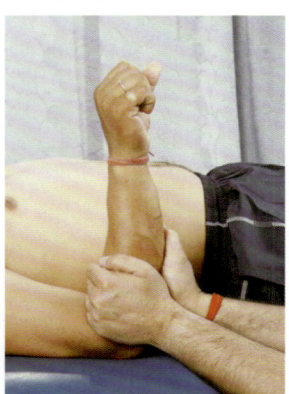

图 9.10.2　近端桡尺关节旋前/后 MWM 时，治疗师和患者位置

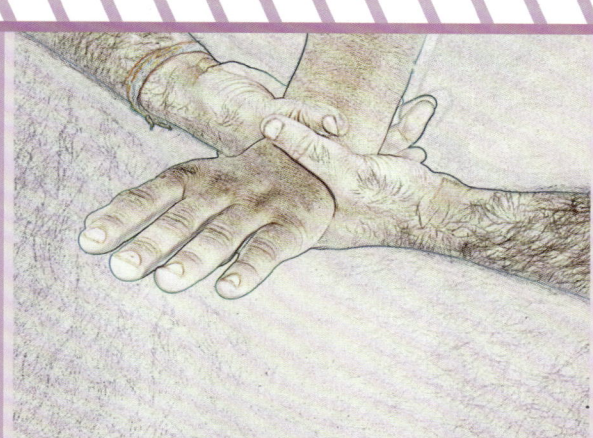

腕关节和手

- 10.1 近端指间关节、远端指间关节及掌指关节动态关节松动术
- 10.2 掌骨动态关节松动术
- 10.3 腕骨间关节动态关节松动术
- 10.4 腕关节动态关节松动术（内侧/外侧/旋转）
- 10.5 腕关节动态关节松动术（前/后侧）
- 10.6 腕关节动态关节松动术（负重）

10 腕关节和手

10.1 近端指间关节、远端指间关节及掌指关节动态关节松动术

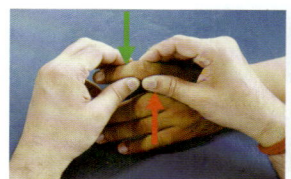 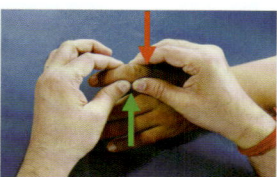 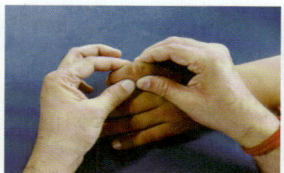 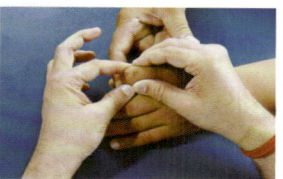

图 10.1.1　近端指间关节屈曲行内/外侧 MWM 时，治疗师手放置位置

适应证
- 手指屈曲、伸直动作疼痛。
- 手指屈曲、伸直动作受限。

患者体位
- 坐位。

治疗师位置
- 坐位。

手的位置
治疗近端指间关节时

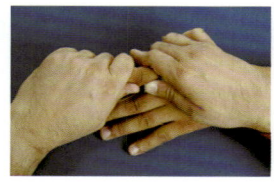 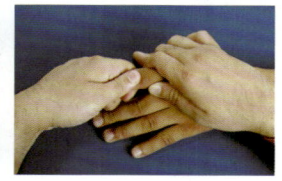

图 10.1.2　近端指间关节行内/外侧 MWM 时，治疗师手的错误放置位置

图 10.1.3　近端指间关节行前/后向 MWM 时，治疗师手的放置位置

- 治疗师在近端指间关节线的远端用食指和拇指尖将远侧关节段从内、外侧或前、后侧固定（视具体滑动情况而定）。
- 治疗师另一只手食指和拇指尖在近端指间关节线的近端将近侧关节段从内、外侧或前、后侧固定（视具体滑动情况而定）（图 10.1.1 至图 10.1.3）。

治疗远端指间关节时
- 与治疗近端指间关节一致。

治疗掌指关节时
- 治疗师用食指和拇指尖分别从内侧和外侧固定掌骨远端（在关节线近端深入组织间隙）。
- 另一只手的食指和拇指尖于关节线远端固定近节指骨（掌指关节远端关节段）（图 10.1.4 至图 10.1.8）。

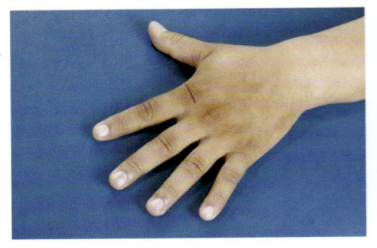

图 10.1.4　行外侧 MWM 时，掌指关节面标志

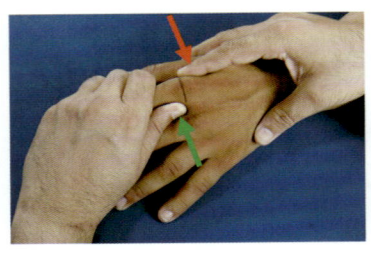

图 10.1.5　掌指关节行外侧 MWM 时，治疗师手的位置

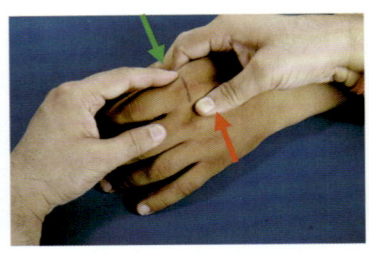

图 10.1.6　掌指关节行内侧 MWM 时，治疗师手的位置

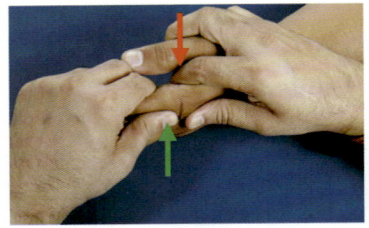

图 10.1.7　掌指关节行向前 MWM 时，治疗师手的位置

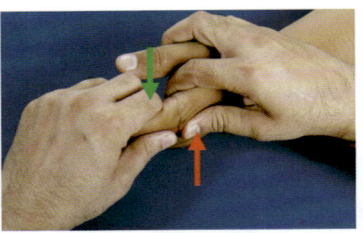

图 10.1.8　掌指关节行向后 MWM 时，治疗师手的位置

操作步骤

- 治疗师向内或外/前或后滑动远端关节段，寻找能缓解患者痛苦并增加患侧关节活动范围的滑动方向（图 10.1.1 至图 10.1.8）。
- 患者行激惹动作，此时动作应该无痛（手指屈曲或拉伸）。
- 在关节活动范围末端，患者行被动加压。

手法变化

- 治疗师可同时行内外旋转滑动。

注意事项

- 治疗师双手不应超过关节线，而应置于关节线的近端和远端。
- 不要忘记在关节活动范围末端进行被动加压。

10.2 掌骨动态关节松动术

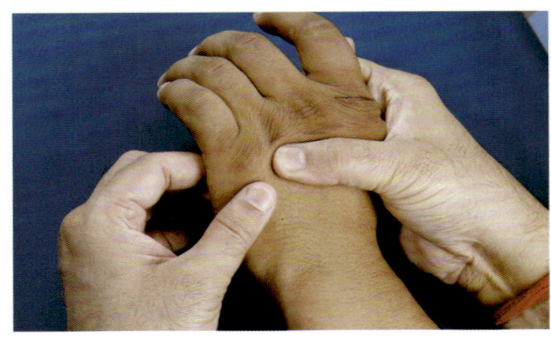

图 10.2.1　第 5 掌骨骨缝间行 MWM 时，治疗师手放置位置（背部滑动）

适应证

- 患者手掌活动时疼痛（骨缝间），如握拳等。

患者体位

- 坐位。

治疗师位置

- 坐位。

Mulligan 手法指南

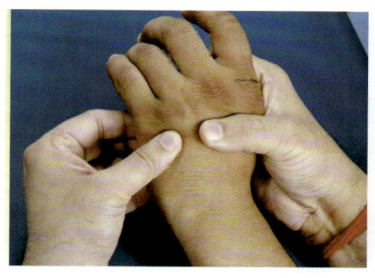

图 10.2.2　第 5 掌骨骨缝间行 MWM 时，治疗师手的放置位置（腹侧滑动）

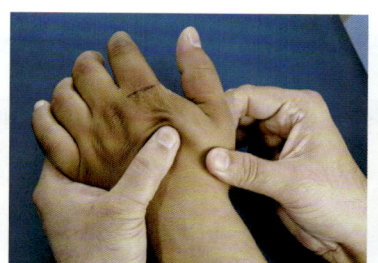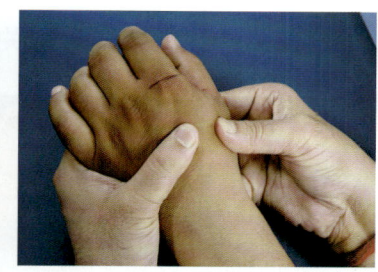

图 10.2.3　拇指骨缝间行 MWM 时，治疗师手的放置位置

手的位置

- 治疗师一只手固定相邻掌骨（图 10.2.1）。
- 另一只手握住受累掌骨以行前后滑动（图 10.2.2，图 10.2.3）。

治疗第 3 掌骨时

- 治疗师用拇指或其他手指指腹固定相邻掌骨（第 2、4、5 掌骨）（图 10.2.4，图 10.2.5）。
- 固定后，治疗师用手指或拇指指腹向前 / 后方向滑动第 3 掌骨（三点施压）。

治疗第 4 掌骨时

- 治疗师用拇指或其他手指指腹固定相邻掌骨（第 2、3、5 掌骨）。
- 固定后，治疗师用手指或拇指指腹向前 / 后方向滑动第 4 掌骨（三点施压）。

操作步骤

- 治疗师向前 / 后滑动受累的掌骨干，患者行激惹活动，此时动作应该无痛（图 10.2.1 至图 10.2.4）。

注意事项

- 应适当固定掌骨以便对目标掌骨行滑动治疗。

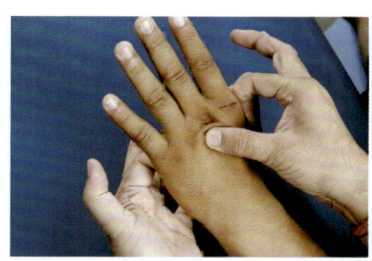

图 10.2.4　第 3 掌骨骨缝间行 MWM 时，治疗师手的放置位置（三点施压，前后滑动）

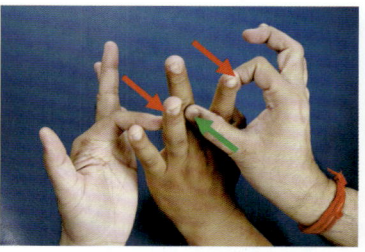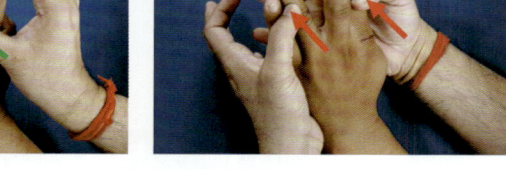

图 10.2.5　三点施压示范

10.3 腕骨间关节动态关节松动术

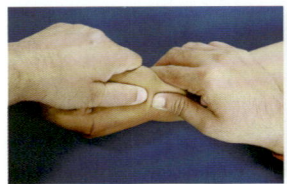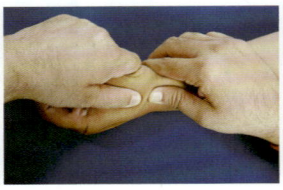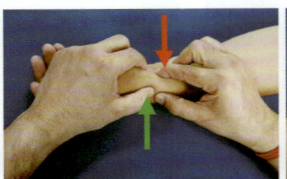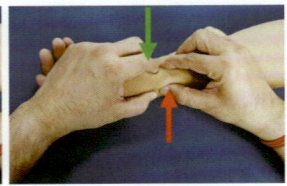

图 10.3.1　腕骨间关节行 MWM 时，治疗师手的放置位置（前后滑动）

适应证
- 因腕骨间关节所致手腕和手部活动疼痛/受限。

患者体位
- 坐位。

治疗师位置
- 坐位。

手的位置
- 治疗师用一只手的食指尖和拇指固定腕骨（图 10.3.1）。
- 另一只手的食指尖和拇指握住相邻腕骨。

操作步骤
- 治疗师向前或后松动受累腕骨，要求患者行激惹动作，此时动作应该无痛（图 10.3.1）。
- 在新的关节活动范围末端，患者行被动加压。

10.4 腕关节动态关节松动术（内侧/外侧/旋转）

适应证
- 腕关节活动受限，尤其是屈曲或伸直。
- 腕关节活动疼痛，尤其是屈曲或伸直。

患者体位
- 仰卧/坐位，肘关节撑在治疗床上。

治疗师位置
- 站/坐于患者邻侧。

手的位置
- 治疗师一只手虎口从内侧和外侧握住患者桡骨或尺骨远端（视具体滑动情况而定）（图 10.4.1）。
- 另一只手虎口从对侧握住患者腕骨以便进行内/外侧滑动。
- 治疗师根据关节线保持前臂角度（斜向上朝向桡骨茎突）。

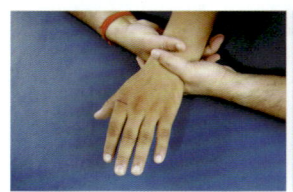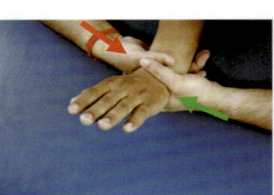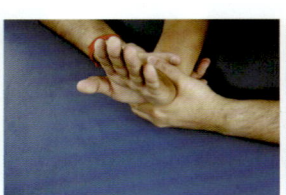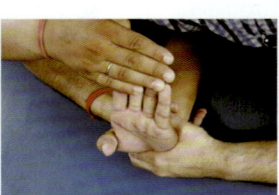

图 10.4.1　腕关节背伸外侧 MWM 时治疗师手的摆放位置（俯视）

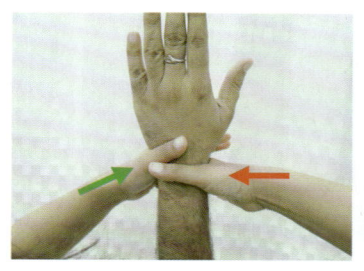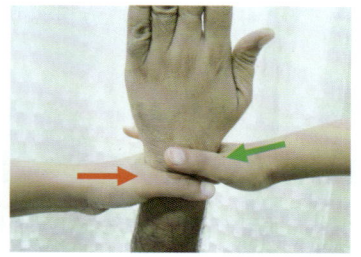

图 10.4.2　腕关节行内外侧 MWM 时，治疗师手放置位置（注意前臂角度）

操作步骤

外侧 MWM

- 治疗师一只手虎口固定患者桡骨。
- 治疗师倾斜向外侧滑动患者腕骨，此时治疗平面的方向保持向外侧、向远端（图 10.4.1，图 10.4.2）。
- 滑动治疗期间，患者进行激惹动作，如果无痛则可进行被动加压。

内侧 MWM

- 治疗师一只手虎口固定患者尺骨。
- 治疗师倾斜向内侧滑动患者腕骨，此时治疗平面的方向保持向内侧、向近端（图 10.4.3）。
- 滑动治疗期间，患者进行激惹动作，如果无痛则可进行被动加压。

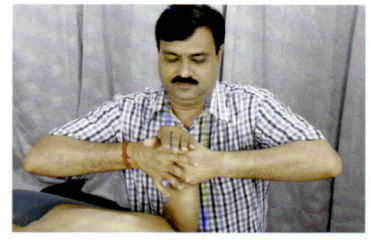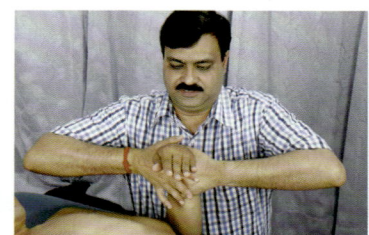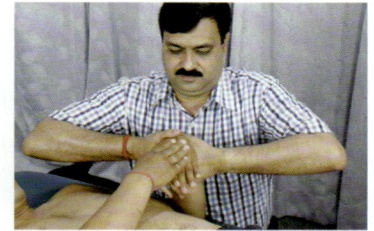
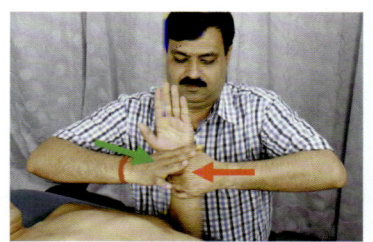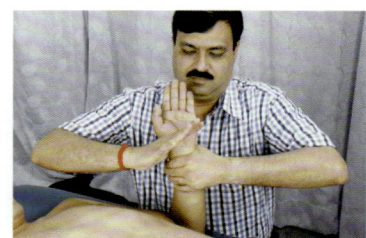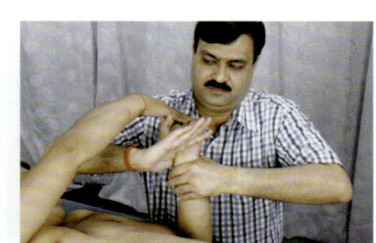

图 10.4.3　腕关节屈曲 / 伸直行内侧 MWM 时，治疗师和患者位置

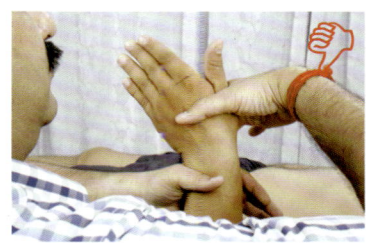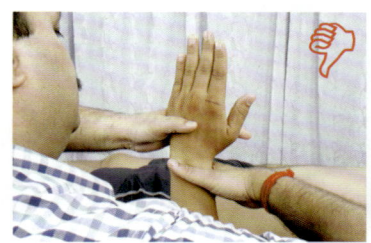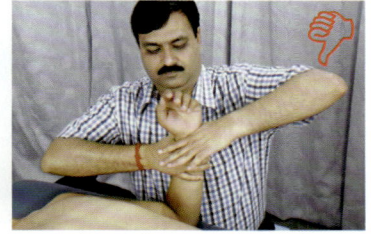

图 10.4.4　腕关节行内侧 MWM 时，治疗师手错误放置位置

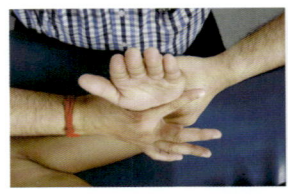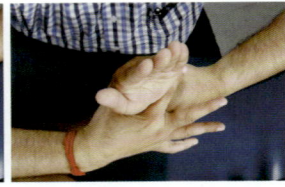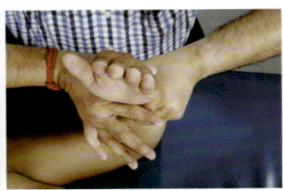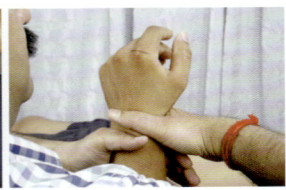

图 10.4.5　腕关节行旋转式 MWM 时，治疗师手放置位置（内/外旋）

手法变化

- 治疗师也可在内/外侧滑动时旋转腕骨以行旋转式 MWM（内/外旋）。然后让患者行激惹动作，如果无痛，则可进行被动加压。

注意事项

- 治疗师通过移动双手（而非全身）以保持沿治疗平面行滑动治疗。
- 患者动作期间保持滑动。
- 根据治疗平面保持前臂角度（图 10.4.2，图 10.4.4）。
- 治疗师手置于关节线远近端以避免旋转。

10.5 腕关节动态关节松动术（前/后侧）

适应证

- 腕关节活动受限，尤其是尺/桡偏。
- 腕关节活动疼痛，尤其是尺/桡偏。

患者体位

- 仰卧/坐位，肘关节撑在治疗床上。

治疗师位置

- 站/坐于患者邻侧。

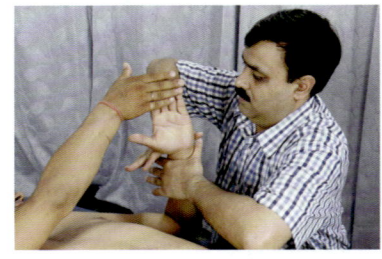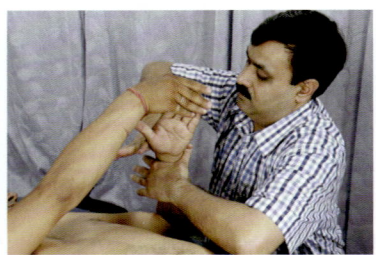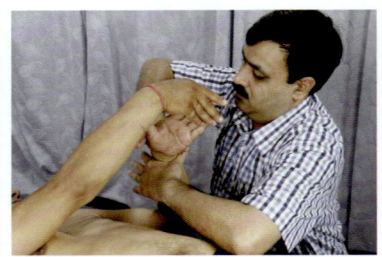
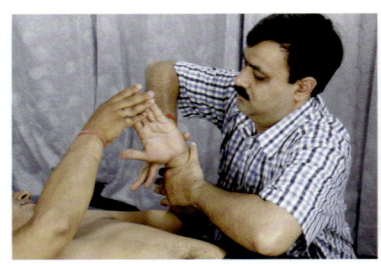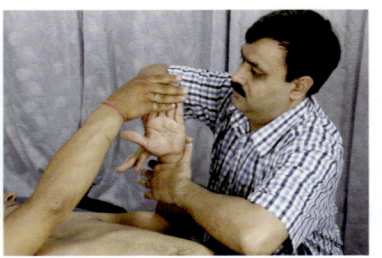

图 10.5.1　腕关节尺/桡偏行向前 MWM 时，治疗师手的放置位置

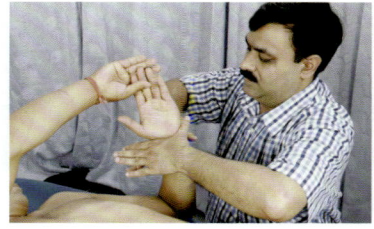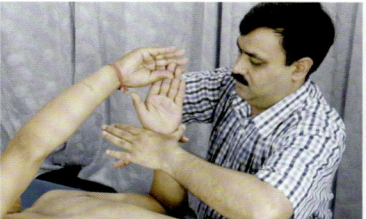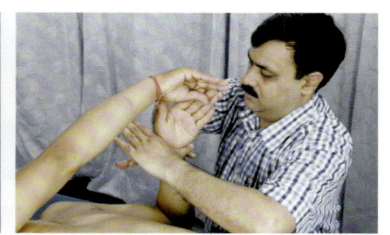
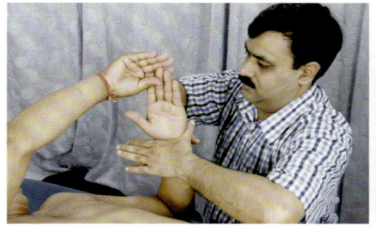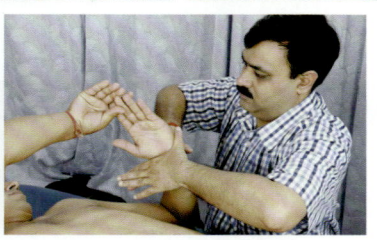

图 10.5.2　腕关节尺/桡偏行向后 MWM 时，治疗师手的放置位置

手的位置
- 患者用另一只手固定患侧手掌以行三点施压，避免旋转。
- 治疗师一只手虎口从背/腹侧稳定患者桡尺骨远端（视具体滑动情况而定）。
- 另一只手虎口从背/腹侧握住患者腕骨（视具体滑动情况而定）进行滑动（图 10.5.1，图 10.5.2）。
- 治疗师根据关节线保持前臂角度。

操作步骤
- 治疗师一只手固定患者桡尺骨远端。
- 治疗师另一只手行向背/腹侧滑动腕骨，滑动方向取决于能使激惹动作无痛（图 10.5.1，图 10.5.2）。
- 滑动治疗期间，患者做产生疼痛动作，如尺/桡偏或其他激惹动作。
- 治疗师也可通过旋转腕骨行旋转式 MWM，同时患者做产生疼痛动作。

注意事项
- 患者动作期间保持滑动。

10.6 腕关节动态关节松动术（负重）

适应证
- 负重下腕关节活动疼痛。

患者体位
- 站立，手/腕置于治疗床边缘。

治疗师位置
- 站/坐于治疗床邻侧。

手的位置
- 治疗师一只手虎口从一侧置于患者前臂远端，另一只手从另一侧固定腕骨（图 10.6.1）。

操作步骤
- 治疗师在固定的腕骨上内/外侧滑动前臂远端，此时患者弓步向前，使手腕背伸并负重（图 10.6.2，图 10.6.3）。

注意事项
- 患者动作期间保持滑动。

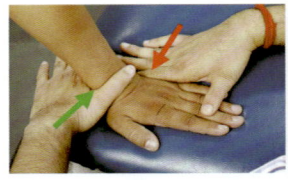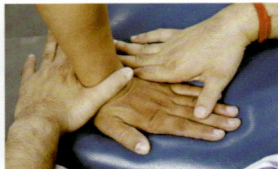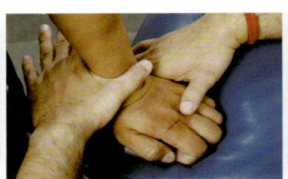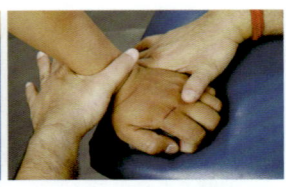

图 10.6.1　腕关节负重位（握拳）外侧 MWM 时，治疗师手的放置位置

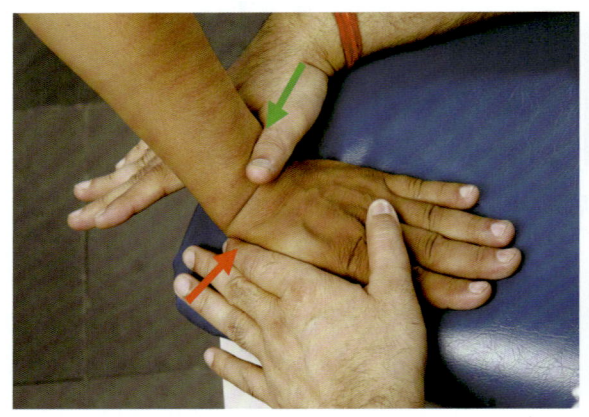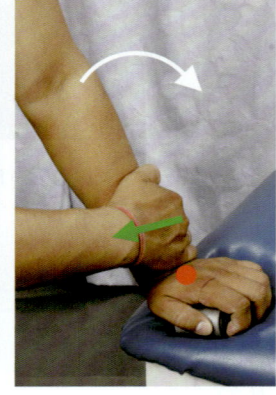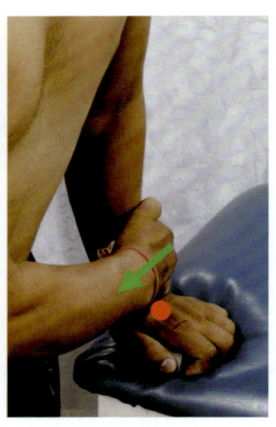

图 10.6.2　腕关节负重位内侧 MWM 时，治疗师手的放置位置

图 10.6.3　腕关节负重位自助式内侧 MWM 时，患者手的放置位置

负重位自助式治疗

　　如图 10.6.3 所示，患者可通过另一只手在固定的腕骨上内 / 外侧滑动前臂远端，行自助式治疗。

贴扎技术

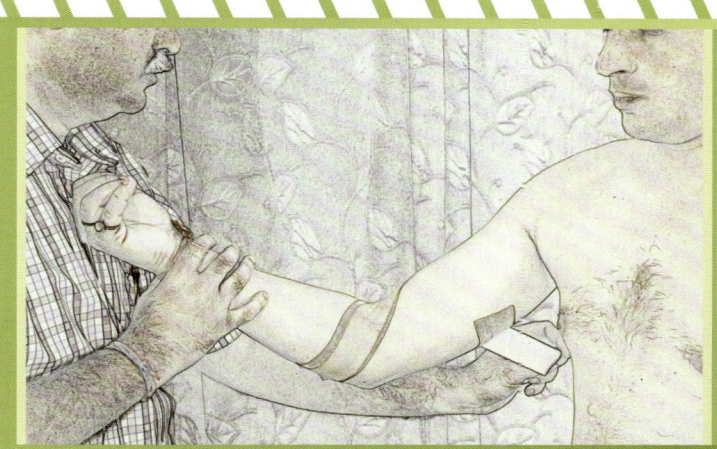

- 11.1 肩胛骨
- 11.2 腰椎
- 11.3 腕关节
- 11.4 近/远端指间关节
- 11.5 网球肘
- 11.6 膝关节（骨关节炎）
- 11.7 骶髂关节
- 11.8 肩关节
- 11.9 踝关节扭伤
- 11.10 跟腱痛/跟腱拉伤
- 11.11 足底筋膜炎
- 11.12 跗跖关节
- 11.13 其他

11 贴扎技术

- 使用贴扎的基本原理是为受伤的部分提供保护和支持，同时可进行最佳的功能性动作。贴扎是十分重要的康复手段，可在精心控制的范围内允许早期活动，加速愈合。它通过保护受伤区域免受进一步损伤，并避免在其他区域造成代偿性损伤，从而帮助患者早日重返体育/竞赛/日常活动。

贴扎目的
- 保护受伤的组织结构。
- 限制有伤害的运动。
- 允许无痛功能性运动。
- 帮助早日恢复活动。

贴扎益处
- 通过运动，加强血液循环。
- 肿胀得到控制。
- 可防止：
  i   相邻部位的代偿性损伤。
  ii 废用性萎缩。
  iii 初始损伤恶化。
- 可致：
  i   继续锻炼在受伤后无运动所导致下降的身体素质及力量。
  ii 维持常因抑制因素如疼痛和害怕再次受伤而丧失的反应能力。

仅当以下条件具备时受益
- 适当评估后。
- 适当使用贴扎。

贴扎使用不恰当可导致
- 加重受伤区域压力及劳损。
- 水疱，刺激，对周围组织结构造成进一步破坏。

准备工作
- Mulligan 胶布是 1-2 英寸宽的氧化锌胶带（取决于需治疗的关节）。这种胶带有黏性，微孔且无弹性。
- 如果皮肤是油性的，可以使用皮扶增韧剂喷雾或黏合剂喷雾。如果患者有切口/受伤，在贴扎前应使用消毒/抗生素软膏或抗真菌粉剂/喷雾剂。
- 应在贴扎部位应用内衬（粘棉材料胶布），以避免产生水疱或过敏反应。
- 除内衬外，最好应用皮肤贴或炉甘石乳剂以避免皮肤发生过敏反应。
- 应用氧化锌胶布时，皮肤不能为脏、潮湿、多毛、刺激、敏感或过敏等状态。

Mulligan 贴扎技术使用原则
- 在 Mulligan 治疗理论中，通过保持错位矫正，患者可即时缓解疼痛和增加运动范围，并且可以以无痛方式进行激惹/

受限制的运动。
- 这就表明胶布必须能够维持治疗性滑动，因此，此技术区别于其他运动或贴扎技术。
- 通过完全一致的方法将另一个胶布覆盖在上一条胶布上，可增强其作用。

11.1 肩胛骨

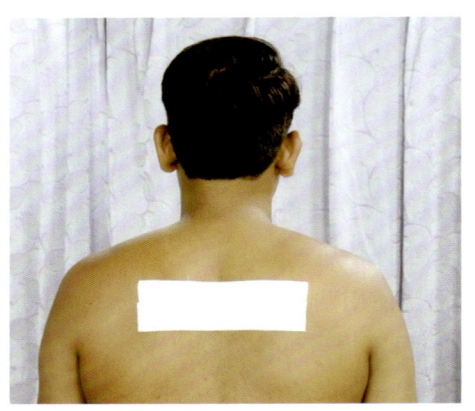

图 11.1.1　肩胛骨贴扎

操作步骤
- 患者后缩肩胛骨，维持体位直到 2 条胶布水平固定在肩胛骨（图 11.1.1）。
- 这种技术适用于肩前突的姿势矫正。

11.2 腰椎

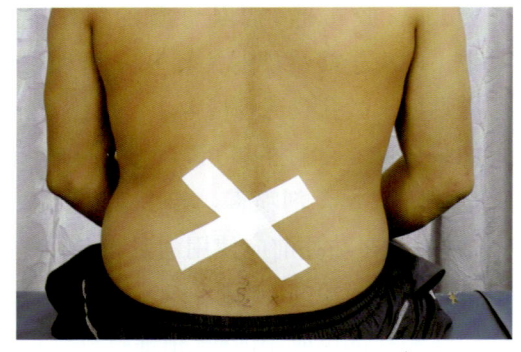

图 11.2.1　腰椎贴扎

操作步骤
- 患者坐直，需治疗的腰椎保持最佳的伸展度。
- 胶布以"X"型交叉贴在需治疗的脊柱节段上，"X"型中心正对受累腰椎起固定作用（图 11.2.1）。
- 这种技术适用于姿势矫正。

11.3 腕关节

患者体位
- 坐位。

操作步骤

内侧滑动
- 可于近端腕骨和尺桡骨保持内侧滑动情况下粘贴胶布（图 11.3.1）。

外侧滑动
- 可于近端腕骨和尺桡骨保持外侧滑动情况下粘贴胶布。

作者按：虽然在腕关节和手指拍照时没有显示使用胶布内衬，但如其他图示所示，内衬必须用于所有关节治疗。

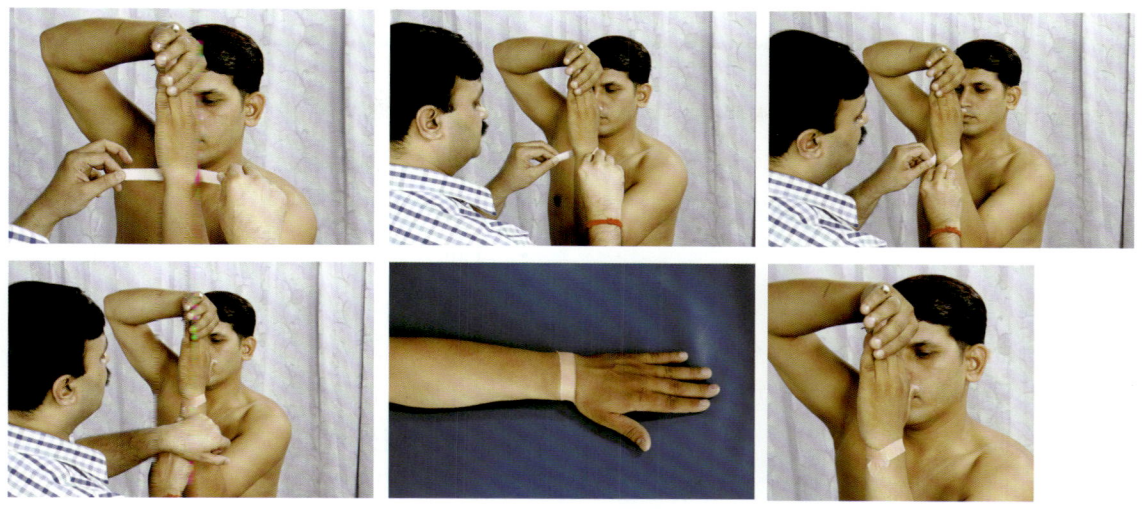

图 11.3.1 腕关节内侧滑动贴扎

11.4 近/远端指间关节

患者体位
- 坐位。

操作步骤

内侧滑动
- 胶布开始粘贴于近/远端指间关节线远端外侧,结束于关节线近端内侧(图 11.4.1,图 11.4.2)。

外侧滑动
- 胶布开始粘贴于近/远端指间关节线远端内侧,结束于关节线近端外侧。

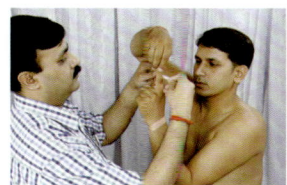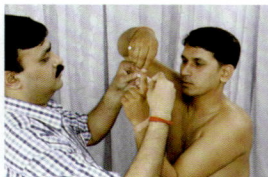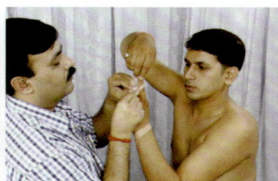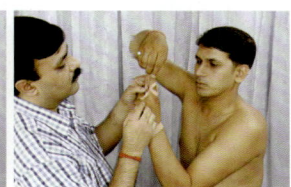

图 11.4.1 食指内侧滑动贴扎

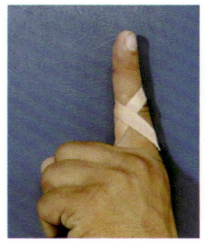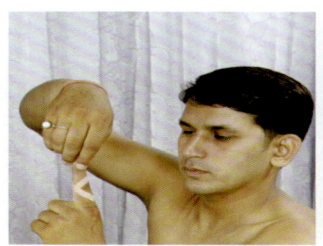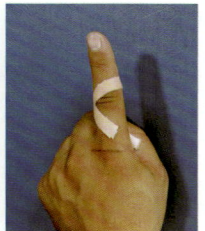

图 11.4.2 食指内侧滑动贴扎(放大图)

11.5 网球肘

患者体位

- 舒适坐位。
- 肘关节屈曲15°，前臂旋后（图11.5.1）。

操作步骤

- 用下述粘贴棕色无弹性胶布的方法粘贴内衬。确保粘贴内衬时无拉力或张力（图11.5.2）。
- 胶布开始从尺骨近端背侧、内侧关节线的远端，穿过肘窝，略高于外侧关节线，向上臂后侧粘贴，最后结束于上臂的前内侧位置。
- 以同法叠加粘贴另一条胶布以加强作用。

注意事项

- 避免皮肤皱褶。
- 避免胶布皱起。
- 从内侧到外侧胶布应置于关节线远/近端，而不是在关节线上（图11.5.4）。

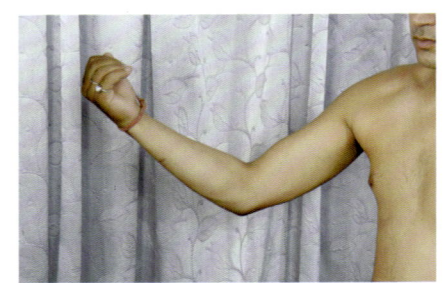

图 11.5.1　网球肘贴扎要求的起始体位

图 9.6.1

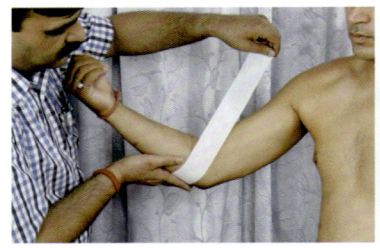 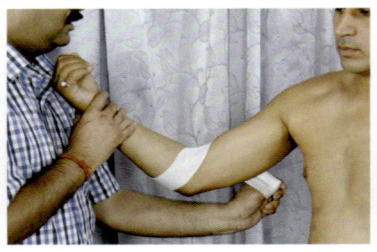 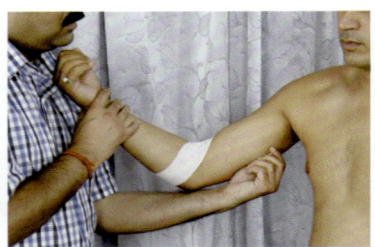

图 11.5.2　网球肘贴扎前内衬放置

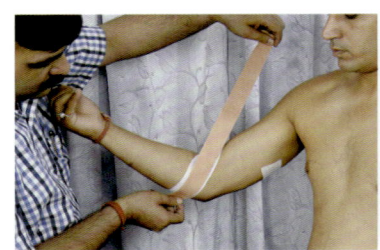 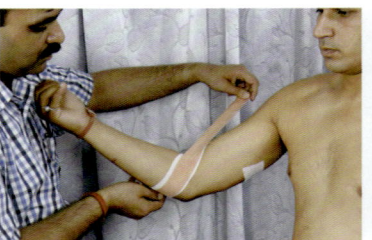 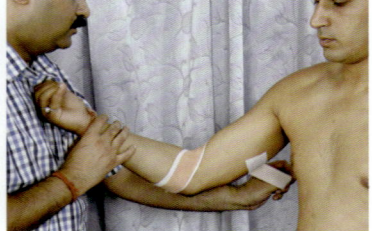

图 11.5.3　网球肘贴扎

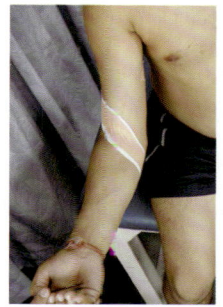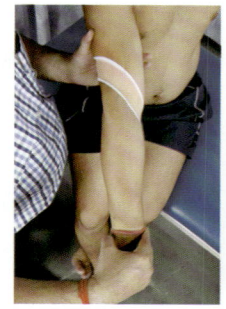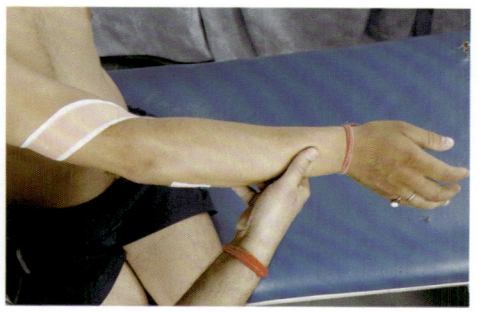

图 11.5.4　网球肘贴扎完成后胶布位置

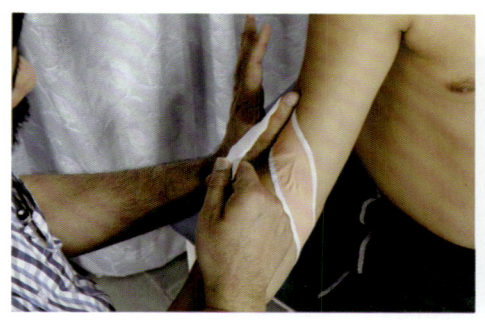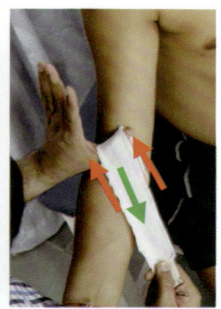

图 11.5.5　胶布去除方法

11.6 膝关节（骨性关节炎）

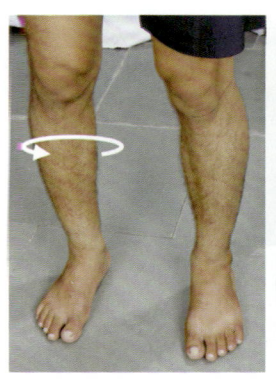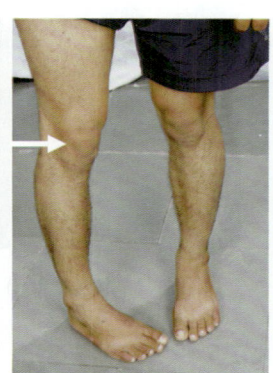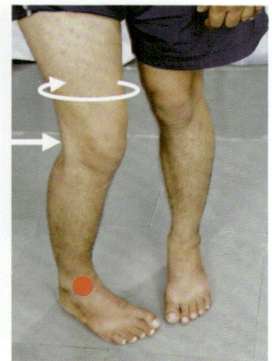

图 11.6.1　内旋 MWM（膝）贴扎要求的起始体位

适应证

- 膝关节疼痛、僵硬。
- 膝关节骨性关节炎。

患者体位

- 通过患者负重摆位完成膝关节内旋滑动（图 11.6.1）。
- 患者站位，按下面的顺序进行滑动：
1. 抬起患侧腿并行髋关节内旋。
2. 把患侧腿放在地面。
3. 屈曲患侧膝关节 10°－15°。

4. 转向患侧（用健侧髋），同时保持患侧膝关节屈曲于地面不动。
5. 此动作使股骨在屈曲的膝关节上外旋，导致胫股关节内旋（相对）。

操作步骤

- 用下述粘贴棕色无弹性胶布的方法粘贴内衬。确保粘贴内衬时无拉力或张力（图11.6.2）。
- 胶布开始粘贴于腓骨头后部（腓骨近端后缘），穿过胫骨结节（而非髌骨），随后低于内侧关节线，在腘窝后面交叉，到达外侧关节线近端，结束于大腿前侧（图11.6.3）。
- 粘贴另一条棕色无弹性胶布以加强作用。

注意事项

- 胶布不应在关节线上。
- 胶布不应过长或过短（图11.6.4）。
- 胶布不应覆盖下方的髌腱和上方的髌骨。

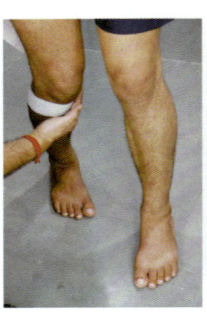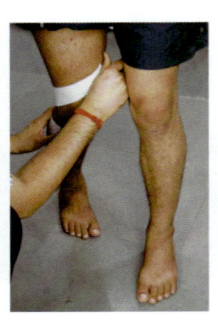

图11.6.2 内旋MWM（膝）贴扎前内衬放置

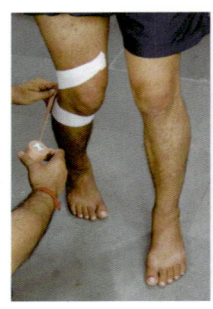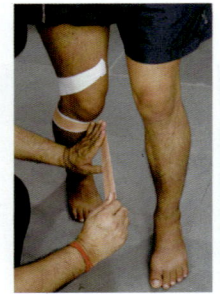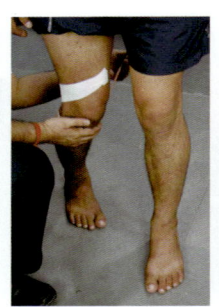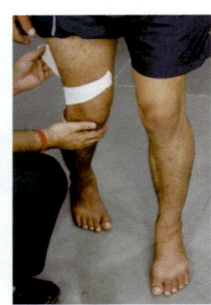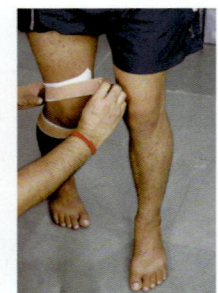

图11.6.3 内旋MWM（膝）贴扎

图6.13.1

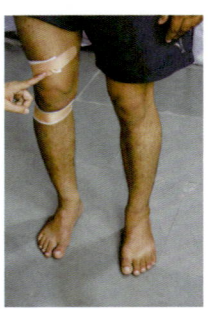

图11.6.4 内旋MWM胶布错误位置（胶布超出内衬）

Mulligan 手法指南

11.7 骶髂关节

后内侧滑动

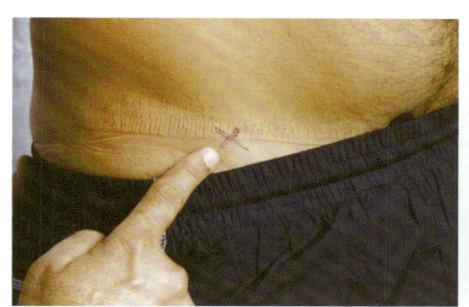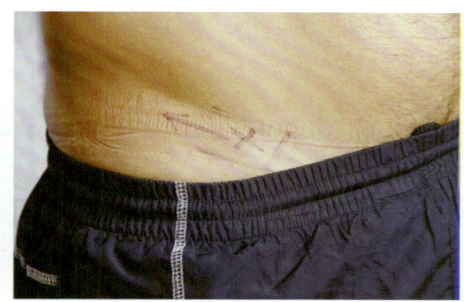

图 11.7.1　骶髂关节贴扎前骨性标记

患者体位
- 站位，有支撑。

操作步骤
- 用下述粘贴棕色无弹性胶布的方法粘贴内衬。确保粘贴内衬时无拉力或张力（图 11.7.2）。
- 胶布从髂前上棘内侧 1 指处开始粘贴。治疗师用一只手固定骶骨，并用另一只手向后内侧方向轻拉胶布。同时，患者通过向后内侧推动髂前上棘行自助式后内侧滑动从而加强滑动（图 11.7.2）。
- 治疗师另一只手交叉，拉动胶布固定于骶骨中线（图 11.7.2）。
- 以同法叠加粘贴另一条胶布以加强作用。

注意事项
- 胶布不应该越过中线或不应该接触对侧髂后上棘。

前外侧滑动

患者体位
- 站位，有支撑。

操作步骤
- 用下述粘贴棕色无弹性胶布的方法粘贴内衬。确保粘贴内衬时无拉力或张力。
- 治疗师站在患侧关节对侧。

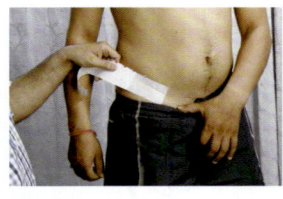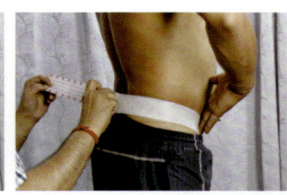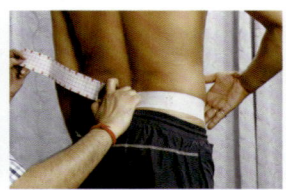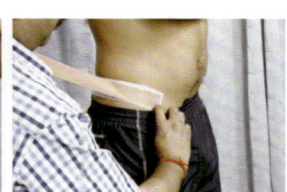
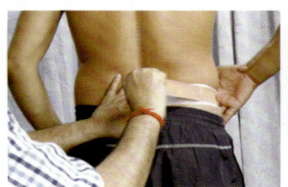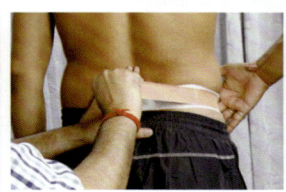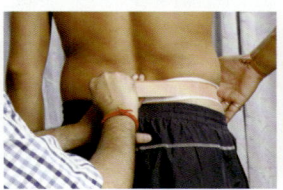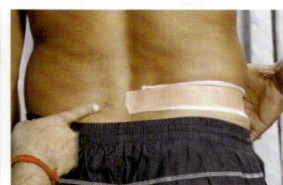

图 11.7.2　骶髂关节（后内测滑动）内衬和胶布粘帖

- 胶布从患侧骶髂关节的髂后上棘处开始粘贴。治疗师用一只手的手掌跟部进行前外侧滑动，同时用另一只手向前外侧拉动胶布的另一端，向下腹部前方固定胶布。
- 以同法叠加粘贴另一条胶布以加强作用。

11.8 肩关节

后外侧滑动

患者体位

- 坐位，背部支撑。

操作步骤

- 用下述粘贴棕色无弹性胶布的方法粘贴内衬。确保粘贴内衬时无拉力或张力（图11.8.1）。
- 胶布锚定于肱骨头部内侧。治疗师站在患者健侧肩旁，用一只手掌在盂肱关节施加后外侧滑动。
- 治疗师另一只手向后外侧绕肩拉动胶布另一端。胶布固定于肩胛骨内侧缘（图11.8.2）。
- 第二名治疗师稳定肩胛骨以加强滑动。
- 以同法叠加粘贴另一条胶布以加强作用。

注意事项

- 胶布应置于肩峰的外侧缘（避免挤压），而非肩锁关节。
- 胶布不应置于三角肌上，否则肩外展时胶布会撑开。

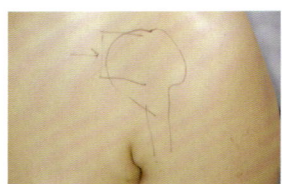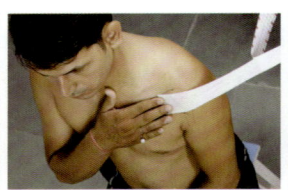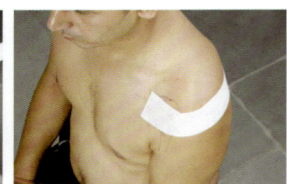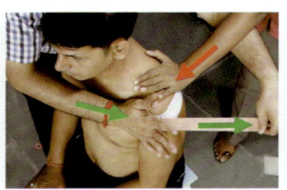

图 11.8.1　肩关节后外侧 MWM 时骨性标志，贴扎要求的起始体位，内衬和胶布粘贴方法

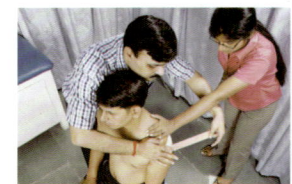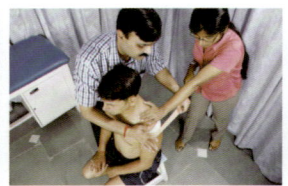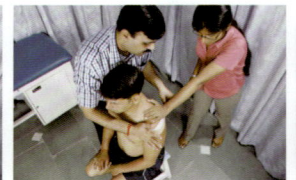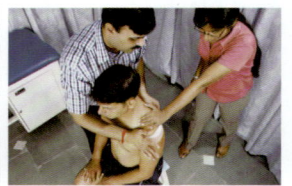

图 11.8.2　肩关节贴扎（后外侧滑动）

11.9 踝关节扭伤

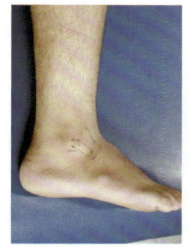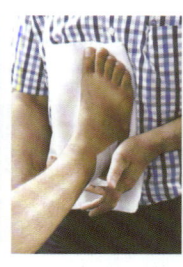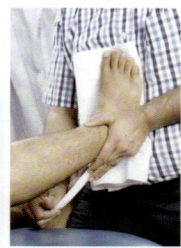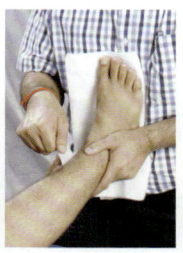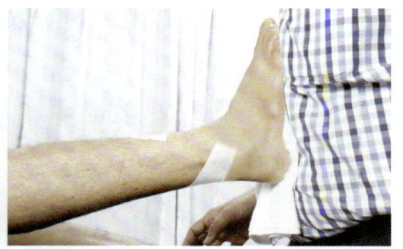

图 11.9.1　踝关节扭伤内衬粘贴

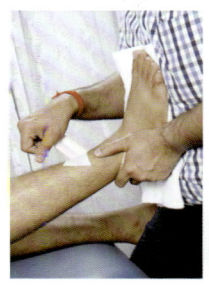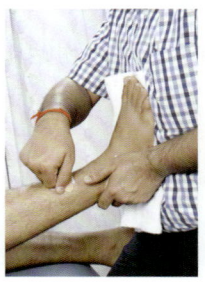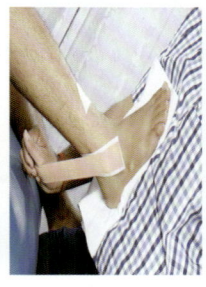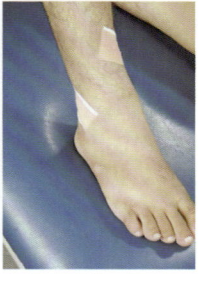

图 7.5.6

图 11.9.2　踝关节扭伤贴扎

患者体位
- 仰卧，双脚悬空。
- 足部保持在中立位。

步骤
- 用下述粘贴棕色无弹性胶布的方法粘贴内衬。确保粘贴内衬时无拉力或张力（图 11.9.1）。
- 治疗师用腹部固定患侧脚。
- 外踝最低处向上 1 厘米的点和向前 2 厘米的点连成一线，胶布沿该线开始粘贴。胶布起点位于腓骨远端前下方（腓骨最低处）。
- 当足部屈曲 90°时，治疗师用力向后上方推动腓骨远端。
- 保持滑动同时，治疗师另一只手顺着方向拉动胶布，缠绕外踝和踝后部，并结束于胫骨远端前部（图 11.9.2）。
- 胶布不能完全环绕脚踝，那样会像止血带一样影响血液循环。
- 以同法叠加粘贴另一条胶布以加强作用。

11.10 跟腱痛 / 跟腱拉伤

患者体位
- 俯卧。

操作步骤
- 用下述粘贴棕色无弹性胶布的方法粘贴内衬。确保粘贴内衬时无拉力或张力。
- 在损伤跟腱外侧或内侧 1 指处粘贴胶布，一手推动跟腱（将凸起变为凹面）外 / 内旋跟骨。同时，用另一只手拉动胶布并将其固定在相对侧（图 11.10.1）。为了放松过度拉伸的跟腱纤维，使用胶布（凸变为凹）以改变纤维方向。

- 以同法叠加粘贴另一条胶布以加强作用。

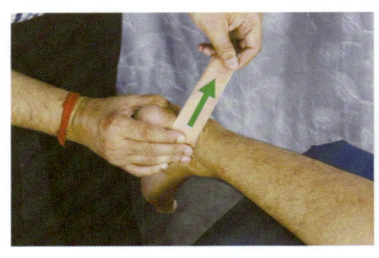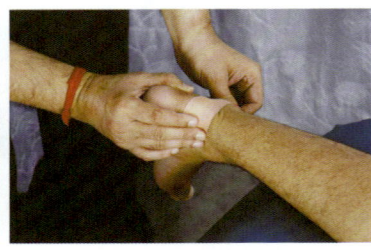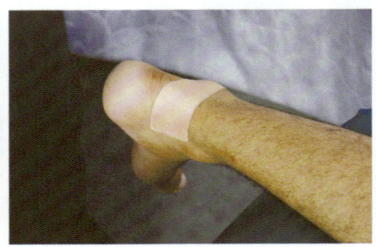

图 11.10.1　跟腱痛/跟腱拉伤贴扎

11.11　足底筋膜炎

患者体位

- 坐在治疗床上，患足悬空，患侧的髋关节外展、屈曲、外旋，并保持踝关节放松。

操作步骤

- 用下述粘贴棕色无弹性胶布的方法粘贴内衬。确保粘贴内衬时无拉力或张力。
- 胶布的一端斜向粘贴于患侧跟骨外侧。
- 治疗师一只手握住跟骨以行外旋内收。
- 滑动治疗时，拉动胶布并缠在脚踝内侧（图 11.11.1）。
- 胶布向内上方经过胫前肌腱以避免行走障碍。
- 以同法叠加粘贴另一条胶布以加强作用。

注意事项

- 胶带不要过短。
- 贴扎期间保持跟骨外旋内收。

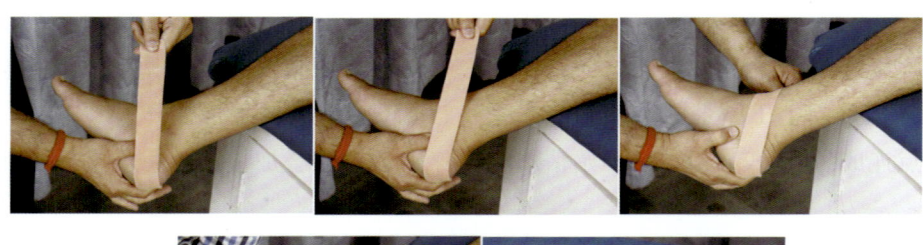
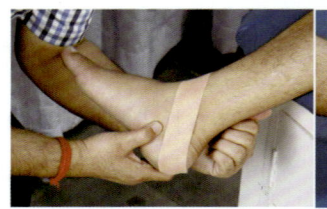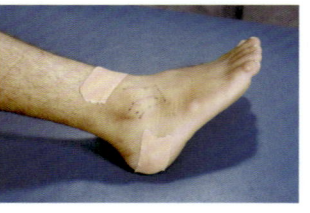

图 11.11.1　足底筋膜炎贴扎

11.12 跗跖关节

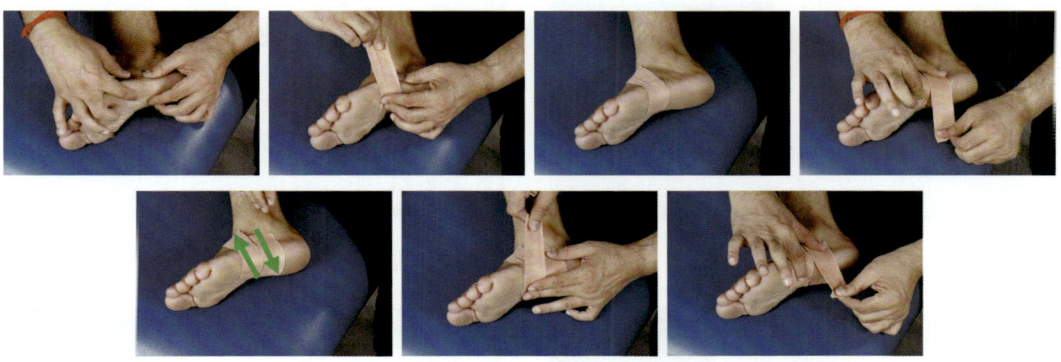

图 11.12.1　跗间关节贴扎

患者体位
- 侧卧，患侧脚置于治疗床上。

操作步骤
- 治疗师一只手的指尖松动受累跖骨，使激惹动作时无痛。通过胶布保持相同的位置（图 11.12.1）。
- 在相近跗骨上向受累跖骨松动相反方向粘贴胶布。
- 以同法叠加粘贴另一条胶布以加强作用。

注意事项
- 胶布不要粘贴于同一块骨头上，应在受累关节线近/远端。
- 在粘贴胶布同时要保持滑动。

11.13 其他

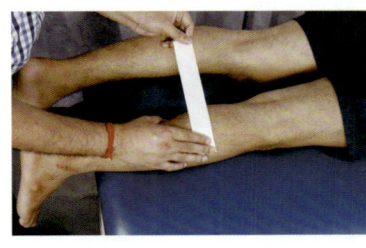

图 11.13.1　小腿拉伤贴扎

患者体位
- 坐/侧卧位。

适应证
- 应用于急性拉伤/滑囊炎。

操作步骤
- 根据治疗区域取 5-10 厘米无弹性胶布。

- 在胶布作用下，拉伤的肌肉纤维方向将向内/外侧改变（可减轻疼痛）。
- 贴扎过程中，胶布与肌肉纤维/肌腹保持垂直（图 11.13.1 至图 11.13.5）。

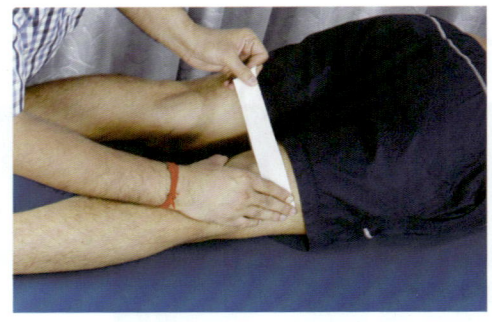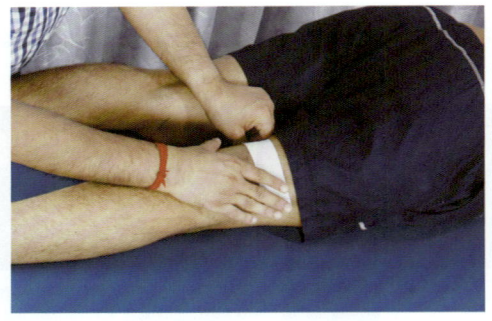

图 11.13.2　腘绳肌拉伤贴扎

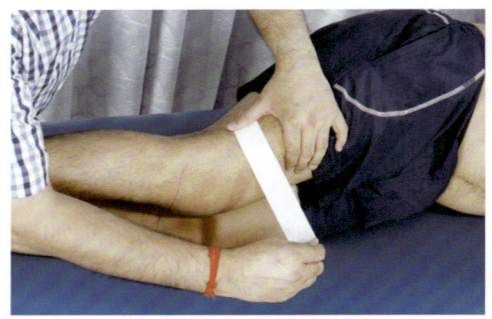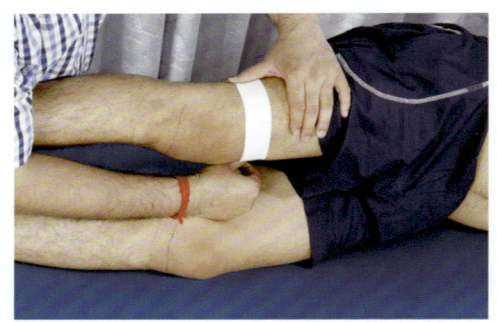

图 11.13.3　股四头肌拉伤贴扎

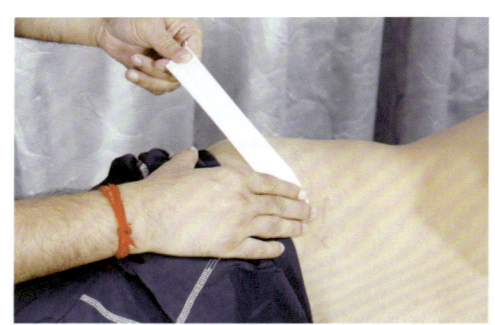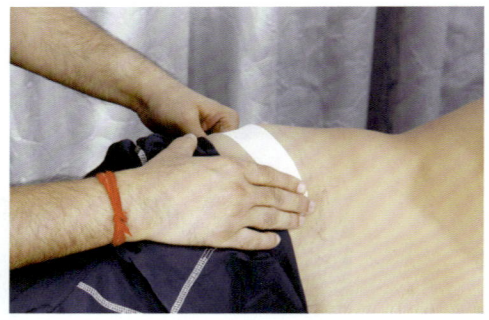

图 11.13.4　股骨大转子滑囊炎贴扎

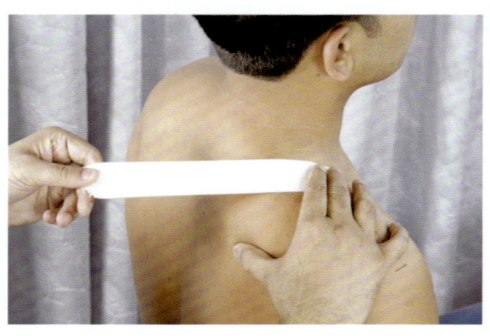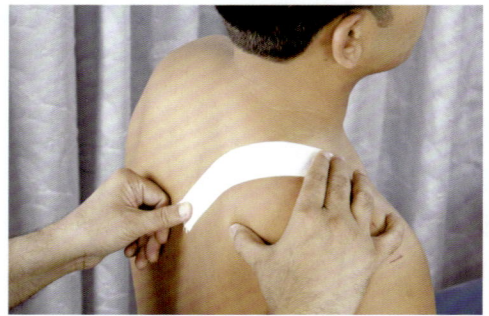

图 11.13.5　上斜方肌贴扎

疼痛释放技术

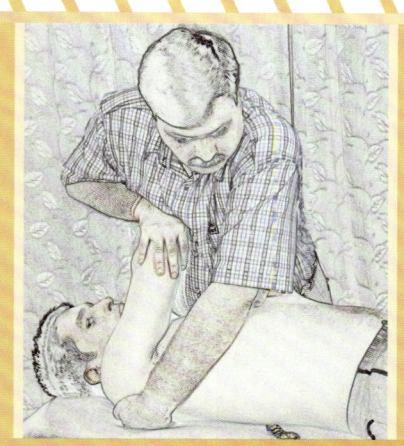

- 12.1 髋关节
- 12.2 肩关节
- 12.3 桡骨茎突狭窄性腱鞘炎
- 12.4 小关节（跗骨间，腕骨间和手指关节）
- 12.5 高尔夫球肘
- 12.6 网球肘
- 12.7 籽骨和大踇趾

12 疼痛释放技术

疼痛释放技术（PRPs）

适应证
- 任何常规物理治疗无效的慢性神经肌肉骨骼疼痛。

禁忌证
- 急性痛，如发病6周内和中，重度疼痛程度、强度和性质的患者。

种类
- 加压 PRPs（关节）。
- 牵引 PRPs（适用于关节）。
- 拉伸 PRPs（适用于肌肉、韧带、肌腱和关节囊）。
- 收缩 PRPs（适用于肌肉、肌腱）。

操作步骤
- 选择可激惹产生疼痛的 PRPs 技术，而这种疼痛会在 15-20 秒（小关节）和 25-30 秒（大关节）后平复。
- 引起疼痛时开始评估。
- 保持疼痛于 P_1 段 15-20 秒。
- 如果疼痛在 15-20 秒内减轻，加压再来一次 PRP。
- 如疼痛在 15-20 秒内无减轻，说明施压过大。因此，需减压至引发的疼痛控制在 20 秒内减轻。
- 如果疼痛在 10 秒内减轻，说明施压过小。因此，需加压至引发的疼痛控制在 15-20 秒内减轻而非小于 10 秒。
- 除施压外，加上生理运动和辅助运动（以进一步引起疼痛）。
- 在一次治疗中继续行 PRPs 直到疼痛大部分缓解。

12.1 髋关节

患者体位
- Faber 姿势。

操作步骤
- 于此体位可行拉伸和收缩 PRPs。
- 拉伸 PRPs 是当患者处于 Faber 姿势时拉伸肌肉（图 12.1.1）。
- 收缩 PRPs 是当患者处于 Faber 姿势时，抗阻向下运动而收缩肌肉（图 12.1.2）。
- 保持施压 25-30 秒。

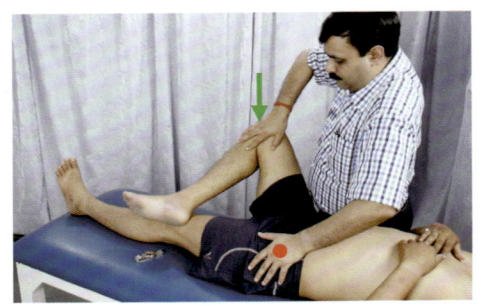

图 12.1.1　Faber 体位髋关节 PRP（拉伸 PRP）

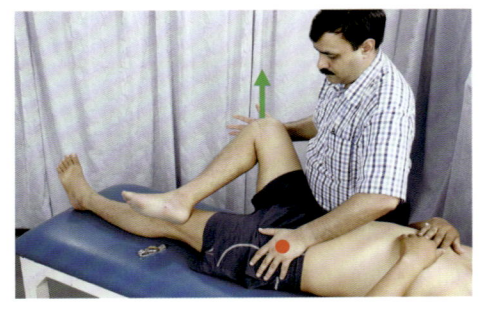

图 12.1.2　Faber 体位髋关节 PRP（收缩 PRP）

加压 PRPs 治疗髋关节疼痛

患者体位
- 仰卧，髋关节与膝关节屈曲 90°。
- 可在骶骨下放置一个枕头。

治疗师位置
- 站在患者健侧。

手的位置
- 治疗师把双手放在患者膝盖上加压。

操作步骤
- 治疗师通过体重沿股骨长轴上对髋关节加压行后侧滑动（图 12.1.3）。
- 保持施压 25-30 秒。

手法变化
- 有需要时，可加上生理运动和辅助运动以加强 PRPs 疗效。

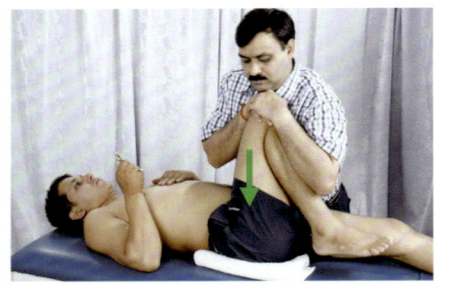

图 12.1.3　髋关节加压 PRP

12.2 肩关节

患者体位
- 仰卧。
- 肩关节与肘关节屈曲 90°。

治疗师位置
- 站在患者健侧（加压）。

手的位置
- 治疗师一只手在患侧肩关节下。
- 另一只手置于肘关节上。

操作步骤
- 治疗师通过体重沿肱骨长轴向后侧推动肩关节（图 12.2.1）。
- 保持施压 25-30 秒。

手法变化
- 在进行 PRP 操作时可加上生理运动。

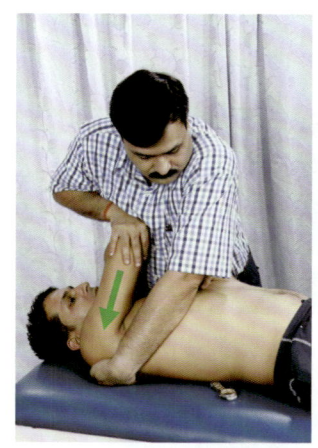

图 12.2.1　肩关节加压 PRP

12.3 桡骨茎突狭窄性腱鞘炎

拉伸 PRPs
患者体位
- 坐在椅子上。

治疗师位置
- 坐在患者前方，握住患侧手。

操作步骤
- 患者握拳，大拇指收在手指内侧。
- 腕尺侧偏直到产生一个可忍受的疼痛（图 12.3.1）。

收缩 PRPs
患者体位
- 坐在椅子上。

治疗师位置
- 坐在患者前方，握住患侧手。

操作步骤
- 患者外展背伸其大拇指，治疗师对其施加阻力直到产生一个可忍受的疼痛（图 12.3.2）。
- 保持施压 15-20 秒。

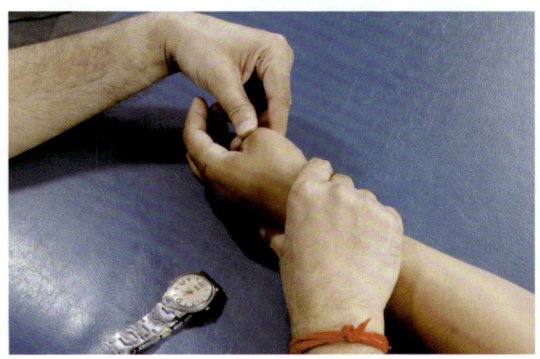

图 12.3.1　拉伸 PRP 治疗桡骨茎突狭窄性腱鞘炎

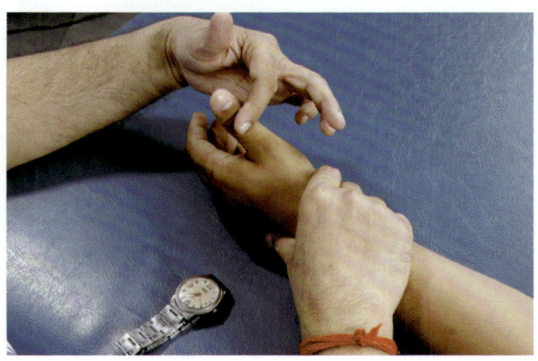

图 12.3.2　收缩 PRP 治疗桡骨茎突狭窄性腱鞘炎

12.4 小关节（跗骨间，腕骨间和手指关节）

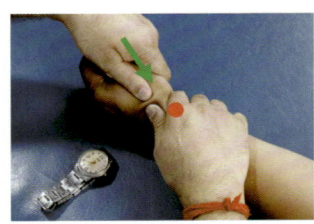

图 12.4.1　腕骨间关节 PRP（加压 PRP）

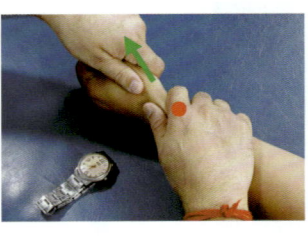

图 12.4.2　腕掌关节 PRP（牵引 PRP）

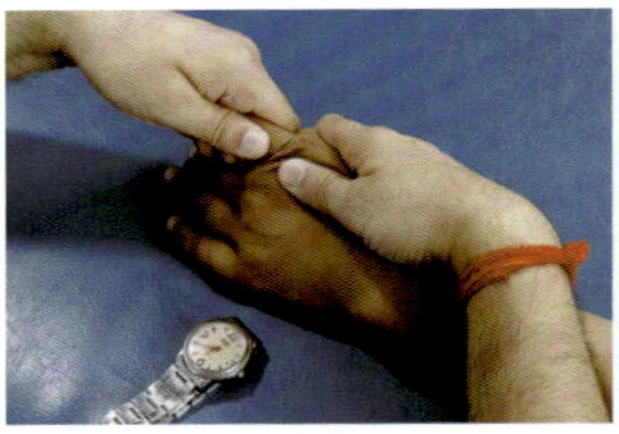

图 12.4.3　掌指关节 PRP（加压 PRP）

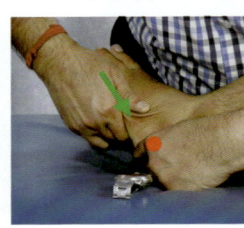

图 12.4.4　跗跖关节 PRP（加压 PRP）

患者体位
- 坐在椅子上。

治疗师位置
- 坐在患侧旁。

手的位置
- 治疗师一只手置于骨近端以固定。
- 另一只手置于骨远端以松动。

操作步骤
- 治疗师行加压或牵引（引起疼痛即可）。
- 有需要时，可加上生理运动和辅助运动以加强加压或牵引 PRPs 的疗效（图 12.4.1 至图 12.4.4）。
- 保持施压 15–20 秒。

12.5 高尔夫球肘

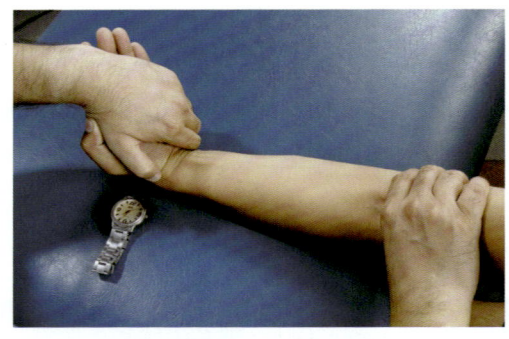

图 12.5.1　收缩 PRP 治疗高尔夫球肘

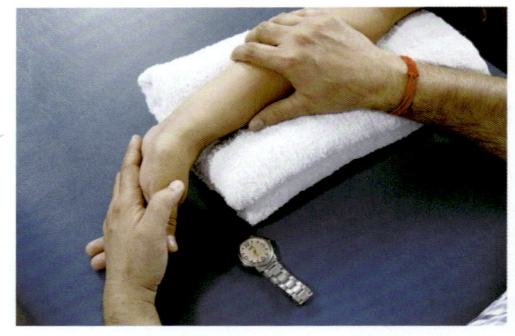

图 12.5.2　拉伸 PRP 治疗高尔夫球肘

患者体位
- 仰卧。
- 患侧前臂旋后伸直。

治疗师位置
- 站在患侧旁。

操作步骤
- 治疗师通过患者抗阻屈曲手腕或手指产生疼痛以行收缩 PRP（图 12.5.1）。
- 如收缩 PRP 无效，可通过拉伸手腕至背伸位以行拉伸 PRP，疼痛控制在 P_1 段内（图 12.5.2）。
- 保持施压 15–20 秒。

12.6 网球肘

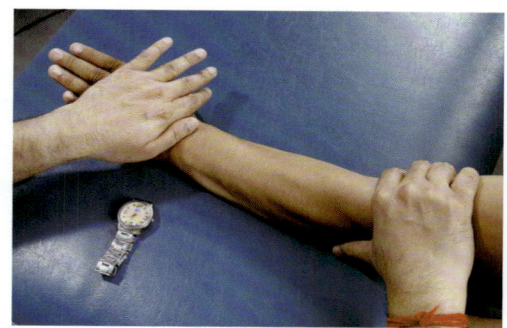

图 12.6.1　收缩 PRP 治疗网球肘

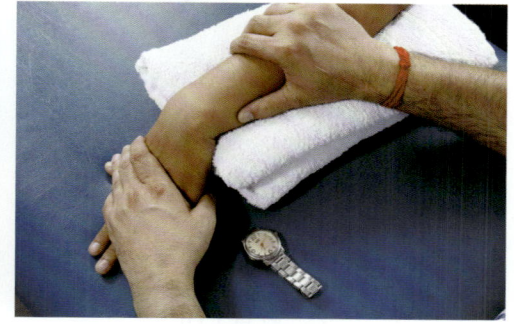

图 12.6.2　拉伸 PRP 治疗网球肘

患者体位
- 仰卧。
- 患侧前臂旋前伸直。

治疗师位置
- 站在患侧旁。

操作步骤
- 治疗师通过患者抗阻伸手腕或第 3、4 手指产生疼痛以行收缩 PRP（图 12.6.1）。
- 如收缩 PRP 无效，可通过屈腕拉伸以行拉伸 PRP，疼痛控制在 P_1 段内（图 12.6.2）。
- 保持施压 15–20 秒。

12.7 籽骨和大踇趾

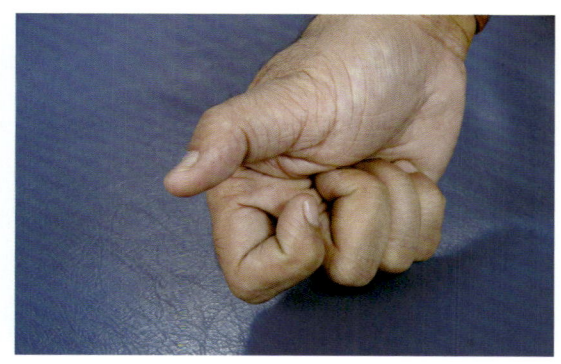

图 12.7.1　行籽骨 PRP 时，手钳握图示

籽骨 PRPs

患者体位
- 仰卧。

治疗师位置
- 站在患侧。

手的位置
- 治疗师完全屈曲的食指外侧缘置于第一跖骨头下籽骨下方，对侧拇指置于第一跖骨头背侧，它们相互靠近对籽骨加压（图 12.7.1）。

操作步骤
- 施压时，治疗师对大踇趾被动屈曲和伸直（图 12.7.2）。
- 保持施压 25–30 秒。

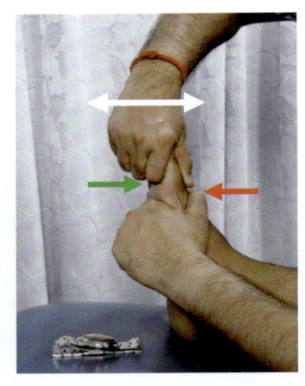

图 12.7.2　籽骨 PRP

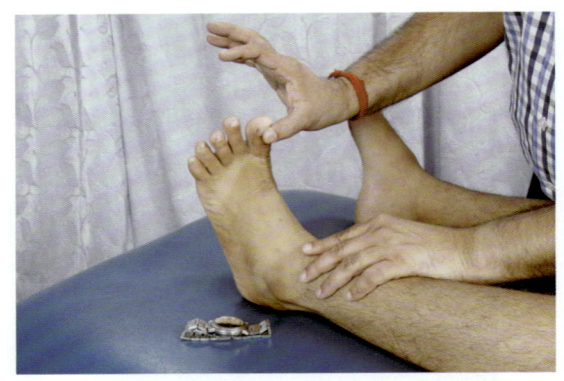

图 12.7.3　踇长伸肌收缩 PRP

大踇趾 PRPs

患者体位
- 仰卧。

治疗师位置
- 站在患侧。

手的位置
- 治疗师将拇指置于患者踇长伸肌肌腱上（大踇趾远节趾骨）。

操作步骤
- 患者背伸踇趾时治疗师施加阻力（收缩 PRP）引起疼痛（P_1）。
- 收缩治疗时，产生的疼痛应在 20 秒内消失（图 12.7.3）。

脊柱关节松动术配合手臂/腿部动作及动态小面关节松动术的神经动力学技术

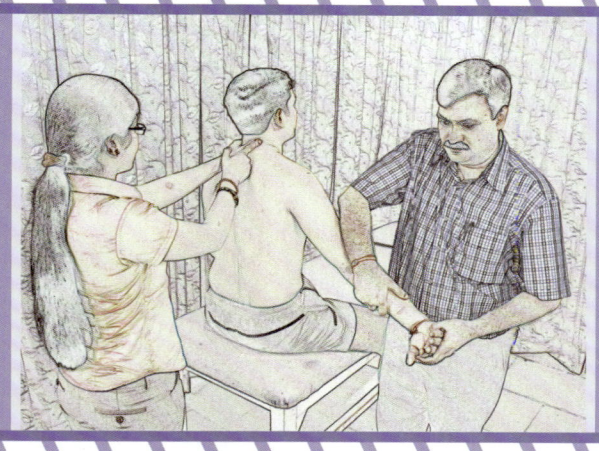

- 13.1 脊柱关节松动术配合手臂动作（SMWAM）
- 13.2 神经组织松动术（神经动力学测试体位）
- 13.3 SMWAM（桡神经）
- 13.4 SMWAM（正中神经）
- 13.5 SMWAM（尺神经）
- 13.6 SNAGs 神经动力学技术（桡神经）
- 13.7 SNAGs 神经动力学技术（正中神经）
- 13.8 SNAGs 神经动力学技术（尺神经）
- 13.9 脊柱关节松动术配合腿部动作（SMWLM）
- 13.10 两位治疗师 SMWLM（股神经）技术
- 13.11 三位治疗师 SMWLM 技术
- 13.12 一位治疗师 SMWLM（坐骨神经）技术
- 13.13 一位治疗师 SMWLM（股神经）技术
- 13.14 SNAGs 神经动力学技术（坐骨神经）
- 13.15 SNAGs 神经动力学技术（股神经）
- 13.16 SNAGs 神经动力学技术（隐神经）

13　脊柱关节松动术配合手臂／腿部动作及动态小面关节松动术的神经动力学技术

源自 Mulligan 手法的神经组织松动术：

将 ULTT（upper limb neural tissue tension tests）和 LLTT（lower limb neural tissue tension tests）译为"上肢神经组织张力测试"和"下肢神经组织张力测试"并不准确。原因是，当神经被敏化时，就不应该拉伸。强迫拉伸都会加剧疼痛。此试验并非检查神经的延展性，而是检查神经的移动性，在它的路径结构上是否有粘连。因其主要考察神经的动力学性质，故命名为"神经动力学"。Michael Shacklock 于 1995 年首次提出"神经动力学"概念。故 ULTT 和 LLTT 应译为对特定神经的神经动力学测试。

神经非常敏感，但并非脆弱不堪，其突出特点如下。

1. 滑动性、滑行性和应变性，例如当人弯腰触摸脚趾时，坐骨神经可延伸其长度的 12%–20%。
2. 收缩性，例如颈部髓膜可由弯曲拉长状态变换到伸直缩短状态。
3. 抗挤压，例如屈肘时尺神经在肱骨上受压。
4. 强度，例如踢足球时的坐骨神经。
5. 抗震动性，例如挥鞭样动作中的脑膜、脊髓和脑干。
6. 耐重复力，例如音乐家腕管中的正中神经。
7. 抗弯曲力，例如膝关节屈曲时其上的胫神经随之弯曲。
8. 从手腕伸展到屈曲动作正中神经将滑动近 2 厘米。而为适应日常活动腕部和肘部神经需 35mm 活动度。
9. 日常活动中正中神经需适应约 19% 的长度变化，其中只有 22%–23% 是通过弹性延伸，而其余均以滑动来实现。
10. 在肘部尺神经横截面可减少至原来的近 50%，同时延长近 0.5cm。
11. 在大约 6%–8% 的应变下，神经末梢血流将会变慢。
12. 如果这种紧张状态保持 1 小时，神经传导将受到不利影响。
13. 神经延长约 15% 时，血液将完全阻滞。

神经系统并不脆弱。神经可以滑动、滑行，有弹性，可压缩过半，在踢足球时强度极高，亦可承受重复力、震动力和弯曲力。人体其他任何系统均不具备上述特点。故笔者认为，神经系统敏感但不脆弱。人体进行任何特定动作时，例如手腕从伸展到屈曲时正中神经将滑动2cm，而其总共需要35mm活动度以满足日常活动需要。然而，神经通过延长和神经滑动、滑行动作只能拉长其20%-25%。故神经的移动性相比伸展性更为重要。

David Butler提出，正中神经在日常活动中需适应约19%的长度变化差异。此变化中的20%-23%通过弹性延伸发生，其余均由神经滑动维持。在肘部尺神经横截面可减少至原来的近50%，同时延长近0.5cm。若应变状态保持1小时，神经传导将受到不利影响。神经延长约15%时，血液将完全阻滞。神经周围存在由肌肉和筋膜组织组成的前、后、内侧和外侧壁，其在神经周围可形成隧道。若上述周围组织发炎，则会拉伸或挤压神经。因此，并非单纯的神经发炎和排斥周围组织，反之亦然，周围组织发炎也会压迫神经。一根断电线就是个好例子。金属丝过软无法直接拉动，如果金属丝和胶皮有粘连，你会拉动胶皮，以胶皮带动金属丝。同理，若神经发炎，应松动神经周围组织，使神经和周围组织间出现相对运动，相互间的粘连也会消除，神经便可轻松滑动和滑行。

神经炎症会贯穿全部神经部位，其并非只在特定区域产生炎症。神经末梢对异常冲动极其敏感。熟练地触诊对于临床诊断极有帮助，很多神经容易触及，即使是桡神经和隐神经颊下分支的小神经。对不能直接触诊的腕管正中神经，间接给予压力也可诱发症状。应在同一根神经两至三个不同部位触诊，患者应产生相同的疼痛感。若触诊不同部位时患者仅感受到某部位的疼痛则说明其是神经周围组织产生病变，而非神经。因为神经敏化是整段神经敏感性均增强，并非特定部位敏化，故熟练地触诊操作，有益于临床诊断病因。

正常神经偶尔会产生敏化的情况，但神经并未出现炎症，可能因为这些神经的传导组织多于结缔组织。传导组织和结缔组织之间的变化关系可影响对触诊的反应。正如David Butler所述，具有多条神经束和结缔组织的神经中，长纤维更有益于助其抵抗外界的机械压迫。如果神经有更多的传导组织，会更易敏化。

神经有时处于皮下深层，无法直接触诊，此时则需要间接触诊。

间接触诊的方法如下：保持10磅的压力长达30秒。若可引起神经疼痛，则压迫处即为敏化神经。另外可进行Twinging或Tinel测试。

直接触诊会压迫神经。其与周围结构，如肌腱/韧带和动脉大有不同。首先，神经比肌腱硬度高，比动脉硬度更高，且由于神经鞘的存在，按压时会有滑脱感。其次，神经呈圆形，相对较柔脆，若集中精力触压神经（用手指滚动感觉），可感受到其噼啪的脆音。若是肌腱或韧带，声音则更沉闷。因此，直接触诊不但有滑脱感，而且非常清脆和激发疼痛。

根据以上临床观点，本章节将神经动力学技术与Mulligan疗法合用，有效治疗神经源性疼痛患者。

Mulligan 手法指南

13.1 脊柱关节松动术配合手臂动作（SMWAM）

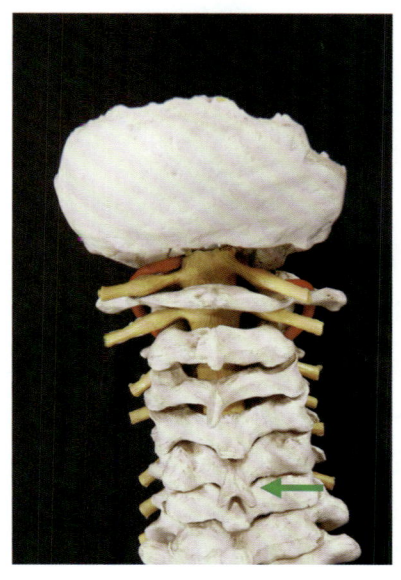

适应证
- 源于颈部的手臂放射性疼痛。
- 颈椎（C_7 和 T_1 段）僵硬导致的肩部活动疼痛。

患者体位
- 坐直于椅子上。

治疗师位置
- 站在患者背后。

手的位置
- 治疗师一只手的大拇指内侧抵住需要治疗的棘突，用另一只手的食指加强（图 13.1.2，图 13.1.3）。

图 13.1.1　颈椎及行 SMWAM 滑动方向

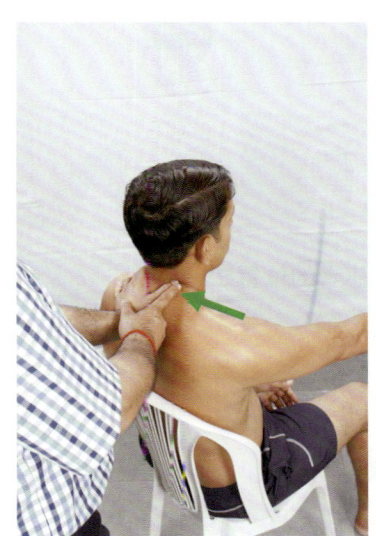 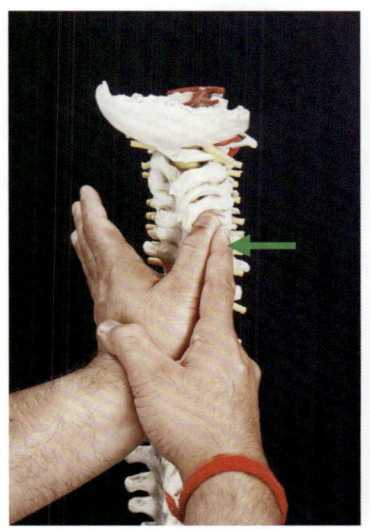 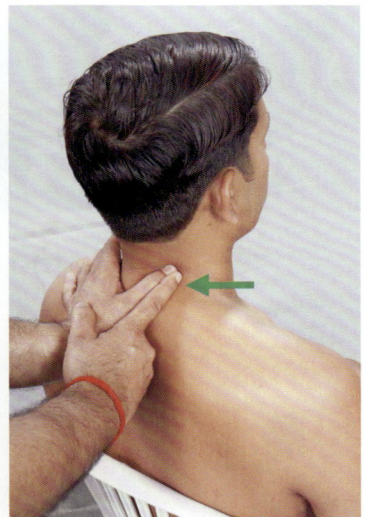

图 13.1.2　在脊椎行 SMWAM 时，治疗师手的位置

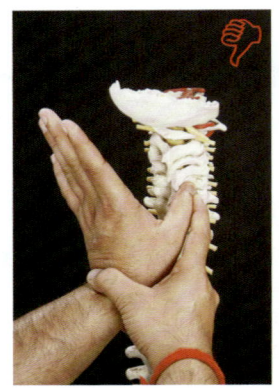 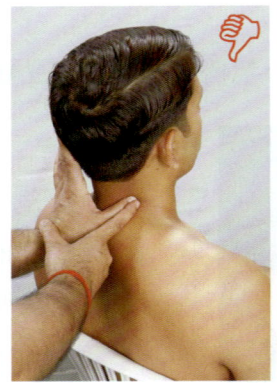 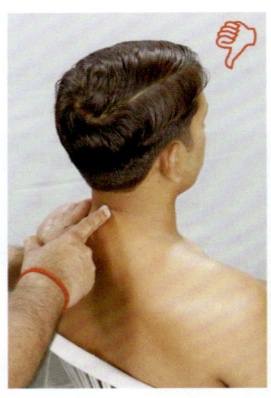

图 13.1.3　行 SMWAM 治疗时，治疗师手的错误位置

操作步骤

- 从患侧到健侧做单向水平面滑动。（图 13.1.4，图 13.1.5）。
- 持续滑动，同时患者手臂做激惹动作（前屈 / 外展 / 水平内收 / 水平外展）。

手法变化

这些 SMWAM 动作也按如下进行：
1. 按照激惹动作进行。
2. 按照相关神经进行。
3. 患者可行自助式治疗（图 13.1.5）。

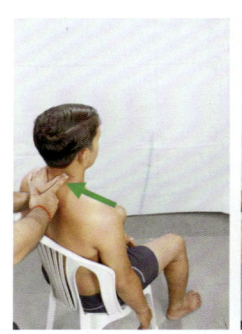 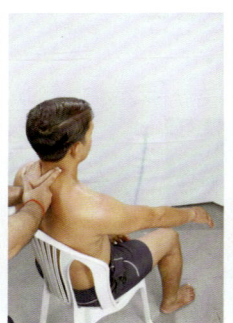 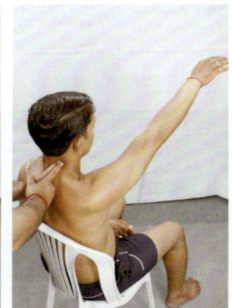 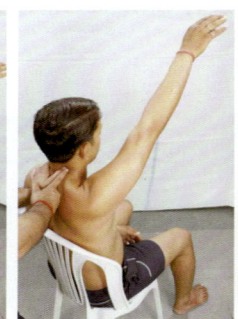 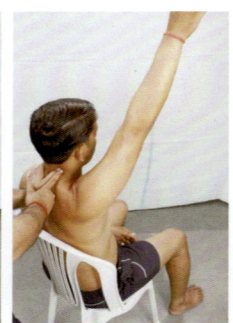

图 13.1.4　行肩关节内收 SMWAM 时治疗师及患者的位置

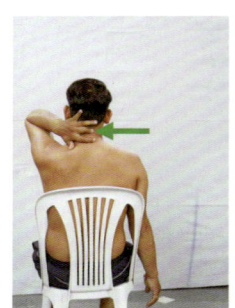 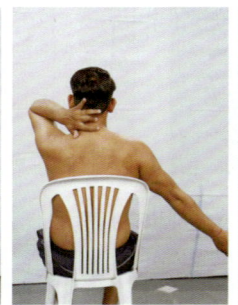 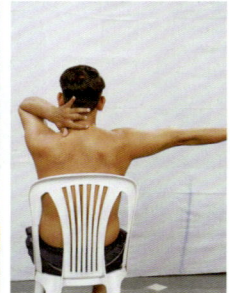 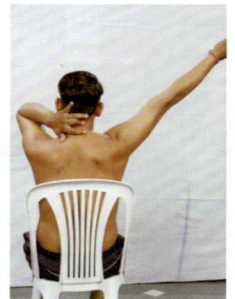 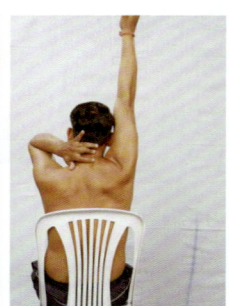

图 13.1.5　行肩关节外展自助式 SMWAM 时患者手的位置

注意事项
- 手臂活动时需持续进行滑动。
- 滑动应无痛。
- 首先须使软组织充分松弛,然后于正确方向用力产生有效滑动。
- 滑动治疗时拇指不要滑脱至另一侧。

治疗原理
- 对于放射性疼痛,神经组织可能附着在周围的组织结构上,导致滑动受限,因此对神经产生额外的牵拉。由于水平滑动,椎体转向同侧,扩大患侧椎间孔。此时再加上手臂动作,可使神经组织松动舒展。
- 由于肩带部肌肉附着于颈部和上胸椎,随着肩关节运动脊柱也产生运动,这样也可能减轻疼痛。我们还必须松动下颈椎和上胸椎以达到肩关节活动的最大范围。

13.2 神经组织松动术(神经动力学测试体位)

胫神经
髋关节屈曲、内收、内旋,踝背屈、外翻(图 13.2.1)。

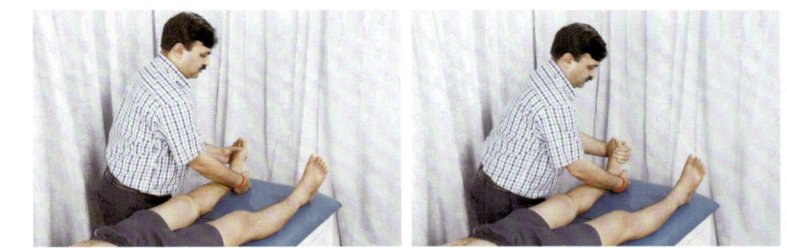
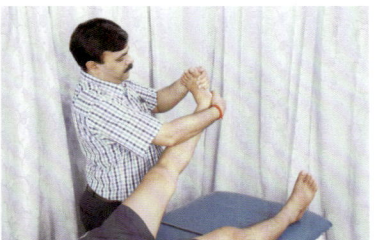

图 13.2.1　胫神经神经动力学测试时治疗师和患者的位置

腓总神经
髋关节屈曲、内收、内旋,踝跖屈、内翻(图 13.2.2)。

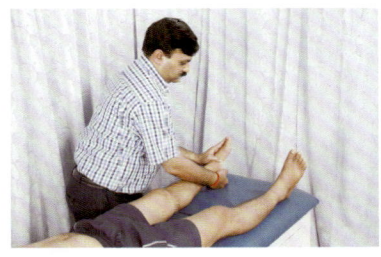
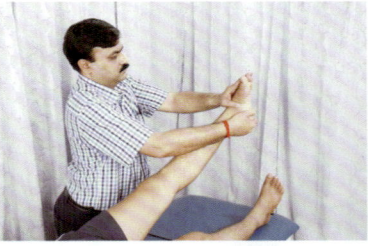
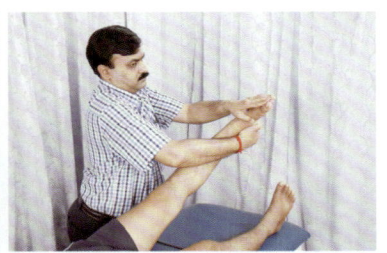

图 13.2.2　腓总神经神经动力学测试时治疗师和患者的位置

腓肠神经
髋关节屈曲、内收、内旋,踝背屈、内翻(图 13.2.3)。

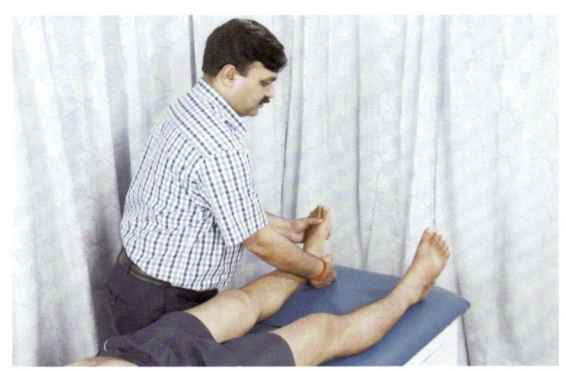
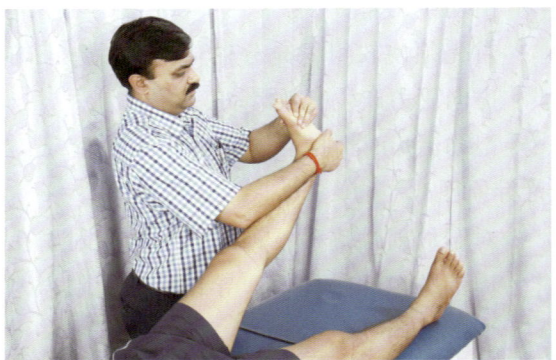

图 13.2.3　腓肠神经神经动力学测试时治疗师和患者的位置

坐骨神经
髋关节屈曲、内收、内旋,踝背屈(图 13.2.4)。

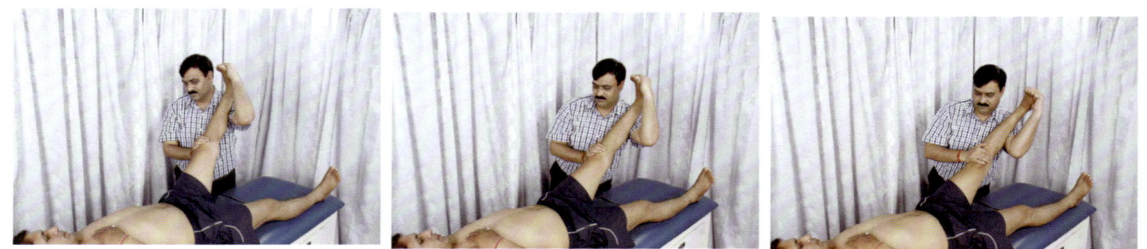

图 13.2.4　坐骨神经神经动力学测试时治疗师和患者的位置

股神经
髋关节后伸,膝关节屈曲(图 13.2.5)。

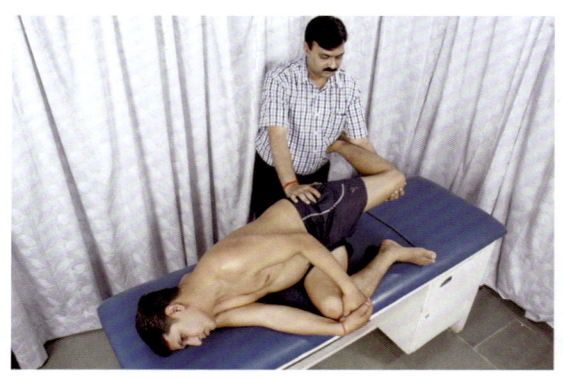
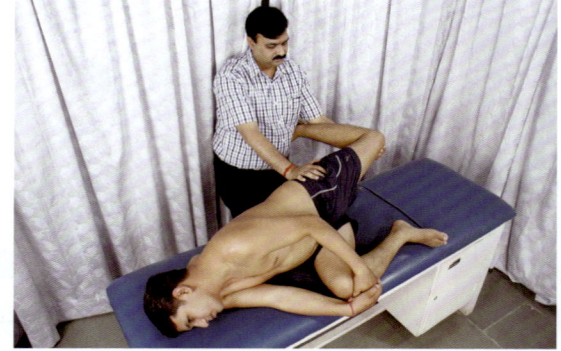

图 13.2.5　股神经神经动力学测试时治疗师和患者的位置

闭孔神经

髋关节外展,膝关节屈曲(图13.2.6)。

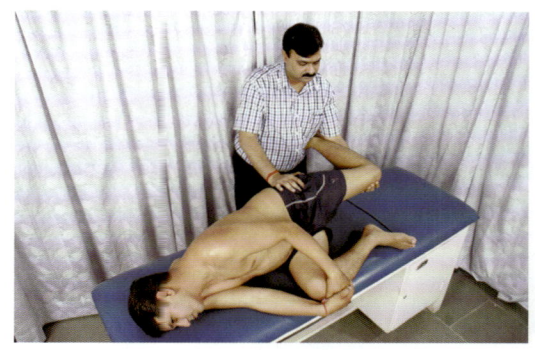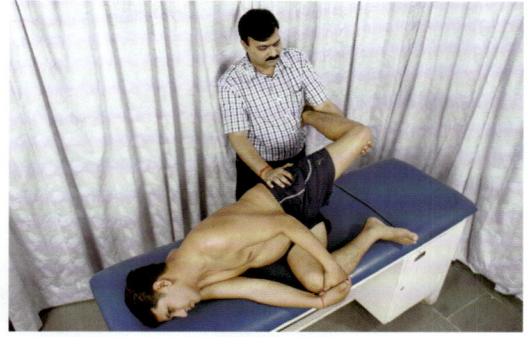

图 13.2.6　闭孔神经神经动力学测试时治疗师和患者的位置

外侧皮神经

髋关节内收,膝关节屈曲(图13.2.7)。

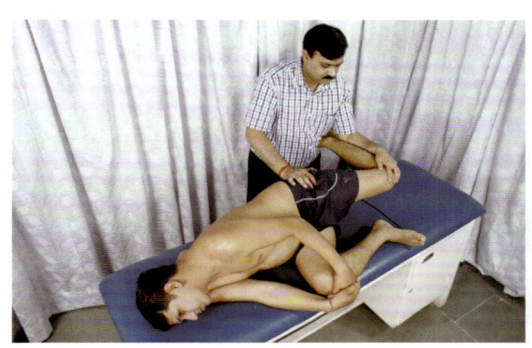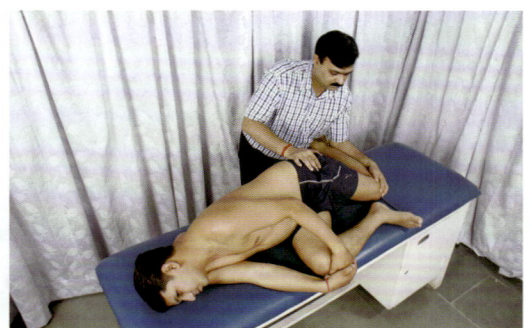

图 13.2.7　外侧皮神经神经动力学测试时治疗师和患者的位置

隐神经

伸髋,伸膝,踝背屈、外翻,外旋髋关节(图13.2.8)。

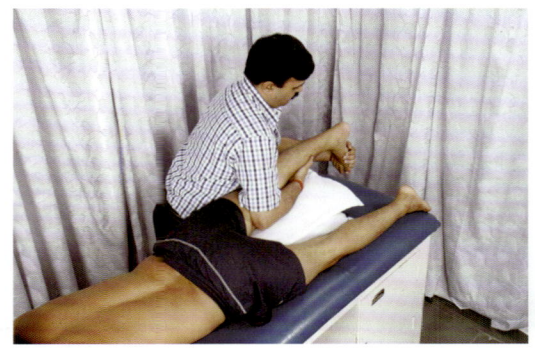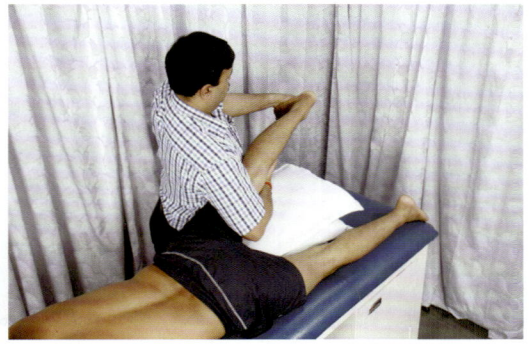

图 13.2.8　隐神经神经动力学测试时治疗师和患者的位置

桡神经

肩关节内旋,伸肘,前臂旋前,腕关节尺偏屈腕(图 13.2.9)。

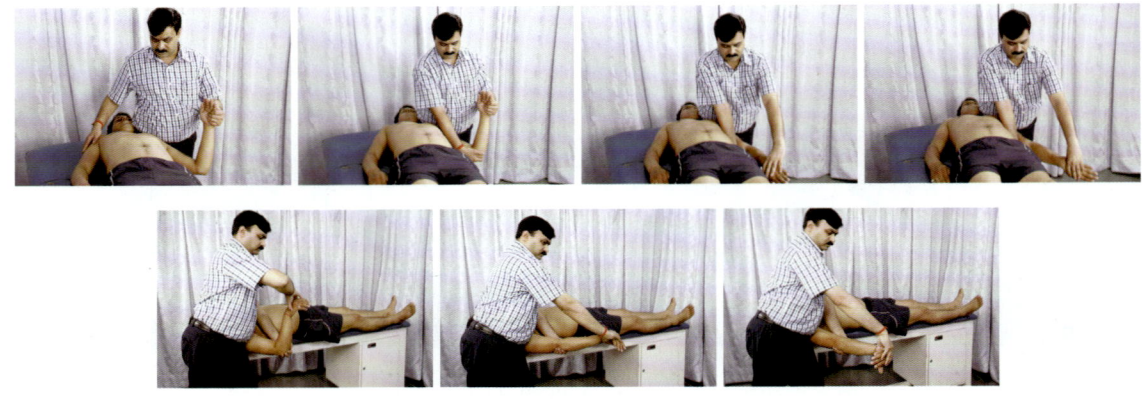

图 13.2.9　桡神经神经动力学测试时治疗师和患者的位置

正中神经

肩关节外旋,伸肘,前臂旋后,腕背伸(图 13.2.10)。

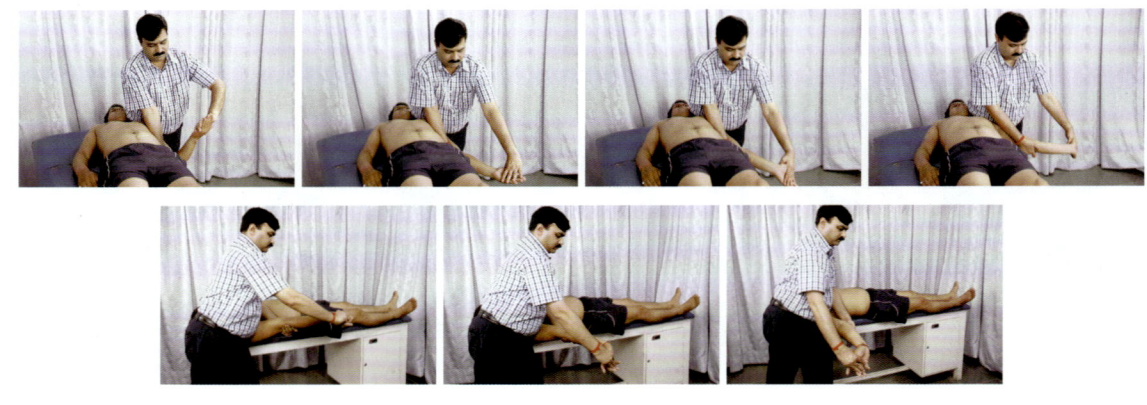

图 13.2.10　正中神经神经动力学测试时治疗师和患者的位置

尺神经

上臂外展,肘屈,前臂内旋,腕关节背伸(图 13.2.11)。

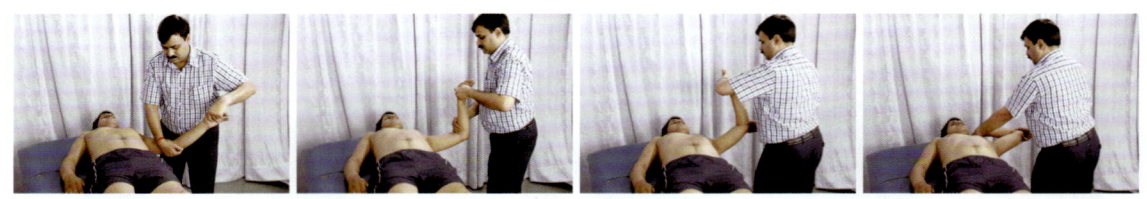

图 13.2.11

Mulligan 手法指南

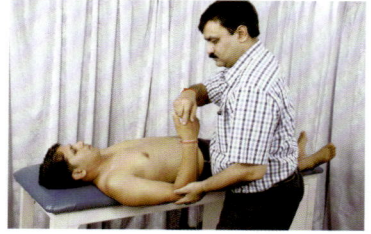
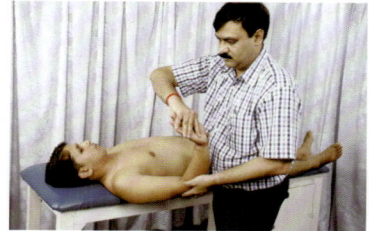
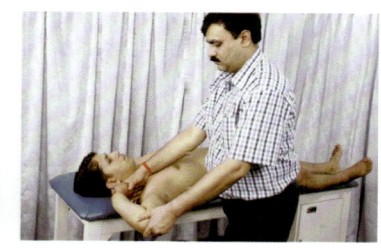
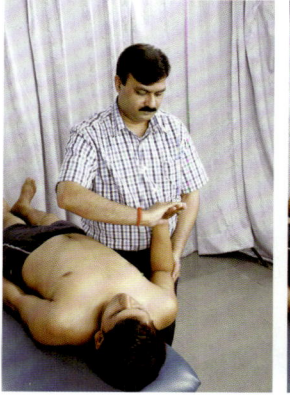
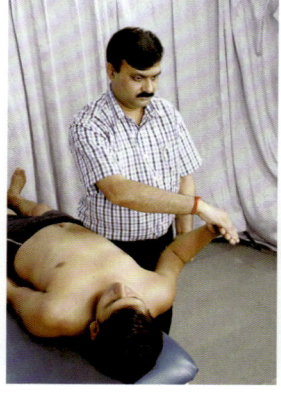
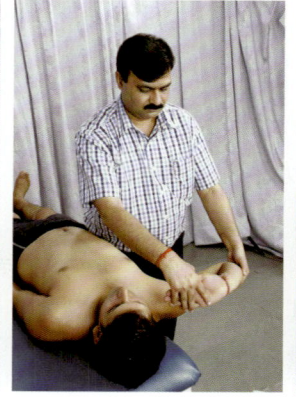
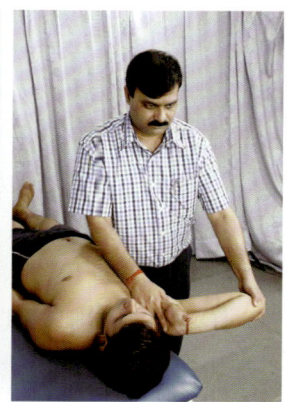

图 13.2.11　尺神经神经动力学测试时治疗师和患者的位置

13.3 SMWAM（桡神经）

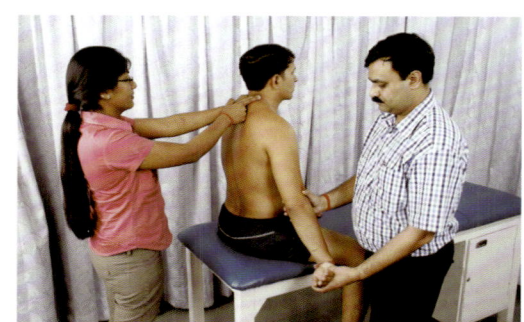

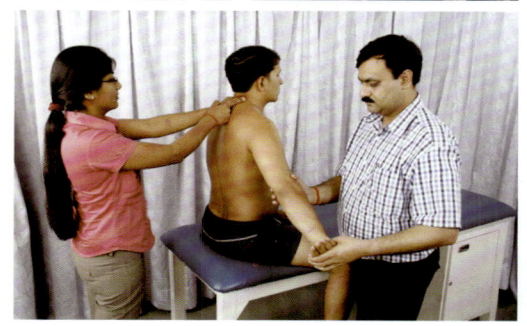

图 13.3.1　行 SMWAM（桡神经）时治疗师及患者的位置

适应证
- 桡神经放射性疼痛。
- 桡神经神经动力学测试阳性。
  桡神经测试内容： 肩关节内旋和外展，伸肘，前臂旋前，手腕和手指尺偏屈曲。

患者体位
- 坐直于椅子/治疗床上。

治疗师位置
- 需要两位治疗师。
- 松动相关脊柱节段的治疗师站在患者背后（图 13.3.1）。

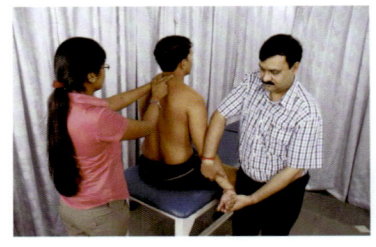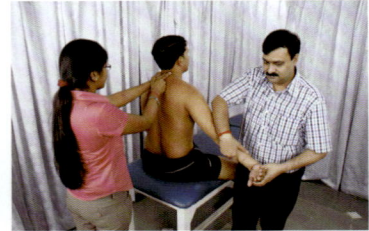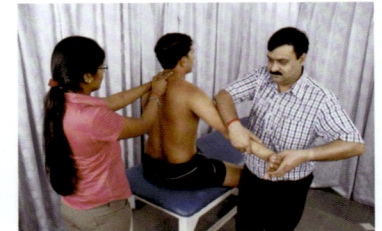

图 13.3.2　桡神经 SMWAM

手的位置

- 治疗师一只手的大拇指内侧抵住相应棘突，用另一只手的食指加强（图 13.3.1）。
- 第二位治疗师以其腋窝压在患者肩上以加大肩部下压力量（在需加强神经动力学测试敏化反应时）。
- 第二位治疗师根据病人的激惹动作逐一检查神经各部分（远端到近端或近端至远端），并评估 P_1 范围。

操作步骤

- 从患侧到健侧做单向水平面滑动。
- 持续进行滑动，同时另一名治疗师在新的无痛范围重复做桡神经动力学运动以松动桡神经（图 13.3.2）。
- 重复此操作 3 次，再通过神经动力学测试检查桡神经的活动度以评估患者的症状。

注意事项

- 滑动动作应无痛。
- 首先须使软组织充分松弛，然后于正确方向用力产生有效滑动。
- 滑动治疗时拇指不要滑脱至另一侧。

手法变化

1 名治疗师进行 SMWAM（桡神经）

- 对桡神经神经动力学测试评估 P_1 范围后，患者可学习主动进行少于 P_1 范围的神经动力学测试动作，同时治疗师进行滑动治疗。
- 患者可行自助式治疗（图 13.3.3）。

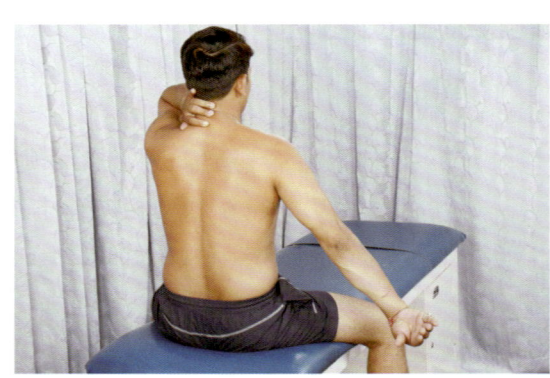

图 13.3.3　自助式 SMWAM（桡神经）治疗

13.4 SMWAM（正中神经）

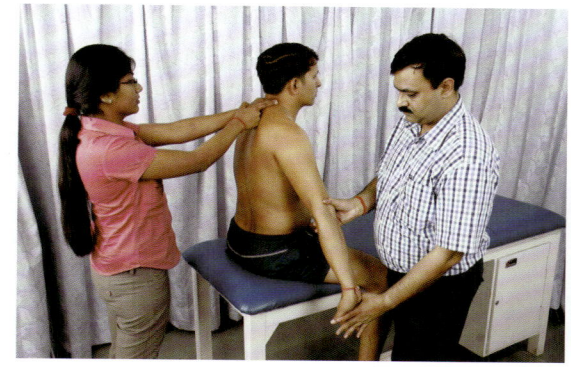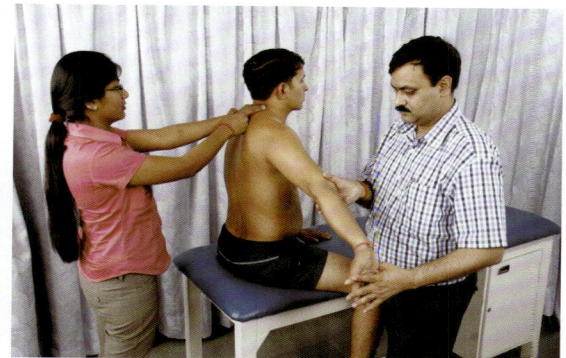

图 13.4.1　行 SMWAM（正中神经）时治疗师及患者的位置

适应证
- 正中神经放射性疼痛。
- 正中神经神经动力学测试阳性。
  正中神经测试内容：外旋外展肩关节，肘关节伸直，前臂旋后，腕关节和手指背伸。

患者体位
- 坐直于椅子/治疗床上。

治疗师位置
- 需要两位治疗师。
- 松动相关脊柱节段的治疗师站在病人背后（图 13.4.1）。

手的位置
- 治疗师一只手的大拇指内侧抵住相应棘突，用另一只手的食指加强（图 13.4.1）。
- 第二位治疗师以其腋窝压在患者肩上以加大肩部下压力量（在需加强神经动力学测试敏化反应时）。
- 第二位治疗师根据病人的激惹动作逐一检查神经各部分（远端到近端或近端至远端），并评估 P_1 范围。

操作步骤
- 从患侧到健侧做单向水平面滑动。
- 持续进行滑动，同时另一名治疗师在新的无痛范围重复做正中神经动力学运动以松动正中神经（图 13.4.2）。
- 重复此操作 3 次，再通过神经动力学测试检查正中神经的活动度以评估患者的症状。

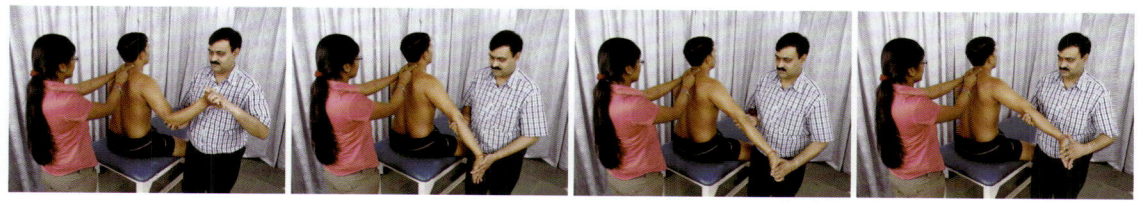

图 13.4.2　正中神经 SMWAM

注意事项

- 滑动动作应无痛。
- 首先须使软组织充分松弛，然后于正确方向用力产生有效滑动。
- 滑动治疗时拇指不要滑脱至另一侧。

手法变化

1 名治疗师进行 SMWAM（正中神经）

- 对正中神经神经动力学测试评估 P_1 范围后，患者可学习主动进行少于 P_1 范围的神经动力学测试动作，同时治疗师进行滑动治疗。
- 患者可行自助式治疗如图 13.4.3。

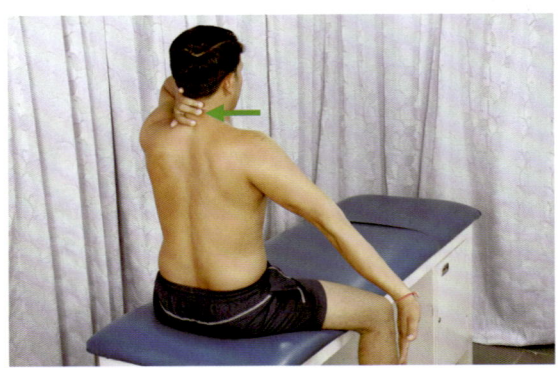

图 13.4.3　自助式 SMWAM（正中神经）治疗

13.5 SMWAM（尺神经）

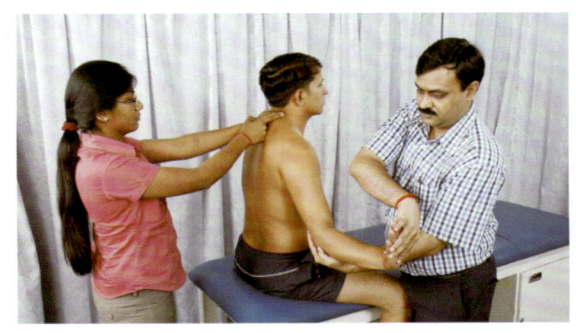 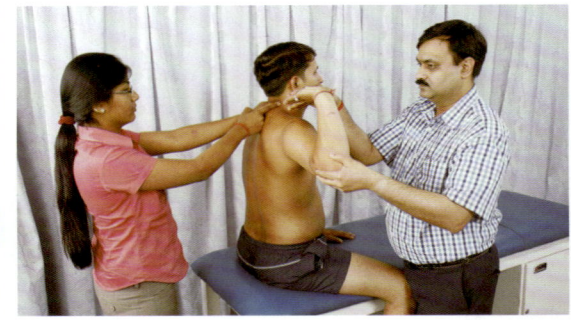

图 13.5.1　行 SMWAM（尺神经）时治疗师及患者的位置

适应证

- 尺神经放射性疼痛。
- 尺神经神经动力学测试阳性。

　尺神经测试内容：外旋外展肩关节，肘关节屈伸，前臂旋前，腕关节和手指背伸。

患者体位

- 坐直于椅子/治疗床上。

治疗师位置

- 需要两位治疗师。
- 松动相应脊柱节段的治疗师站在病人背后。

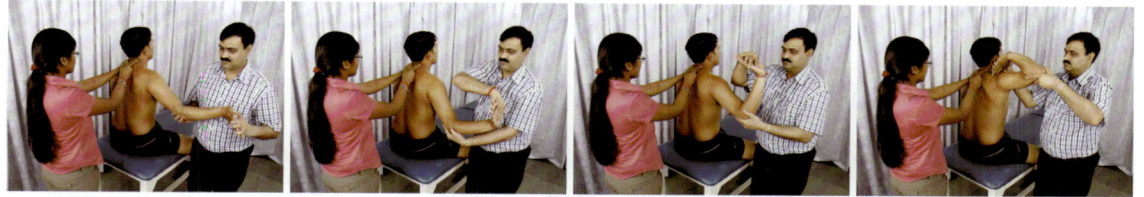

图 13.5.2　尺神经 SMWAM

手的位置

- 治疗师一只手的大拇指内侧抵住相应棘突，用另一只手的食指加强（图 13.5.1）。
- 第二位治疗师根据病人的激惹动作逐一检查神经各部分（远端到近端或近端至远端），并评估 P_1 范围。

操作步骤

- 从患侧到健侧做单向水平面滑动。
- 持续进行滑动，同时另一名治疗师在新的无痛范围重复做尺神经动力学运动以松动尺神经（图 13.5.2）。
- 重复此操作 3 次，再通过神经动力学测试检查尺神经的活动度以评估患者的症状。

注意事项

- 滑动动作应无痛。
- 首先须使软组织充分松弛，然后于正确方向用力产生有效滑动。
- 滑动治疗时拇指不要滑脱至另一侧。

手法变化

1 名治疗师进行 SMWAM（尺神经）

- 对尺神经神经动力学测试评估 P_1 范围后，患者可学习主动进行少于 P_1 范围的神经动力学测试动作，同时治疗师进行滑动治疗。
- 患者可行自助式治疗（图 13.5.3）。

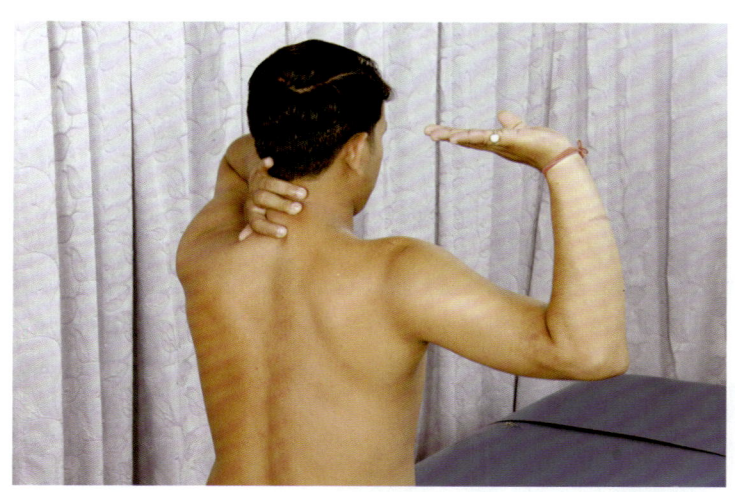

图 13.5.3　自助式 SMWAM（尺神经）治疗

13.6 SNAGs 神经动力学技术（桡神经）

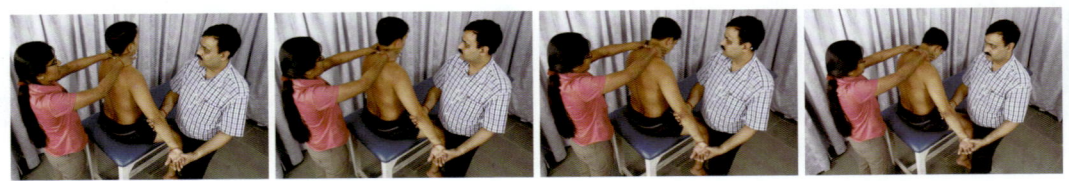

图 13.6.1 行 SNAGs（屈曲）桡神经神经动力学技术时治疗师及患者的位置

适应证
- 桡神经放射性疼痛。
- 桡神经神经动力学测试阳性。
- 颈部活动诱发的桡神经痛。

  桡神经测试内容：肩关节内旋和外展，伸肘，前臂旋前，手腕和手指尺偏屈曲。

患者体位
- 正坐于椅子/治疗床上。

治疗师位置
- 需要两位治疗师。
- 松动相应脊柱节段的治疗师站在病人背后（图 13.6.1）。

手的位置
- 治疗师将一只手的拇指内侧边缘抵住相应棘突下。其余手指轻置于下颌上（图 13.6.2）。
- 治疗师把另一拇指指腹放在先前拇指的侧边叠加（像我们做颈椎SNAGs时一样）。

操作步骤
- 患侧手臂保持在刚好低于 P_1 范围的神经动力学测试位置（针对桡神经）。第二位治疗师帮助维持这个姿势。
- 另一位治疗师在相应脊柱节段进行SNAGs（中央或者侧面）。患者必须主动执行任何相应的动作（颈部屈曲/向对侧侧屈/向同侧旋转）。为了帮助扩大椎间孔，需保持滑动（图 13.6.2，图 13.6.3）。
- 当进行SNAGs时，第二位治疗师要无痛地维持患侧手臂的位置。
- 重复此操作3次，再通过神经动力学测试和/或颈椎的活动度以评估患者的症状。

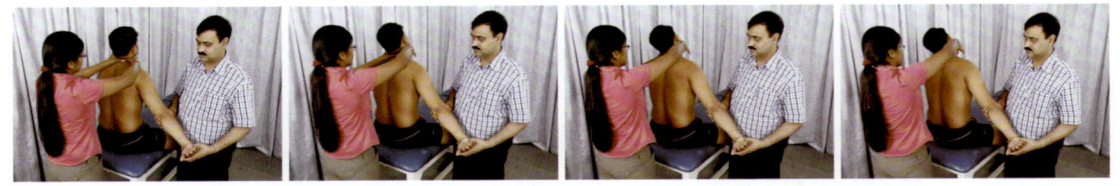

图 13.6.2 行 SNAGs（对侧侧屈）桡神经神经动力学技术时治疗师及患者的位置

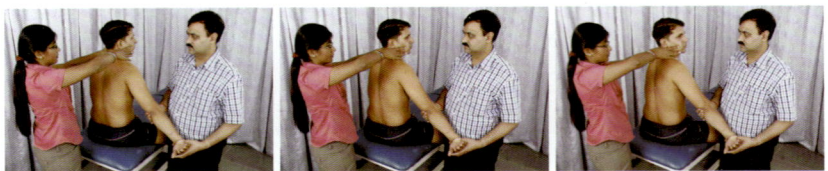

图 13.6.3 行 SNAGs（同侧旋转）桡神经神经动力学技术时治疗师及患者的位置

注意事项

- 滑动动作应无痛。
- 滑动必须持续始终直到患者回到初始位置。
- 治疗师的手也应该随着颈部的活动而移动以保持沿治疗平面的滑动。
- 只用拇指的内侧而不用指腹,以便只松动单一关节面。
- 须使软组织充分松弛,然后于正确方向用力产生有效滑动。
- 当进行 SNAGs 时,不要进行后伸/同侧侧屈或者向对侧旋转动作。这会进一步导致挤压小面关节和缩小神经孔。
- 不要达到神经动力学测试的极限活动范围。保持其略低于 P_1 范围(约 10%)。

手法变化

1 名治疗师进行 SNAGs 神经动力学技术(桡神经)

- 当在相应节段进行 SNAGs 时,枕头可用于维持低于 P_1 范围的桡神经神经动力学测试位置,并且患者可进行相应的颈部运动。

13.7 SNAGs 神经动力学技术(正中神经)

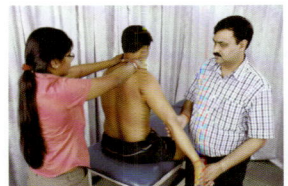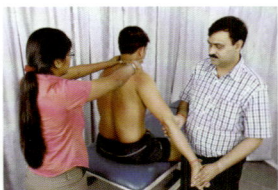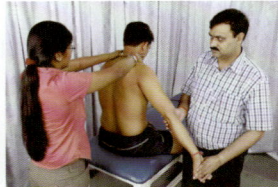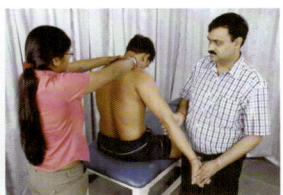

图 13.7.1　行 SNAGs(屈曲)正中神经神经动力学技术时治疗师及患者的位置

适应证

- 正中神经放射性疼痛。
- 正中神经神经动力学测试阳性。
- 颈部活动诱发的正中神经痛。

  正中神经测试内容:肩关节外旋外展,肘关节伸直,前臂旋后,腕关节和手指的背伸。

患者体位

- 正坐于椅子上。

治疗师位置

- 需要两位治疗师。
- 松动相应脊柱节段的治疗师站在病人背后(图 13.7.1)。

手的位置

- 治疗师将一只手的拇指内侧边缘抵住相应棘突下。其余手指轻置于下颌上(图 13.7.1)。
- 治疗师把另一拇指指腹放在先前拇指的侧边叠加(像我们做颈椎 SNAGs 时一样)。

操作步骤

- 患侧手臂保持在刚好低于 P_1 范围的神经动力学测试位置(针对正中神经)。第二位治疗师帮助维持这个姿势。
- 另一位治疗师在相应脊柱节段进行 SNAGs(中央或者侧面)。患者必须主动执行任何相应的动作(颈部屈曲/向对侧侧屈/向同侧旋转）。为了帮助扩大椎间孔，需保持滑动（图13.7.1）。
- 当进行SNAGs时，第二位治疗师要帮助患者无痛地维持患侧手臂的位置。
- 重复此操作3次，再通过神经动力学测试和/或颈椎的活动度以评估患者的症状。

注意事项
- 滑动动作应无痛。
- 滑动必须持续始终直到患者回到初始位置。
- 治疗师的手也应该随着颈部的活动而移动以保持沿治疗平面的滑动。
- 只用拇指的内侧而不用指腹，以便只松动单一关节面。

- 须使软组织充分松弛，然后于正确方向用力产生有效滑动。
- 当进行SNAGs时，不要进行后伸/同侧侧屈或者向对侧旋转动作。这会进一步导致挤压小面关节和缩小神经孔。
- 不要达到神经动力学测试的极限活动范围。保持其略低于P_1范围（约10%）。

手法变化
1名治疗师进行SNAGs神经动力学技术（正中神经）
- 当在相应节段进行SNAGs时，枕头可用于维持低于P_1范围的正中神经神经动力学测试位置，并且患者可以进行相应的颈部运动。

13.8 SNAGs神经动力学技术（尺神经）

适应证
- 尺神经放射性疼痛。
- 尺神经神经动力学测试阳性。
- 颈部活动诱发的尺神经痛。
  尺神经测试内容：肩关节外旋外展，肘关节屈曲，前臂旋前，腕关节和手指背伸。

患者体位
- 正坐于椅子/治疗床上。

治疗师位置
- 需要两位治疗师。
- 松动相应脊柱节段的治疗师站在病人背后（图13.8.1）。

手的位置
- 治疗师将一只手的拇指内侧边缘抵住相应棘突下。其余手指轻置于下颌上（图13.8.2）。

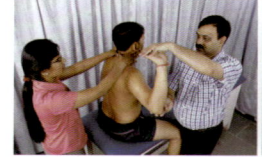 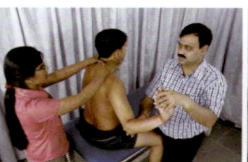 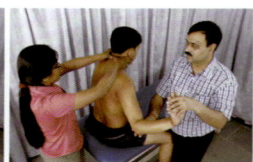 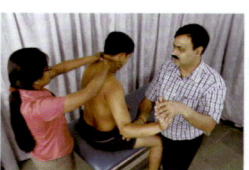

图13.8.1 行SNAGs（屈曲）尺神经神经动力学技术时治疗师及患者的位置

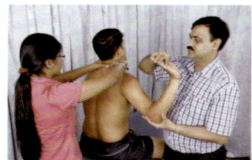 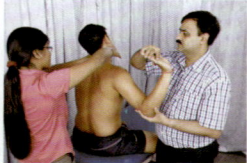 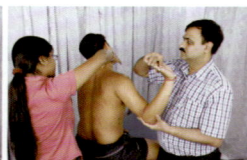 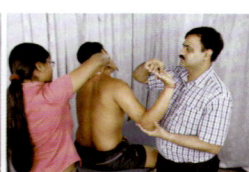

图13.8.2 行SNAGs（对侧侧屈）尺神经神经动力学技术时治疗师及患者的位置

- 治疗师把另一拇指指腹放在先前拇指的侧边叠加（像我们做颈椎 SNAGs 时一样）。

操作步骤
- 患侧手臂保持在刚好低于 P1 范围的神经动力学测试位置（针对尺神经）。第二位治疗师帮助维持这个姿势。
- 另一位治疗师在相应脊柱节段进行 SNAGs（中央或者侧面）。患者必须主动执行任何相应的动作（颈部屈曲/向对侧侧屈/向同侧旋转）。为了帮助扩大椎间孔，需保持滑动（图 13.8.1，图 13.8.2）。
- 当进行 SNAGs 时，第二位治疗师要帮助患者无痛地维持患侧手臂的位置。
- 重复此操作 3 次，再通过神经动力学测试和/或颈椎的活动度以评估患者的症状。

注意事项
- 滑动动作应无痛。
- 滑动必须持续始终直到患者回到初始位置。
- 治疗师的手也应该随着颈部的活动而移动以保持沿治疗平面的滑动。
- 只用拇指的内侧而不用指腹，以便只松动单一关节面。
- 须使软组织充分松弛，然后于正确方向用力产生有效滑动。
- 当进行 SNAGs 时，不要进行后伸/同侧侧屈或者向对侧旋转动作。这会进一步导致挤压小面关节和缩小神经孔。
- 不要达到神经动力学测试的极限活动范围。保持其略低于 P_1 范围（约 10%）。

手法变化

1 名治疗师进行 SNAGs 神经动力学技术（尺神经）

- 当在相应节段进行 SNAGs 时，枕头可以维持低于 P_1 范围的尺神经神经动力学测试位置，并且患者可以进行相应的颈部运动。

13.9 脊柱关节松动术配合腿部动作（SMWLM）

适应证
- 坐骨神经放射性疼痛。
- 坐骨神经神经动力学测试阳性。
  坐骨神经测试内容：髋关节屈曲、内收、内旋，膝关节伸直，踝背屈。

患者体位
- 患侧腿在上侧卧于治疗床边缘。

治疗师位置及手的位置
- 需要两位治疗师。
- 一位治疗师托住患侧腿部。
- 另一位治疗师将一只手的拇指指腹侧向抵住 L_4 段棘突（如涉及 L_4/L_5 段），另一只手拇指加强（图 13.9.2 至 13.9.4）。

两位治疗师 SMWLM（坐骨神经）技术

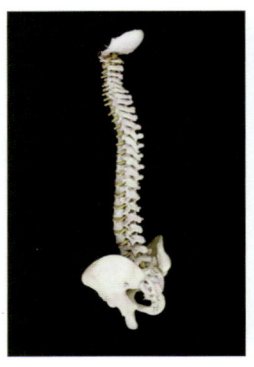
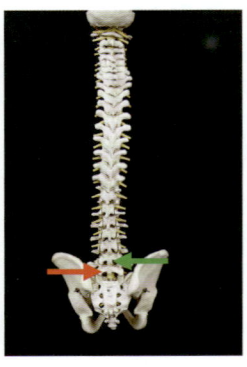

图 13.9.1 滑动方向（SMWLM）

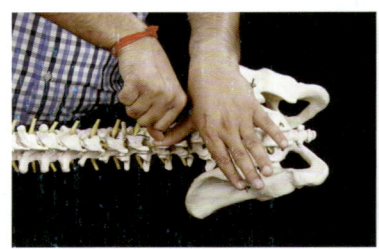
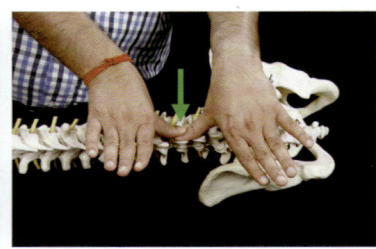
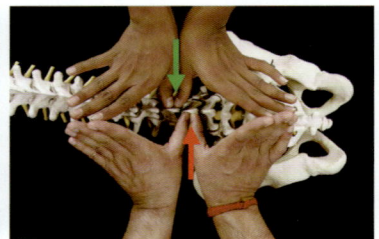

图 13.9.2 两至三名治疗师行 SMWLM 时手在脊柱上的位置

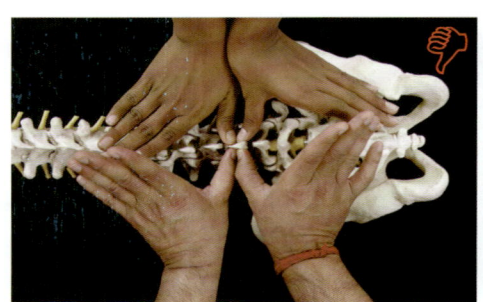
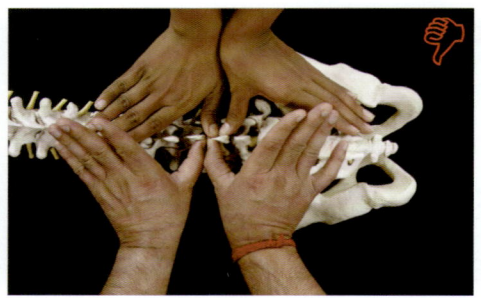

图 13.9.3 治疗师行 SMWLM 时手在脊柱上的错误位置

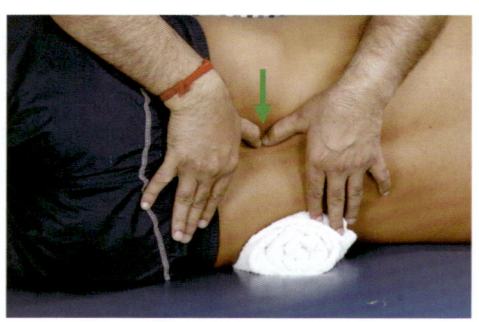

图 13.9.4 两位治疗师行 SMWLM（坐骨神经）时手在腰椎上的位置

Mulligan 手法指南

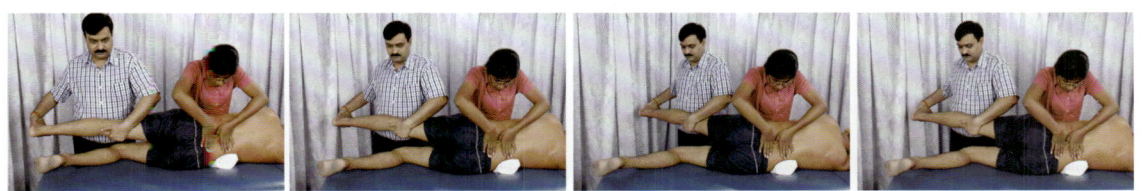

图 13.9.5　两位治疗师行 SMWLM（坐骨神经）时治疗师和患者的位置（侧卧位）

图 3.3.1　　图 3.4.1　　图 5.11.1　　图 5.12.1

操作步骤

- 治疗师用拇指向下横向滑动棘突。
- 另一位治疗师将受累下肢轻移使髋关节屈曲，膝关节保持伸直（即被动 SLR，避免背部肌肉主动收缩），此过程中仍保持滑动。此动作过程应无痛（图 13.9.5）。
- 如果患者主诉疼痛，治疗师应改变滑动角度或者所松动的脊柱节段。
- 滑动的方向是将向对侧按压棘突，即向健侧横向推动。
- 其他敏化坐骨神经的方法（像踝关节背屈/髋关节内收/髋关节内旋）可根据患者情况进一步加进被动 SLR 中。
- 重复此操作 3 次（3 次法则），通过检查 SLR 范围重新评估患者症状。

注意事项

- SLR 都需被动进行，因为如此可防止背部肌肉收缩，其可使得正在进行的滑动失效。
- 须使软组织充分松弛，然后于正确方向用力产生有效滑动（图 13.9.3）。
- 滑行治疗时拇指不要滑脱至另一侧。

治疗原理

- 对于放射性疼痛，神经组织可能附着在周围的组织结构上，导致神经滑动受限，因此需额外舒展神经。由于横向滑动，椎体转向同侧，导致扩大患侧椎间孔。此时再加上腿部动作，可使神经组织松动舒展。
- 由于骨盆带部肌肉附着于腰部和腰椎，随着腿部运动脊柱也产生运动，这样也可能减轻疼痛。我们还必须松动下腰椎以达到腿部活动的最大范围。
- √ 在上述技法中，可根据相关的椎体节段情况，将针对不同神经的神经动力学测试加进评估及随后治疗中。

手法变化

两位治疗师 SMWLM（腓肠神经）技术

- 保持上述治疗步骤不变，踝关节的背屈和内翻可加进被动 SLR 以更偏向于腓肠神经治疗（图 13.9.6）。

两位治疗师 SMWLM（腓总神经）技术

- 保持上述治疗步骤不变，踝关节的跖屈和内翻可加进被动 SLR 以更偏向于腓总神经治疗（图 13.9.7）。

两位治疗师 SMWLM（胫神经）技术

- 保持上述治疗步骤不变，踝关节的背屈和外翻可加进被动 SLR 以更偏向于胫骨的胫神经治疗（图 13.9.8）。

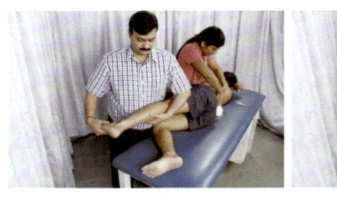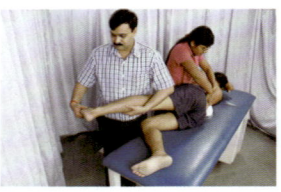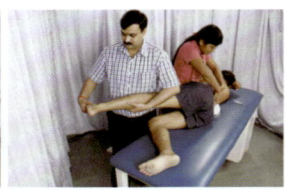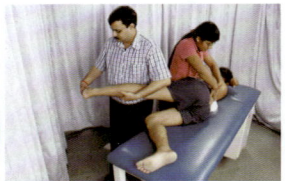

图 13.9.6　两位治疗师行 SMWLM（腓肠神经）时治疗师及患者的位置

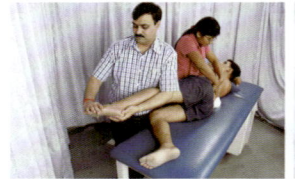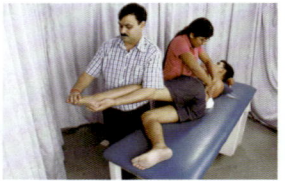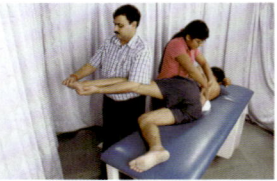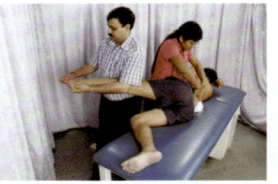

图 13.9.7　两位治疗师行 SMWLM（腓总神经）时治疗师及患者的位置（侧卧位）

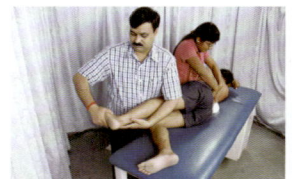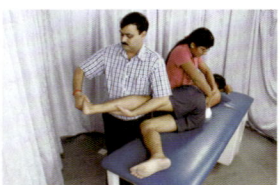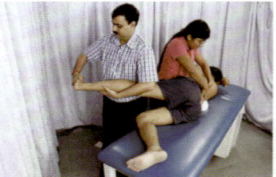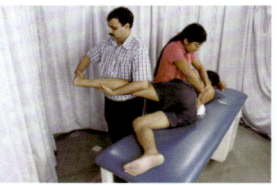

图 13.9.8　两位治疗师行 SMWLM（胫神经）时治疗师及患者的位置（侧卧位）

13.10　两位治疗师 SMWLM（股神经）技术

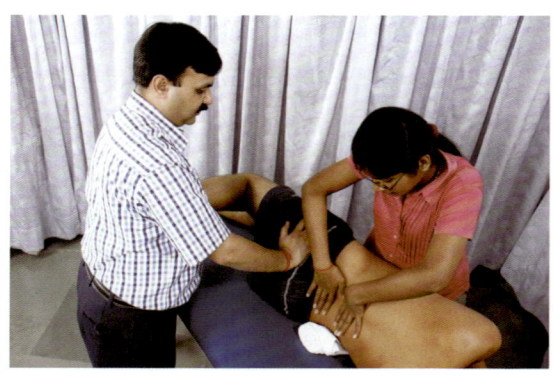

图 13.10.1　两位治疗师行 SMWLM（股神经）时手的位置

适应证

- 股神经放射性疼痛。
- 股神经神经动力学测试阳性。

  股神经测试内容：髋关节后伸和膝关节屈曲。

患者体位

- 患侧在上，侧卧于治疗床边缘。膝关节屈曲，保持患侧髋关节屈曲、外展（图 13.10.1）。

治疗师位置及手的位置

- 需要两位治疗师。
- 一位治疗师托住患侧腿,站在病人身后,将病人的脚抵靠在自己腹部。这样当髋关节伸直时膝关节屈曲角度可以保持不变。另一位治疗师在适当的脊柱节段保持滑动(图 13.10.1)。
- 另一位治疗师将一只手的拇指指腹侧向抵住 L_2 段棘突(如涉及 L_2/L_3 段),另一只手拇指加强。

操作步骤

- 治疗师用拇指向下横向滑动棘突。
- 另一位治疗师将受累下肢轻移使髋关节伸直,膝关节保持屈曲(始终保持膝关节屈曲角度不变),此动作过程中仍保持滑动。此过程应无痛(图 13.10.2)。
- 如果患者主诉疼痛,治疗师应改变滑动角度或者所松动的脊柱节段。
- 滑动的方向是将向对侧按压棘突,即向健侧横向推动。
- 重复此操作 3 次(**3 次法则**),通过检查 SLR 范围重新评估患者症状。

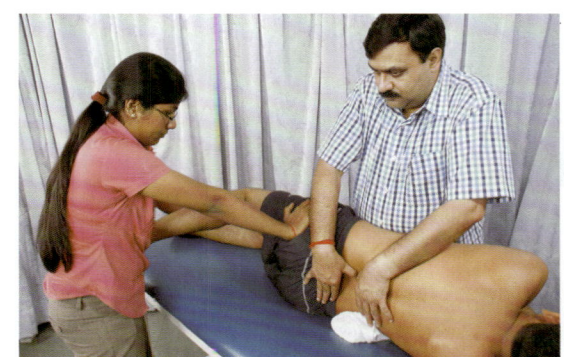
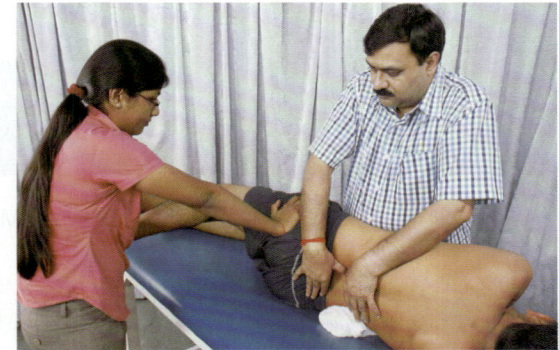
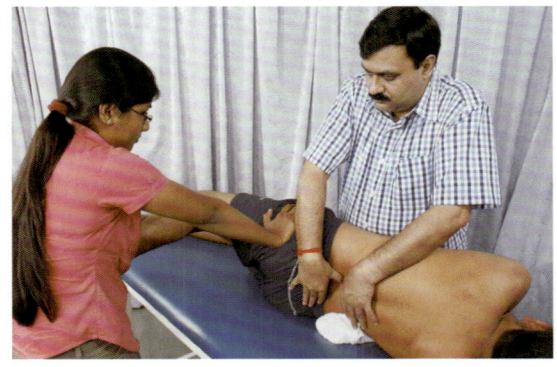

图 13.10.2　两位治疗师行 SMWLM(股神经)时治疗师和患者的位置

注意事项

- 患侧肢体需在膝关节屈曲时被动进行髋关节伸直，因为如此可防止背部肌肉收缩，其可使得正在进行的滑动失效。
- 须使软组织充分松弛，然后于正确方向用力产生有效滑动。
- 滑行治疗时拇指不要滑脱至另一侧。
- √ 在上述技法中，可根据相关的椎体节段情况，将针对不同神经的神经动力学测试加进评估及随后治疗中。

手法变化

两位治疗师 SMWLM（闭孔神经）技术

- 保持上述治疗步骤不变，可增加膝关节屈曲时进行髋关节外展动作以更偏向于闭孔神经治疗（图 13.10.3）。

两位治疗师 SMWLM（外侧皮神经）技术

- 保持上述治疗步骤不变，可增加膝关节屈曲时进行髋关节内收动作以更偏向于外侧皮神经治疗（图 13.10.4）。

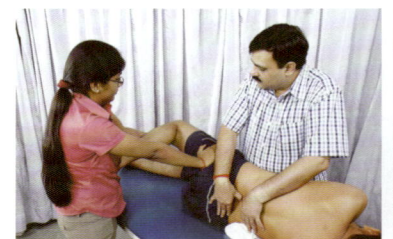 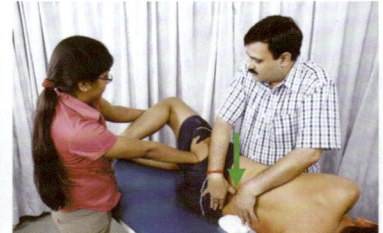 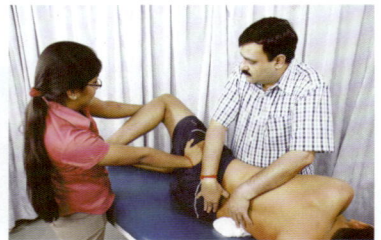

图 13.10.3　两位治疗师行 SMWLM（闭孔神经）时治疗师和患者的位置

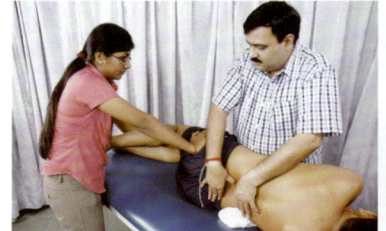 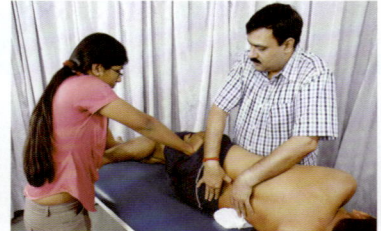 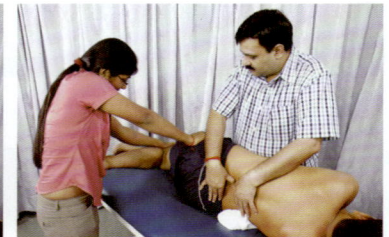

图 13.10.4　两位治疗师行 SMWLM（外侧皮神经）时治疗师和患者的位置

13.11 三位治疗师 SMWLM 技术

患者体位

- 俯卧于治疗床上，稍倾斜以至患者可以直抬置于治疗床边缘的疼痛侧腿。

治疗师位置及手的位置

举例患者 L_4-L_5 节段引起右腿症状。

- 需要三位治疗师。
- 第一位治疗师，站在患者患侧（右边），将拇指抵住相应上位节段的棘突上（L_4 棘突），再用另一只手拇指加强。
- 第二位治疗师，站在健侧（左边），

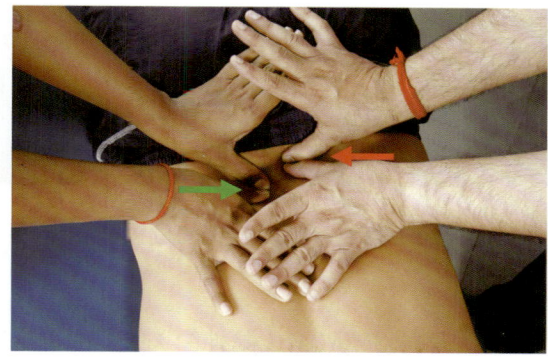 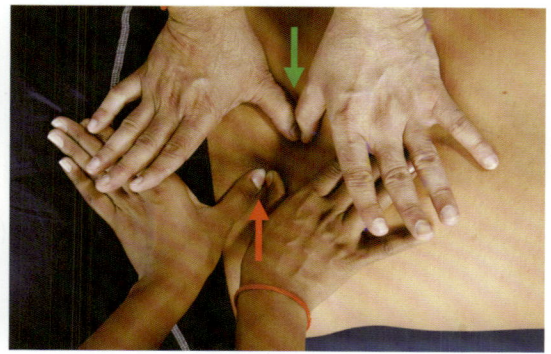

图 13.11.1　三位治疗师于腰椎部位行 SMWLM（坐骨神经）时治疗师手的摆放位置

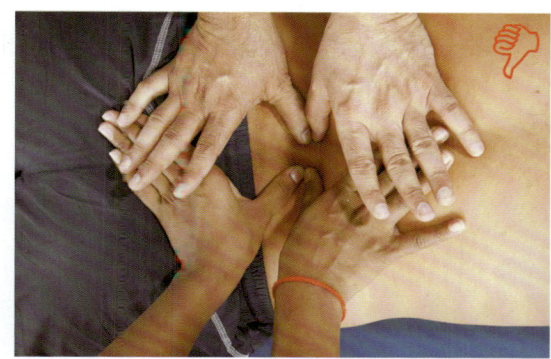 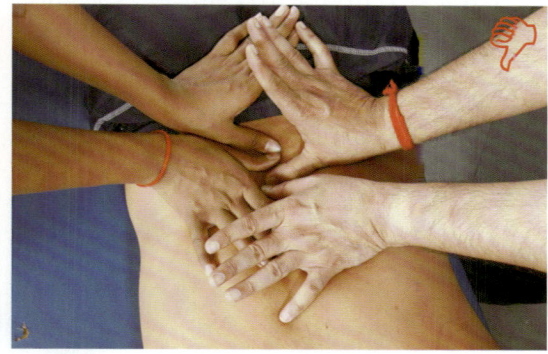

图 13.11.2　三位治疗师于腰椎部位行 SMWLM（坐骨神经）时治疗师手的错误摆放位置

将拇指抵住相应下位节段的棘突上（L_5 棘突），再用另一只手拇指加强（图 13.11.1，图 13.11.2）。

- 第三位治疗师站在患者患侧。患者将患侧腿微微对抗治疗师给予的阻力向地板活动（SLR），以避免背部肌肉的离心收缩。

操作步骤

- 前两位治疗师用拇指相对横向滑动棘突（第一位治疗师将 L_4 棘突推向左侧，第二位治疗师将 L_5 棘突推向右侧）。
- 患者向地板行 SLR（在主动 SLR 过程中，患侧腿得到良好支撑）。
- 治疗师给予的阻力不应阻碍患者行 SLR（图 13.11.3）。治疗师阻碍行 SLR 时的阻力引起髋关节屈肌和膝关节的伸肌主动收缩，这导致背部肌肉相对放松。

注意事项

- 为了滑动相应棘突，两位治疗师应正确触诊棘突位置（图 13.11.2）。
- √ 在上述技法中，可根据相关的椎体节段情况，将针对不同神经的神经动力学测试加进评估及随后治疗中。

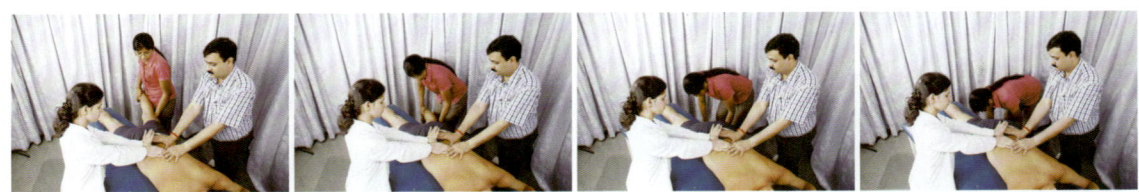

图 13.11.3　三位治疗师行 SMWLM（外侧皮神经）时治疗师及患者的位置

手法变化

三位治疗师 SMWLM（股神经）技术

- 保持上述治疗步骤不变，仍应用滑动。可增加患者俯卧于治疗床上膝关节屈曲时进行髋关节后伸动作以更偏向于股神经治疗（图 13.11.4）。为治疗股神经各部分，将给予上腰椎节段的滑动。

三位治疗师 SMWLM（隐神经）技术

- 保持上述治疗步骤不变，仍应用滑动。可增加患者俯卧于治疗床上髋关节外旋、膝关节伸直、踝关节背屈外翻时进行髋关节后伸动作以更偏向于隐神经治疗（图 13.11.5）。

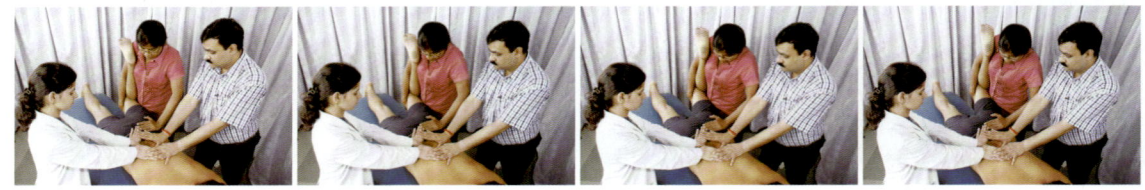

图 13.11.4　三位治疗师行 SMWLM（股神经）时治疗师及患者的位置

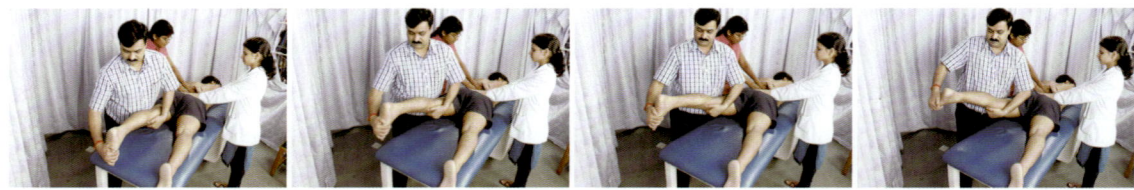

图 13.11.5　三位治疗师行 SMWLM（隐神经）时治疗师及患者的位置

13.12　一位治疗师 SMWLM（坐骨神经）技术

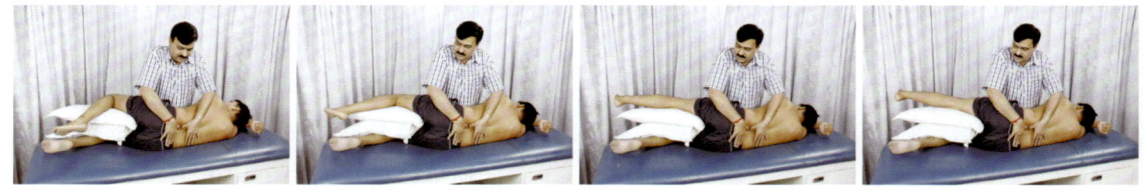

图 13.12.1　一位治疗师行 SMWLM（坐骨神经）时治疗师及患者的位置

患者体位
- 侧卧于治疗床边缘,患侧向上。
- 将枕头置于大腿之间,使髋关节和膝关节保持屈曲。

治疗师位置及手的摆放
- 治疗师将一只手的拇指指腹侧向抵住 L_4 棘突(如涉及 L_4/L_5 段),另一只手拇指加强(图 13.12.1)。

操作步骤
- 治疗师用拇指横向滑动受累棘突。
- 患者要主动伸直膝关节(保持髋关节于相同的屈曲角度)以松动坐骨神经,此过程中仍保持滑动(图 13.12.1)。
- 重复此操作 3 次(**3 次法则**),通过检查 SLR 范围重新评估患者症状。

13.13 一位治疗师 SMWLM(股神经)技术

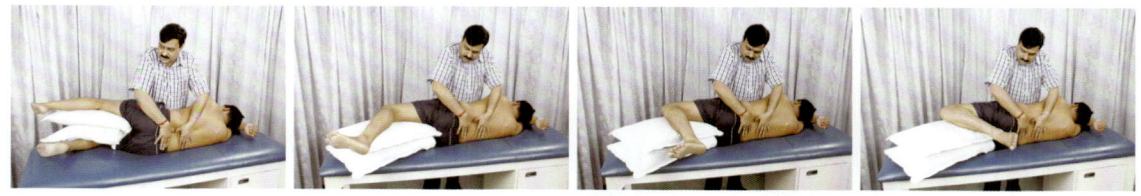

图 13.13.1　一位治疗师行 SMWLM(股神经)时治疗师及患者的位置

患者体位
- 侧卧于治疗床边缘,患侧向上。
- 将枕头置于大腿之间,使髋关节和膝关节保持伸展。

治疗师位置及手的摆放
- 治疗师将一只手的拇指指腹侧向抵住 L_2 棘突(如涉及 L_2/L_3 段),另一只手拇指加强(图 13.13.1)。

操作步骤
- 治疗师用拇指横向滑动受累棘突。
- 患者要主动屈曲膝关节(保持髋关节于相同的伸展角度)以松动股神经,此过程中仍保持滑动(图 13.13.1)。
- 重复此操作 3 次(**3 次法则**),通过检查 SLR 范围重新评估患者症状。

13.14 SNAGs 神经动力学技术(坐骨神经)

适应证
- 坐骨神经放射性疼痛。
- 坐骨神经神经动力学测试阳性。
- 腰椎活动诱发的坐骨神经痛。
  坐骨神经测试内容:髋关节屈曲,膝关节伸直,踝关节背屈,髋关节内收、内旋。

患者体位
- 在治疗床边缘高姿坐位。

治疗师位置
- 需要两位治疗师。
- 一位治疗师站在患者后侧方对相应的腰椎部位行 SNAGs,同时另一位治疗师站在患者前方托住腿部保持在坐骨神经动力学测试位置。

手的位置

- 第一位治疗师用小鱼际抵住相应腰椎棘突下方。另一只手从前面紧紧环抱患者（如我们行腰椎部位 SNAGs 时一样）（图 13.14.1）。

操作步骤

- 第二位治疗师保持患者患侧腿置于神经动力学测试位置（针对坐骨神经），使其刚好低于 P_1 范围（约 10%）。

- 第一位治疗师在合适的节段进行 SNAGs（中央或者同侧）。患者必须主动执行任何相应的腰椎动作（屈曲/向对侧侧屈/向同侧旋转）。为了帮助扩大椎间孔，需保持滑动（图 13.14.1）。

- 当进行 SNAGs 时，第二位治疗师要无痛地维持患侧腿的位置（图 13.14.1 至图 13.14.3）。

- 重复此操作 3 次，通过神经动力学测试和/或腰椎的活动度重新评估患者的症状。

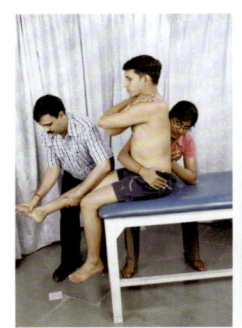 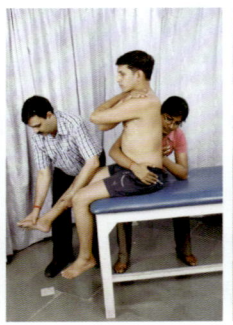 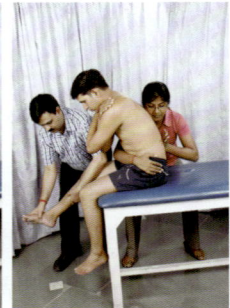 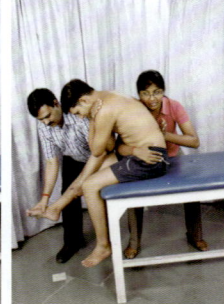 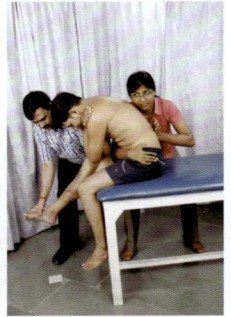

图 13.14.1　行腰椎屈曲 SNAGs 神经动力学技术（腓总神经）时治疗师及患者的位置

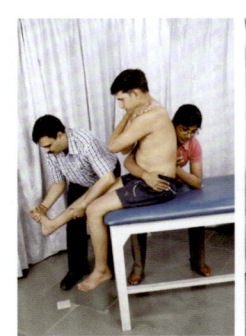 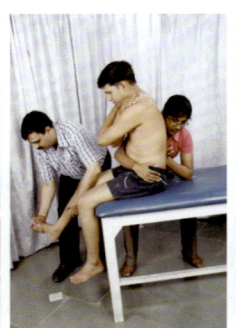 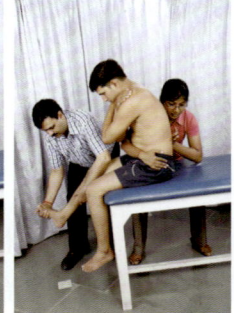 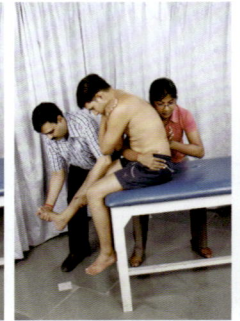 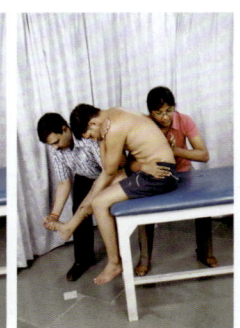

图 13.14.2　行腰椎屈曲 SNAGs 神经动力学技术（胫神经）时治疗师及患者的位置

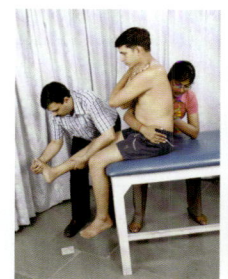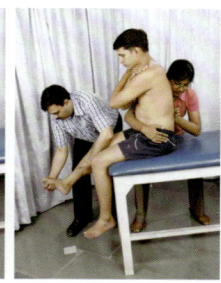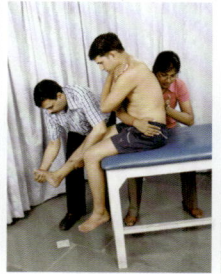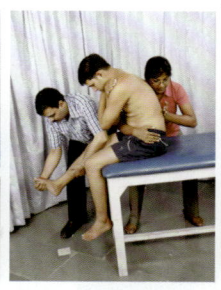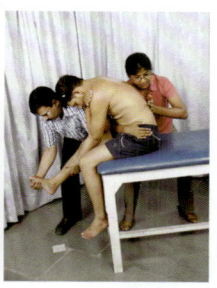

图 13.14.3　行腰椎屈曲 SNAGs 神经动力学技术（腓肠神经）时治疗师及患者的位置

注意事项

- 滑动动作应无痛。
- 滑动必须持续始终直到患者回到初始位置。
- 须使软组织充分松弛，然后于正确方向用力产生有效滑动。
- 当进行 SNAGs 时，不要进行后伸/同侧侧屈或者向对侧旋转动作。这会进一步导致挤压小面关节和缩小神经孔。
- 不要达到神经动力学测试的极限活动范围。保持其略低于 P_1 范围（约 10%）。

手法变化

1 名治疗师进行 SNAGs 神经动力学技术（坐骨神经）

- 可用放在椅子上的一垛枕头维持低于 P_1 范围的坐骨神经神经动力学测试位置。
- 相应节段行 SNAGs 时，患者需进行相应的动作。

√ 在上述技法中，可根据相关的椎体节段情况，将针对不同神经的神经动力学测试加进评估及随后治疗中。

- SNAGs 神经动力学技术（针对腓总神经）——保持上述治疗步骤不变，可增加髋关节屈曲、膝关节伸直时进行踝关节跖屈和内翻动作以更偏向于腓总神经治疗（图 13.14.4）。
- SNAGs 神经动力学技术（针对胫神经）——保持上述治疗步骤不变，可增加髋关节屈曲、膝关节伸直时进行踝关节背屈和外翻动作以更偏向于胫神经治疗（图 13.14.5）。
- SNAGs 神经动力学技术（针对腓肠神经）——保持上述治疗步骤不变，可增加髋关节屈曲、膝关节伸直时进行踝关节背屈和内翻动作以更偏向于腓肠神经治疗（图 13.14.6）。

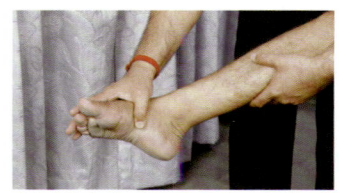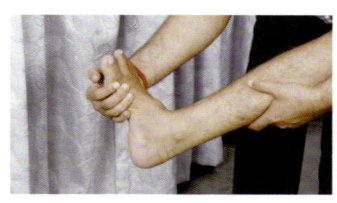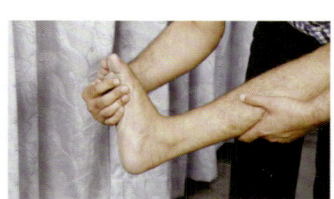

图 13.14.4　治疗师行神经动力学测试（腓总神经）时手的位置

图 13.14.5　治疗师行神经动力学测试（胫神经）时手的位置

图 13.14.6　治疗师行神经动力学测试（腓肠神经）时手的位置

13.15 SNAGs 神经动力学技术（股神经）

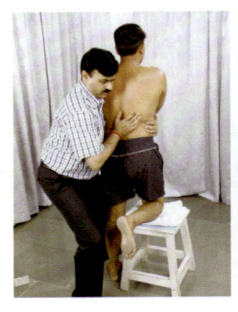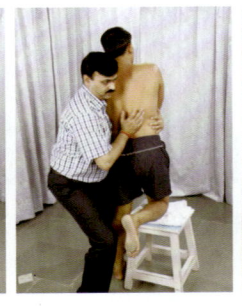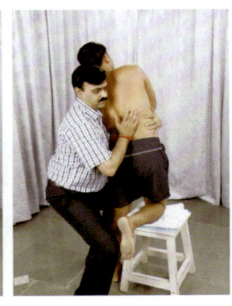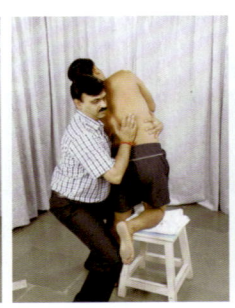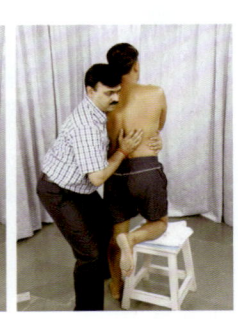

图 13.15.1　行腰椎侧屈 SNAGs 神经动力学技术（股神经）时治疗师及患者的位置

适应证
- 股神经放射性疼痛。
- 股神经神经动力学测试阳性。
- 腰椎活动诱发的股神经痛。

股神经测试内容：髋关节伸展，膝关节屈曲。

治疗师位置
- 治疗师站在患者后侧方对相应的腰椎部位行 SNAGs。

手的位置
- 治疗师用小鱼际抵住相应腰椎棘突下。另一只手从前面紧紧环抱患者（如我们行腰椎部位 SNAGs 时一样）。

患者体位
- 评估患者的股神经神经动力学测试 P_1 范围。
- 患者站在椅子旁边，屈膝将患侧膝部搭在椅子上。如此可以保证患侧腿在略低于 P_1 范围的髋关节伸展、膝关节屈曲的神经动力学测试位置（图 13.15.1）。

操作步骤
- 患者患侧腿应保持置于神经动力学测试位置（针对股神经），使其刚好低于 P_1 范围（约 10%）。
- 治疗师在合适的节段进行 SNAGs（中央或者同侧）。患者必须主动执行任何相应的腰椎动作（向对侧侧屈 / 向同侧旋转）。同时为了帮助扩大椎间孔，需保持滑动。
- 重复此操作 3 次，通过股神经动力学测试和 / 或腰椎的活动度重新评估患者的症状。
- 患者可进行自助式 SNAGs 神经动力学技术操作（图 13.15.2）。

注意事项
- 滑动动作应无痛。
- 滑动必须持续始终直到患者回到初始位置。
- 须使软组织充分松弛，然后于正确方向用力使产生有效滑动。
- 当进行 SNAGs 时，不要进行后伸 / 同侧侧屈或者向对侧旋转动作。
- 勿要求患者进行屈曲动作，因为如此会松弛股神经，使松动术无效。
- 不要达到神经动力学测试的极限活动范围。保持其略低于 P_1 范围（约 10%）。

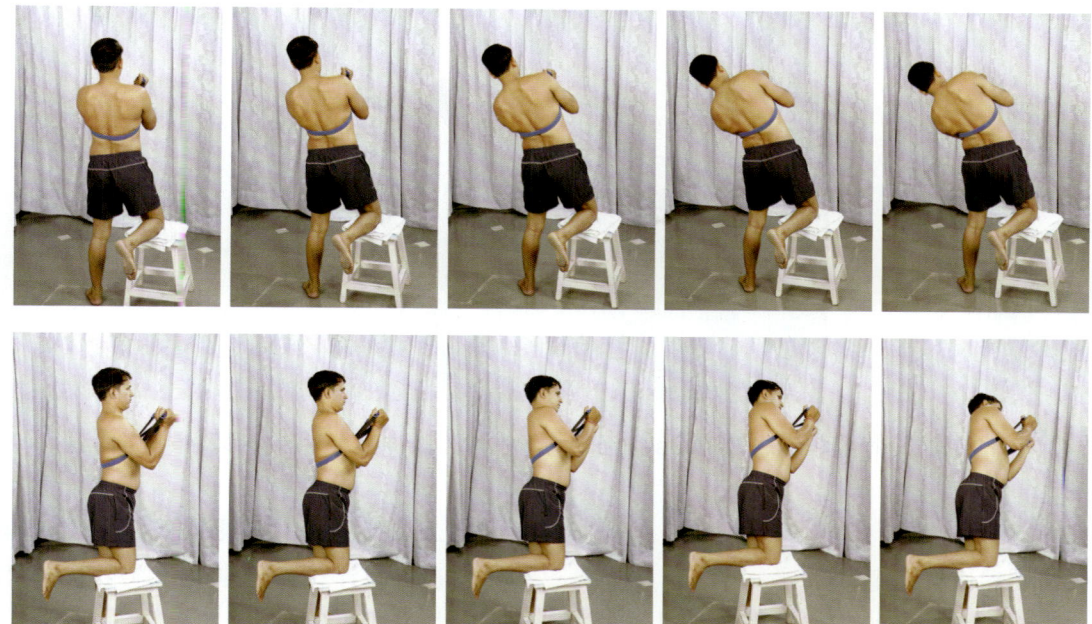

图 13.15.2　患者行自助式腰椎侧屈 SNAGs 神经动力学技术（股神经）时的体位及治疗带的位置

13.16 SNAGs 神经动力学技术（隐神经）

适应证

- 隐神经放射性疼痛。
- 隐神经神经动力学测试阳性。
- 腰椎活动诱发的隐神经痛。

  隐神经测试内容：髋关节伸展、外旋，膝关节伸直，踝关节背屈、外翻。

治疗师位置

- 治疗师站在患者后侧方对相应的腰椎部位行 SNAGs。

手的位置

- 治疗师用一只手的小鱼际抵住相应腰椎棘突下。
- 另一只手从前面紧紧环抱患者（如我们行腰椎部位 SNAGs 时一样）。

患者体位

- 评估患者的隐神经动力学测试 P_1 范围。
- 患者站立在地板上，髋关节伸展、外旋，膝关节伸直，足背屈外翻，即略低于 P_1 范围的隐神经神经动力学测试位置。如果需要，患者可以用椅子支撑保持平衡（图 13.16.1）。

操作步骤

- 患者患侧腿应保持置于神经动力学测试位置（针对隐神经），使其刚好低于 P_1 范围（约 10%）。
- 治疗师在合适的节段进行 SNAGs（中央或者同侧）。患者必须主动执行任何相应的腰椎动作（向对侧侧屈/向同侧旋转）。同时为了帮助扩大椎间孔，需保持滑动（图 13.16.1，图 13.16.2）。
- 重复此操作 3 次，通过隐神经动力学测试和/或腰椎的活动度重新评估患者的症状。

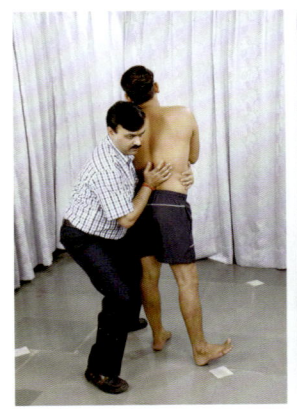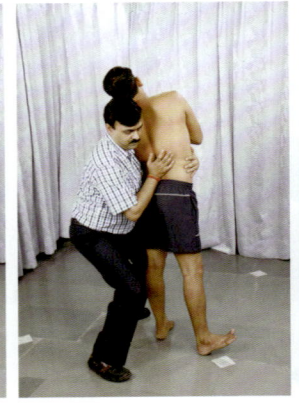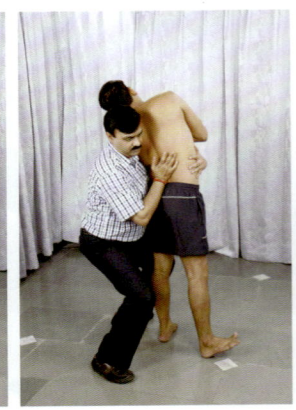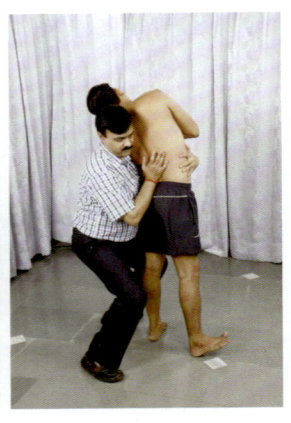

图 13.16.1　行腰椎侧屈 SNAGs 神经动力学技术（隐神经）时治疗师及患者的位置

注意事项

- 滑动动作应无痛。
- 滑动必须持续始终直到患者回到初始位置。
- 须使软组织充分松弛，然后于正确方向用力产生有效滑动。
- 当进行 SNAGs 时，不要进行后伸 / 同侧侧屈或者向对侧旋转动作。这会进一步导致挤压小面关节和缩小神经孔。
- 勿要求患者进行屈曲动作，因为如此会松弛隐神经，它是股神经的分支，使松动术无效。
- 不要达到神经动力学测试的极限活动范围。保持其略低于 P_1 范围（约 10%）。

√ 在上述技法中，可根据相关的椎体节段情况，将针对不同神经的神经动力学测试加进评估及随后治疗中。

手法变化

1. SNAGs 神经动力学技术（针对闭孔神经）—保持上述治疗步骤不变，患者患侧腿外展（图 13.16.2，图 13.16.5）。
2. SNAGs 神经动力学技术（针对外侧皮神经）—保持上述治疗步骤不变，患者患侧腿内收（腿交叉）（图 13.16.3）。
3. 针对外侧皮神经和闭孔神经患者可进行自助式 SNAGs 神经动力学技术操作（图 13.16.4，图 13.16.5）。

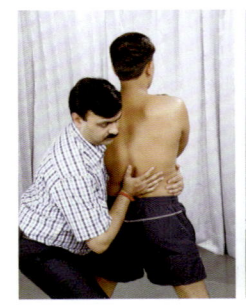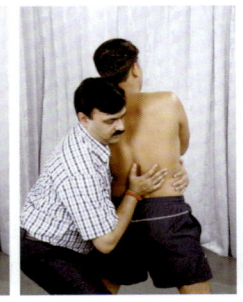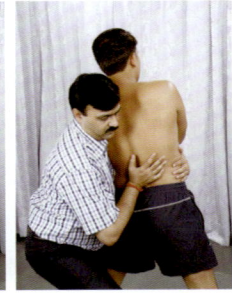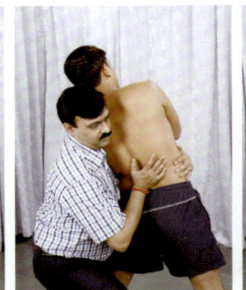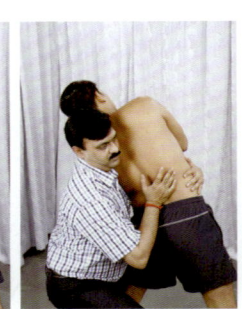

图 13.16.2　行腰椎侧屈 SNAGs 神经动力学技术（闭孔神经）时治疗师及患者的位置

Mulligan 手法指南 243

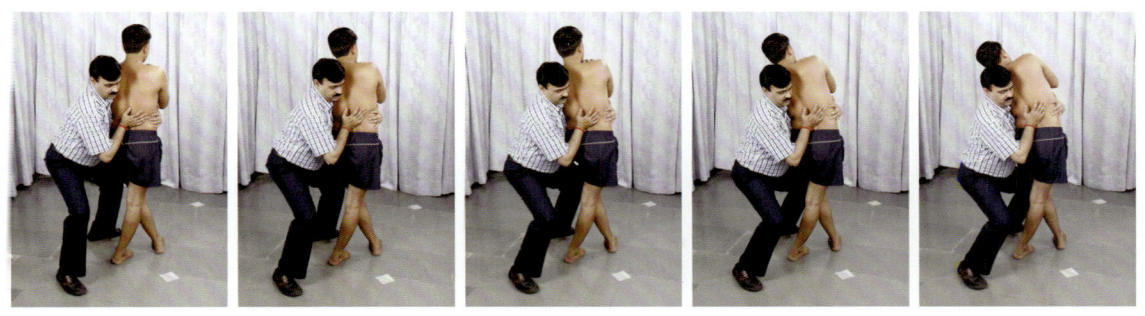

图 13.16.3　行腰椎侧屈 SNAGs 神经动力学技术（外侧皮神经）时治疗师及患者的位置

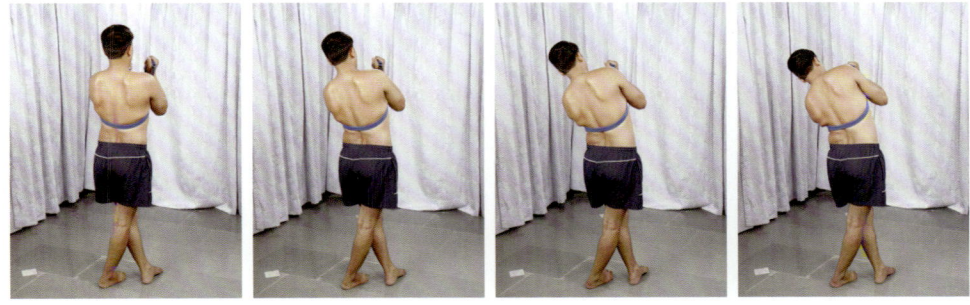

图 13.16.4　患者行自助式腰椎侧屈 SNAGs 神经动力学技术（外侧皮神经）时的体位及治疗带的位置

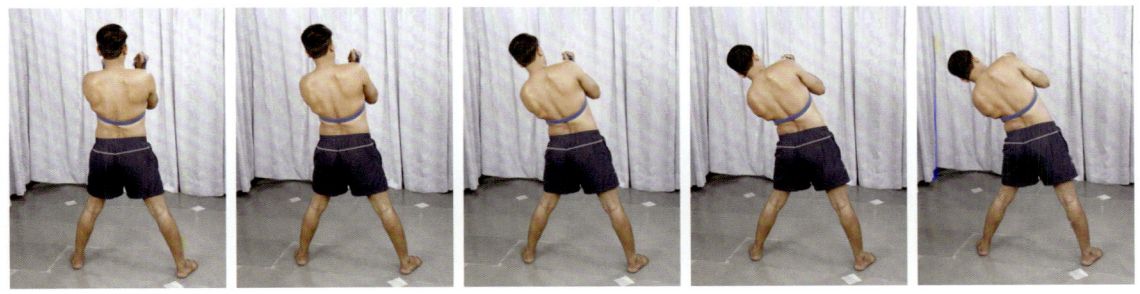

图 13.16.5　患者行自助式腰椎侧屈 SNAGs 神经动力学技术（闭孔神经）时的体位及治疗带的位置

参考文献

1. **Mulligan, Brian R.** (2003). Manual Therapy NAGS, SNAGS, MWMS, etc., 6th Edition, Plane View Services Ltd., New Zealand.
2. **Mulligan, Brian R.** (2003). Self Treatments for Back, Neck and Limbs, Plane View Services Ltd., New Zealand.
3. **Vicenzino, B.** (2011). Mobilisation with Movement: The Art and the Science, Elsevier, Sydney.
4. **Hall, T.M.** (2003). "A Chronic Case of Mechanics Elbow", In M. Jones & D. Rivett (eds.), Clinical Reasoning for Physical Therapists, Edinburg: Churchill Livingstone.
5. **Mulligan, Brian R.** (1994). "SNAGS: Mobilisations of the spine with active movement", In G. Grieve (ed.), Modern Manual Therapy, (2nd edition, pp. 733–743) Edinburgh: Churchill Livingstone.
6. **Reordan, D.** (2012). "The Mulligan Concept", In Chevan J, Clapis C (eds.), Physical Therapy Management of Low Back Pain: A Case-Based Approach, Jones & Bartlett Learning.
7. **Wilson, E.** (2002). "The Mulligan Concept: NAGs, SNAGs, MWMs", etc., In L. Chaitow (ed.), Positional Release Techniques, 2nd Edition, London: Churchill Livingstone.
8. **Anap, D.** (2012). "Mobilization with Movement Technique as an Adjunct to Conventional Physiotherapy in Treatment of Chronic Lateral Epicondylits: A Comparative Study", J Nov Physiotherapy 2:121.
9. **Bisset, L.** (2006). "Mobilisation with Movement and Exercise, Corticosteroid injection, or Wait and See for Tennis Elbow: Randomized Trial", British Medical Journal, **333**(4): 939–945.
10. **Collins, N.** B. (2004). "The Initial Effects of a Mulligan's Mobilisation with Movement Technique on Dorsiflexion and Pain in Subacute Ankle Sprains", Manual Therapy, **9**: 77–82.
11. **Doner, G.** (2012). "Evaluation of Mulligan's Technique for Adhesive Capsulitis of the Shoulder", Journal of Rehabilitation Medicine. doi: 10.2340/16501977-1064.
12. **Djordjevic, O.** (2012). "Mobilization with Movement and Kinesiotaping Compared with a

Supervised Exercise Program for Painful Shoulder: Results of a Clinical Trial", Journal of Manipulative Physical Therapy; 35(6): 454-63.

13. Kochar, M. (2002). "Effectiveness of a Specific Physiotherapy Regimen on Patients with Tennis Elbow", Physiotherapy, 88(6): 333-341.

14. Hall, T.M. (2006). " Mulligan Bent Leg Raise Technique—a Preliminary Randomized Trial of Immediate Effects after a Single Intervention", Manual Therapy, 11(2): 130 – 135.

15. Hall, T.M. (2007). " Efficacy of a C1-C2 Self-Sustained Natural Apophyseal Glide (SNAG) in the Management of Cervicogenic Headache", Journal of Orthopaedic and Sports Physical Therapy, 37(3): 100-107.

16. Izquierdo, Perez H. (2014). "Is One Better than Another?: A Randomized Clinical Trial of Manual Therapy for Patients with Chronic Neck Pain", Manual Therapy,June,19(3): 215-2. Pub Med PMID: 24467843.

17. Kachingwe, A. (2008). "Comparison of Manual Therapy Techniques with Therapeutic Exercise in the Treatment of Shoulder Impingement: A Randomized Controlled Clinical trial", Journal of Manual & Manipulative Therapy, 16(4): 238-247.

18. Kumar, D. (2011). " Efficacy of Mulligan Concept (NAGs) on Activity of Daily Living in Cervical Spine Pain: A Randomised Control Trial", Physiotherapy: The Journal of the Indian Association of Physiotherapists, 9(1): 4-9.

19. Kumar, D. (2011). "Efficacy of Mulligan Concept (NAGs) on Pain at Available End Range in Cervical Spine Pain: A Randomised Control Trial", Indian Journal of Physiotherapy and Occupational Therapy, 5(1): 154-158.

20. Moiler, K. (2006). "The Role of Fibular Tape in the Prevention of Ankle Injury in Basketball: A Pilot Study", Journal of Orthopaedic and Sports Physical Therapy, 9(36): 661-668.

21. Moutzouri, M. (2008). "The Effects of the Mulligan Sustained Natural Apophyseal Glide (SNAG) Mobilisation in the Lumbar Flexion Range of Asymptomatic Subjects as Measured by the Zebris CMS20 3-D Motion Analysis System", BMC Musculoskeletal disorders, 9:131-140.

22. Nam, C.W. (2013). "Effects of the MWM Technique Accompanied by Trunk Stabilization Exercises on Pain and Physical Dysfunctions Caused by Degenerative Osteoarthritis", Journal of Physical Therapy Science, September, 25(9):1137-40. Pubmed PMID: 24259931. Pubmed Central PMCID: 3818775.

23. Paungmali, A. (2003). "Hypoalgesic and Sympatho Excitatory Effects of Mobilization with Movement for Lateral Epicondylalgia", Physical Therapy, 83(4):374-383.

24. Paungmali, A. (2004). "Naloxone Fails to Antagonize Initial Hypoalgesic Effect of a Manual Therapy Treatment for Lateral Epicondylalgia", Journal of Manipulative and Physiological

Therapeutics, 27:180–185.

25. Reid, S. (2007). "Sustained Natural Apophyseal Glides (SNAGS) are an Effective Treatment for Cervicogenic Dizziness", Manual Therapy, doi:10.1016/j.math.2007.03.006.

26. Reid, S.A. (2014). "Comparison of Mulligan Sustained Natural Apophyseal Glides and Maitland Mobilizations for Treatment of Cervicogenic Dizziness: A Randomized Controlled Trial", Physical Therapy, 94: 466–76.

27. Reid, S.A. (2014). "Effects of Cervical Spine Manual Therapy on Range of Motion, Head Repositioning and Balance in Participants with Cervicogenic Dizziness: A Randomized Controlled Trial", Archives of Physical Medicine and Rehabilitation, April 30, PubMed PMID: 24792139.

28. Reid, S.A. (2012). "Efficacy of Manual Therapy Treatments for People with Cervicogenic Dizziness and Pain: Protocol of a Randomised Controlled trial", BMC Musculoskeletal Disorder, 13: 201. PubMed PMID: 23078200. Pubmed Central PMCID: 3488326.

29. Shin, E.J. (2014). "The Effect of Sustained Natural Apophyseal Glides on Headache, Duration and Cervical Function in Women with Cervicogenic Headache", Journal of Exercise Rehabilitation, April, 10(2):131–5. PubMed PMID: 24877050.Pubmed Central PMCID: 4025547

30. Teys, P. (2006). "The Initial Effects of a Mulligan's Mobilization with Movement Technique on Range of Movement and Pressure Pain Threshold in Pain-Limited Shoulders", Manual Therapy, doi:10.1016/j.math.2006.07.011.

31. Teys, P. (2013). "One-Week time Course of the Effects of Mulligan's Mobilisation with Movement and Taping in Painful Shoulders", Manual Therapy. PubMed PMID: 23391760.

32. Vicenzino, B. (2001). "Specific Manipulative Therapy Treatment for Chronic Lateral Epicondylalgia produces Uniquely Characteristic Hypoalgesia", Manual Therapy, 6(4): 205–212.

33. VonPiekartz, H. (2013). "Orofacial Manual Therapy Improves Cervical Movement Impairment associated with Headache and Features of Temporomandibular Dysfunction: A Randomized Controlled Trial." Manual Therapy, PubMed PMID: 23302515.

34. Abbott, J.H. (2001). "Mobilization with Movement applied to the Elbow affects Shoulder Range of movement in Subjects with Lateral Epicondylalgia", Manual Therapy, 6(3):170–177.

35. Abbott, J.H. (2001). "The Initial Effects of an Elbow Mobilization with Movement Technique on Grip Strength in Subjects with Lateral Epicondylalgia", Manual Therapy, 6(3):163–169.

36. Delahunt, E. (2012). "Joint Mobilization Acutely Improves Landing Kinematics in Chronic Ankle Instability", Medicine & Science in Sports & Exercise,doi: 10.2340/16501977–1064.

37. Konstantinou, K. (2007). " Flexion Mobilizations with Movement Techniques: The Immediate Effects on Range of Movement and Pain in Subjects with Low Back Pain", Journal of Manual &

Manipulative Therapy, doi:10.1016/j.jmpt.2007.01.015.

38. Paungmali, A. (2003). "Hypoalgesia Induced by Elbow Manipulation in Lateral Epicondylalgia does not Exhibit Tolerance", The Journal of Pain, 4(8): 448–454.

39. Slater, H. (2006). "Effects of a Manual Therapy Technique in Experimental Lateral Epicondylalgia", Manual Therapy, 11(2): 130–135.

40. Abbott, J.H. (1998). "The Effect of Elbow Mobilisation with Movement on Shoulder Impairment and Functional Limitation: A Case Report", Journal of Manual and Manipulative Therapy, 6(4):208.

41. Backstrom, K.M. (2002). "Mobilization with Movement as an Adjunct Intervention in a Patient with Complicated De Quervain's Tenosynovitis: A Case Report", Journal of Orthopaedic and Sports Physical Therapy, 32(3): 86–94.

42. Carson, P.A. (1999). "The Rehabilitation of a Competitive Swimmer with an Asymmetrical Breastsroke", ManualTherapy, 4(2): 100–106.

43. DeSantis L. (2006). "The Use of Mobilization with Movement in the Treatment of a Patient with Subacromial Impingement: A Case Report", The Journal of Manual & Manipulative Therapy, 14(2):77–87.

44. Folk, B. (2001). "Traumatic Thumb Injury Management using Mobilization with Movement", Manual Therapy, 6(3):178–182.

45. Horton, S.J. (2002). "Acute Locked Thoracic Spine: Treatment with a Modified SNAG", Manual Therapy, 7(2):103–107.

46. Hsieh, C.Y. (2002). "Mulligan's Mobilization with Movement for the Thumb: A Single Case Report using Magnetic Resonance Imaging to Evaluate the Positional Fault Hypothesis", Manual Therapy, 7(1): 44–49.

47. Lincoln, J. (2000). "Clinical Instability of the Upper Cervical Spine", Manual Therapy, 5(1):41–46.

48. Malo-Urries, M. (2014). "Clinical and Ultrasonographic Evidence of a Proximal Positional Fault of the Radius. A Case Report", Manual Therapy.

49. Scaringe, J. (2002). "Improved Shoulder Function After using Spinal Mobilisation with Arm Movement in a 50-year old Golfer with Shoulder, Arm, and Neck Pain", Topics in Clinical Chiropractic, 9(3): 44–53.

50. Woodman, R. (2012). "Utilization of Mobilization with Movement for an Apparent Sprain of the Posterior Talofibular Ligament: A Case Report," Manual therapy, doi:10.1016/j.math.2012.03.014.

51. O'Brien, T. (1998). "A Study of the Effects of Mulligan's Mobilization with Movement Treatment of Lateral Ankle Pain using a Case Study Design", Manual Therapy, 3(2): 78–84.

52. Penso, M. (2008). "The Effectiveness of Mobilisation with Movement for Chronic Medial Ankle Pain: A Case Study."
53. Vicenzino, B. (1995). "Effects of a Novel Manipulative Physiotherapy Technique on Tennis Elbow: A Single Case study", Manual Therapy,1: 30–35.
54. Dinkins, E. (2012). "Management of Restless Leg Syndrome with Use of a Traction Straight Leg Raise: A Preliminary Case Series." Manual Therapy, doi.org/10.1016/j.math.2012.11.002.
55. Exelby, L. (2001). "The Locked Lumbar Facet Joint: Intervention Using Mobilizations with Movement", Manual Therapy, 6(2): 116–121.
56. Gilbreath, J.P. (2014). "The Effects of Mobilization with Movement on Dorsiflexion Range of Motion, Dynamic Balance, and Self-reported Function in Individuals with Chronic Ankle Instability", Manual Therapy, April, 19(2):152–7. PubMed PMID: 24834500.
57. Gonzá lez-Iglesias, J. (2013). "Mobilisation with Movement, Thoracic Spine Manipulation and Dry Needling for the Management of Temporomandibular Disorders: A Prospective Case Series", Physiotherapy Theory and Practice.DOI: 10.3109/09593985.2013.783895.
58. Hall, T.M. (2006). "Mulligan Traction Straight Leg Raise: A Pilot Study to Investigate Effects on Range of Motion in Patients with Low Back Pain", Journal of Manual and Manipulative Therapy, 14(2):95–100.
59. Hetherington, B. (1996). "Lateral Ligament Strains of the Ankle, Do they exist"? Manual Therapy, 1(5): 274–275.
60. Hubbard, T. (2007). "Anterior Positional Fault of the Fibula after Sub-acute Lateral Ankle Sprains", Manual Therapy,doi:10.1016/j.math.2006.09.008.
61. Kavanagh, J. (1999). "Is there a Positional Fault at the Inferior Fibiofibular Joint in Patients with Acute or Chronic Ankle Sprains Compared to Normal's"? Manual Therapy, 4(1):19–24.
62. Kaneko, S. (2011). "Forearm Pain, Diagnosed as Intersection Syndrome, Managed by Taping: A Case Series", Journal of Orthopaedic & Sports Physical Therapy, 41 (7): 514–519.
63. Takasaki, H. (2012). "Immediate and Short-term Effects of Mulligan Mobilisation with Movement in Knee pain and Disability associated with Knee Osteoarthritis–A Prospective Case Series", Physiotherapy Theory & Practice, DOI10.3109/09593985.2012.702854.
64. Wilson, E. (1997). " Central Facilitation and Remote Effects: Treating both Ends of the System",Manual Therapy,2(2):165–168.
65. Konstantinou, K. (2002). "The Use and Reported Effects of Mobilization with Movement Techniques in Low Back Pain Management: A Cross-Sectional Descriptive Survey of Physiotherapists", Manual Therapy, 7(4): 206–214.
66. Adkar, L. (2008). "Immediate Effectiveness of Maitland's, Mulligan's and McKenzie's

Approaches in Chronic Lumbar Spondylosis: A Randomized Clinical Trial", 9th Scientific Conference of IFOMT, Rotterdam, Holland.

67. Aikhabbaz, Y. (2011). "The Effect of the Fibular repositioning Taping Technique on Standing Balance", WCPT, 2011.

68. Alexander, J. (2008). "The Effectiveness of Achilles Tendinopathy Taping on Rear foot Posture During Static Weight Bearing and Gait", In proceeding of the American Physical Therapy Association Annual Conference 2008, San Antonio.

69. Alonso-Blanco, C. (2008). "Muscle Trigger Point Dry Needling and Mulligans' Mobilization with Movement for the Management of Chronic Lateral Epicondylalgia: A case Report", 9th Scientific Conference of IFOMT, Rotterdam, Holland.

70. Brandy, A. (2005). "Manual Mobilization of the Cervical Spine: A Step Further",The Spine – World Congress on Manual Therapy, Rome, Italy.

71. Browning, P. (2011). "The Effect of a Cervical Rotational Snag on Median nerve Extensibility in an Asymptomatic population, a within Subjects Randomised Design", WCPT, Holland.

72. Budulmann, K. (2012). "Musculoskeletal Function of the Upper Cervical Spine in Children", IFOMPT, Canada.

73. Carpenter, G. (2008). "The Effects of Hip Mobilization and Mobilization with Movement in the Physical Therapy Management of a person with Lateral Hip Pain: A Case Report", American Academy of Orthopaedic Manual Physical Therapist (AAOMPT) Conference.

74. Dimitrova, E.B. (2000). "Effects of Mulligan's Pain Release Phenomenon Techniques in cases of Achilles Peritendonitis", In Singer KP, Proceedings of the 7th Scientific Conference of IFOMT, The University of Western Australia, Perth.

75. Dimitrova, E. (2002). "Application of Mulligan's Mobilization with Movement after Shoulder Dislocation", In Proceedings of the 7th International Congress of Sports Science, Antalya, Turkey.

76. Dimitrova, E. (2006). "Mobilizations with Movement in treatment of Impingement Syndrome in the Overhead Athlete", In Proceedings of the 8th International Congress of Sports Medicine Association of Greece & 5th Greek-Cypriot Congress of Sports Medicine, Thessaloniki, Greece.

77. French, H (2011). "The Effectiveness of Exercise with and without Manual Therapy for Hip Osteoarthritis: Preliminary Results of a Multi-centre Randomised Controlled Trial. WCPT, Holland.

78. Hall, T.M. (2003). "Cervicogenic Headache: Which Motion Segments are involved"? Paper presented at the In Proceedings of the 13th Biennial Conference of the Musculoskeletal Physiotherapy Association of Australia.

79. Hing, W. (2008). "The Assessment of Mulligan's Shoulder Mobilisation with Movement's by Diagnostic Ultrasound", 9th Scientific Conference of IFOMT, Rotterdam, Holland.

80. Hopper, D. (2007). "Does Mulligan Ankle Tape influence Balance Performance in Athletes with Unilateral Chronic Ankle Instability"? Proceedings of the Australian Physiotherapy Association Conference Week, Cairns, Australia.

81. Islam, S. (2008). " Effectiveness of PNF Stretching and Mulligan's BLR Technique for Increasing the Flexibility of Hamstring in Healthy Male Subjects: Comparative Study", 9th Scientific Conference of IFOMT, Rotterdam, Holland.

82. Mann, T.W. (2002). "Efficacy of the Mulligan Concept: A Review of the Evidence base", Paper presented at the IN Proceedings of the 39th Annual Conference of the Malaysian Physiotherapy Association.

83. Mercer, S. (2001). "Meniscoids and Manual Therapy of the Ankle", Paper presented at the In Proceedings of the 12 Biennial conference of the Musculoskeletal Physiotherapy Association of Australia.

84. Merlin, D. (2005). "Mulligan's Mobilisation with Movement Technique for Lateral Ankle Pain and the Use of Magnetic Resonance Imaging to Evaluate the Positional Fault Hypothesis", XIV International Congress on Sports Rehabilitation and Traumatology, Bologna, Italy.

85. Moulson, A. (2005). "A Preliminary Investigation into the Relationship between Cervical SNAGs and Sympathetic Nervous System activity in the Upper Limbs of an Asymptomatic Population", Second International Conference on Movement Dysfunction, Edinburgh, United Kingdom.

86. Moutzouri, I (2011). "Effects of Mulligan Mobilisation Technique «SNAG» applied on the Lumbar Spine in the Sympathetic Nervous System activity of Lower Limbs." WCPT, Holland.

87. Mulligan, Brian R. (1988). "SNAGS", Paper presented at the Proceedings of IFOMT.

88. Neto, F. (2005). "Immediate Effects of Hold-Relax and Mulligan's Traction Straight Leg Raise Techniques on Hamstring Flexibility", The Spine-World Congress on Manual Therapy, Rome, Italy.

89. Perry, J. (2012). "The Neurophysiological Effects of Spinal Manipulative Therapy on Patients with Acute and Subacute LBP", IFOMPT, Canada.

90. Piekartz, H. (2012). "Treatment to address Temporomandibular Dysfunction in addition to usual Care Improves Cervicogenic Headache and Cervical Mobility", IFOMPT, Canada.

91. Schoening, S. (2004). "Physical Therapy Management of Chronic Inversion Ankle Sprains using the Mulligan Ankle Technique: A Case study", Paper presented at the Proceedings of the American Physical Therapy Association Congress.

92. Teys, P. (2011). "Time course and the Effects of Taping of a Mulligan's Mobilization-with

Movement Manual Therapy Technique in Pain Limited Shoulders", WCPT, Holland.

93. **Vicenzino, B.** (2001). "Preliminary Evidence of a Force Threshold required to produce Manipulation-induced Analgesia", Paper presented at the Proceedings of the 12th Biennial Conference of the Musculo-skeletal Physiotherapy Association of Australia.

94. **Vicenzino, B.** (2001). "The Initial Effects of Two Mulligan Mobilizations with Movement Treatment Techniques on Ankle Dorsiflexion", In Proceedings of the Australian Conference of Science and Medicine in Sport, Australia.

95. **Vicenzino, B.** (2004). "Mobilizations of Movement Treatment of the Ankle changes Joint Position Sense in Subjects with Recurrent Sprains: A Preliminary Report", In Proceedings of the 2nd International Ankle Symposium, Delaware, USA.

96. **Vicenzino, T.** (2008). "Age and Pain Free Grip Strength may Predict Outcome to Mobilisation with Movement and Exercise for Tennis Elbow", In Proceedings of the 9th Scientific Conference of IFOMT, Rotterdam, Holland.

97. **Mack, J.** (1997). "A New Approach in the Treatment of Tennis Elbow", Paper presented at the In Proceedings of NZSM, Christchurch "partners in Action".

1st International Mulligan Conference Chicago, USA 2009

98. **Hewitt** (2009). "Mulligan's Mobilisation with Movement for the Peripheral Joints: A Systematic, Critical Narrative Review".

99. **Gangwal** (2009). "The Effect of a Cervical Rotational SNAG on Median Nerve Extensibility in an Asymptomatic Population within subjects, Randomised, Single Blind, Placebo, Controlled Design".

100. **Hoffman** (2009). "Spinal Immediate Changes in Muscle Activation Strategies during and Immediately after a Single Intervention based on the atm® concept".

101. **Osmotherly** (2009). "Craniovertebral Instability Testing. Do the tests really reflect the anatomy"?

102. **Exelby** (2009). "The Effectiveness of 'Mobilisations With Movement' with and without an Auto-Mobilisation Programme in Chronic Lateral Epicondylagia: A Single Case Study".

103. **Ogston** (2009). "The Effects of an Ankle Taping Technique on Balance and a Reaching Task while Standing on One Leg in Subjects who have Ankle Instability".

104. **Miller** (2009). "Effects of Mobilization with Movement on Ankle Dorsiflexion: A Pilot Case Report with Optical and Fluoroscopic Motion Analysis".

105. **Hing** (2009). "The Assessment of Mulligan's Shoulder Mobilisation with Movement's by Diagnostic Ultrasound".

106. **Achaltz** (2009). "The Impact of Mobilization with Movement (MWMs) on Chronic Shoulder

Immobility Associated with Functional Deficits".

107. **Dinkins** (2009). "Mulligan Traction Straight Leg Raise: A Pilot Study to Investigate Effects on Individuals with Restless Legs Syndrome". 2nd International Mulligan Conference Porto, Portugal 2011

108. **Cruz**, A. (2011). "Immediate Effects of a Rocabado's Atlas Derotation Technique and a Mulligan's C1/2 Sustained Natural Apophyseal Glide (SNAG) in the Flexion-Rotation Test Range: A Randomized Controlled Trial".

109. **Paco**, M. (2011). "Immediate Effects of an Inferior Tibiofibular Joint Mobilization with Movement Technique in Dorsiflexion and Posterior Talar Glide in Individuals with History of Ankle Sprain: A Randomized Controlled Trial".

110. **Neto**, F. (2011). "Immediate Effects of a Talus Dorsiflexion Mobilization with Movement and a Passive Accessory Antero-Posterior Mobilization in Posterior Talar Glide and Dorsiflexion of the Foot: A Randomized Controlled Trial".

111. **Werstine**, R. (2011). "A Fluoroscopic Comparison of General and Semi-specific Traction of the Cervical Spine".

112. **Lennington**, K. (2011). "A Case-series of Sub-acromial Impaction Syndrome Managed by Mulligan Shoulder Mobilization with Movement and Exercise".

113. **Ruiz**, O. (2011). "De Quervain's Disease. Successful Symptom Resolution using the Principles of MWM: A Case Report".

114. **Reid**, R. (2011). "Manual Therapy Treatment of Cervicogenic Dizziness and Pain: Preliminary Findings of a Randomised Controlled Trial".

115. **Takasaki**, H. (2011). "A Case-series of Forearm Pain, Diagnosed as Intersection Syndrome, Managed by Mulligan Taping".

116. **Brisebios**, P. (2007). "Mulligan's Mobilization with Movement Technique produces Greater Increases than Static Stretching on Passive Internal Rotation of the Hip", Journal of Athletic Training, 42:S122.

117. **Budelmann**, K. (2013). "Is there a Difference in Head Posture and Movement in Children with and without Pediatric Headache", European Journal of Pediatrics, DOI 10.1007/s00431-013-2046-z.

118. **Budelmann**, K. (2013). "A Normative Study of Cervical Range of Motion Measures Including the Flexion-Rotation Test in Asymptomatic Children: Side-to-Side Variability and Pain Provocation", Journal of Manual & Manipulative Therapy, DOI 10.1179/2042618612Y.0000000026.

119. **Chou**, E. (2013). "Lower Leg Neuromuscular Changes following Fibular Reposition Taping in

Individuals with Chronic Ankle Instability", Manual Therapy, PubMed PMID: 23302515.

120. **Edmonston**, S.J. (1997). "Thoracic Spine, Anatomical and Biomechanical Considerations for Manual Therapy", Manual Therapy, 2(3):132-143.

121. **Exelby**, L. (1995). "Mobilisation with Movement: a Personal View", Physiotherapy, 81(12): 724-729.

122. **Exelby**, L. (1996). "Peripheral Mobilisation with Movement", Manual Therapy, 1(13):118-126.

123. **Exelby**, L. (2002). "The Mulligan Concept: Its Application in the Management of Spinal Conditions", Manual Therapy, 7(2): 64-70.

124. **Fuji**, M. (2009). "Does Distal Tibiofibular Joint Mobilization decrease Limitation of Ankle Dorsiflexion"? Manual Therapy, 15(1):1-5.

125. **Guo**, L. (2006). "Initial Effects of the Ankle Dorsiflexion Mobilization with Movement on Ankle Range of Motion and Limb Coordination in Young Healthy Subjects", Formosan Journal of Physical Therapy, 31(3):173-181.

126. **Hall**, T.M. (2001). "Effects of the Mulligan Traction Straight Leg Raise Technique on Range of Movement", Journal of Manual & Manipulative Therapy, 9(3): 128-133.

127. **Hall** T.M. (2004). "The Flexion-Rotation Test and Active Cervical Mobility - A Comparative Measurement Study in Cervicogenic Headache", Manual Therapy, 9(4): 197-204.

128. **Hall**, T.M. (2006). "Mulligan's Traction Straight Leg Raise: A Pilot Study to Investigate Effects on Range of Motion in Patients with Low Back Pain", Journal of Manual & Manipulative Therapy, 14(2): 95-100.

129. **Hall**, T.M. (2008). "Inter-Tester Reliability and Diagnostic Validity of the Cervical Flexion-Rotation Test", Journal of Manipulative and Physiological Therapeutics, 31: 293-300.

130. **Hall**, T.M, (2008). "Clinical Evaluation of Cervicogenic Headache", Journal of Manual & Manipulative Therapy, 16(2):73-80.

131. **Hall**, T.M. (2010). "Long-term Stability and Minimal Detectable Change of the Cervical Flexion-Rotation Test", Journal of Orthopaedic & Sports Physical Therapy, 40(4): 225-229.

132. **Hall**, T.M. (2010). "The Relationship between Cervicogenic Headache and Impairment Determined by the Cervical Flexion-Rotation Test", Journal of Manipulative & Physiological Therapeutics, doi:10.1016/j.jmpt.2010.09.002.

133. **Hall**, T.M. (2010). "Comparative Analysis and Diagnostic Accuracy of the Cervical Flexion-Rotation Test". Journal of Headache and Pain, DOI 10.1007/s10194-010-0222-3.

134. **Hall**, T.M. (2010). "The Influence of Lower Cervical Joint Pain on Range of Motion and Interpretation of the Flexion-Rotation Test", Journal of Manual & Manipulative Therapy,

18(3):126–131.

135. **Hall, T.M.** (2010). "Reliability of Manual Examination and Frequency of Symptomatic Cervical Motion Segment Dysfunction in Cervicogenic Headache", Manual Therapy, doi:10.1016/j.math.2010.06.002

136. **Hearn, A.** (2002). "Cervical Snags: a Biomechanical Analysis", Manual Therapy, 7(2), 71–79.

137. **Hing, W.** (2009). "Mulligan's Mobilization with Movement: A Systematic Review", The Journal of Manual &Manipulative Therapy, 17:2. p39–65.

138. **Ho, K.** (2008). "Displacement of the Head of Humerus while Performing Mobilization with Movement in Glenohumeral Joint: A cadaver study", Manual Therapy, doi:10.1016/j.math.2008.01.008.

139. **Hoch, M.C.** (2010). "The Effectiveness of Mobilization with Movement at Improving Dorsiflexion after Ankle Sprain", Journal of Sports and Rehabilitation, 19(2):226–32.

140. **Hopper, D.** (2009). "The Influence of Mulligan Ankle Taping during Balance Performance in Subjects with Unilateral Chronic Ankle Instability", Physical Therapy in Sport, doi:10.1016/j.ptsp.2009.07.005.

141. **Hubbard, T.** (2006). "Fibular Position in Individuals with Self-reported Chronic Ankle Instability", Journal of Orthopaedic and Sports Physical Therapy, 36(1): 3–9.

142. **Hubbard, T.** (2007). "Anterior Positional Fault of the Fibula after Sub-acute Lateral Ankle Sprains", Manual Therapy,doi:10.1016/j.math.2006.09.008.

143. **Johnson, J.** (1997). "Mobilisation with Movement: An Adjunct to Traditional Treatment of Lateral Epicondylitis", Journal of Sports Physiotherapy, 1 (25) 76.

144. **Konstantinou, K.** (2002). "The Use and Reported Effects of Mobilization with Movement Techniques in Low Back Pain Management: A Cross-Sectional Descriptive Survey of Physiotherapists", Manual Therapy, 7(4):206–214.

145. **Mann, T. W.** (2001). "Causes of Complications from Cervical Spine Manipulation", Physiotherapy, 47: 255–266.

146. **McLean, S.** (2002). "A Pilot Study of the Manual Force Levels required to Produce Manipulation Induced Hypoalgesia", Clinical Biomechanics, 17, 304–308.

147. **Michel, P.** (2000). "Total Glenohumeral Joint Replacement: Totally Different Situation", Manual Therapy 5(2): 108–112.

148. **Miller, J.** (1999). "The Mulligan Concept – The Next Step in the Evolution of Manual Therapy", Canadian Physiotherapy Association Orthopaedic Division Review, March/April 9–13.

149. **Miller, J.** (2000). "Mulligan Concept – Management of Tennis Elbow", Canadian Physiotherapy Association Orthopaedic Division Review, May/June 45–46.

150. **Moulston. A.** (2006). "A Preliminary Investigation into the Relationship between Cervical SNAGS and Sympathetic Nervous System Activity in the Upper Limbs of Asymptomatic Population", Manual therapy,11: 214-224.

151. **Mulligan, Brian R.** (1957). "The Acute Wryneck", New Zealand Journal of Physiotherapy, May, 1957.

152. **Mulligan, Brian R.** (1974). "The Painful Stiff Shoulder", New Zealand Journal of Physiotherapy, 4(7).

153. **Mulligan, Brian R.** (1982). "NAGS - Modified Mobilisation Techniques for the Cervical and Upper Thoracic Spines", New Zealand Journal of Physiotherapy, August, 1982.

154. **Mulligan, Brian R.** (1989). "Pain Release Phenomenon Techniques - PRPS", New Zealand Journal of Physiotherapy,April, 1989.

155. **Mulligan, Brian R.** (1992). "Extremity Joint Mobilisations Combined with Movement", New Zealand Journal of Physiotherapy, April, 1992.

156. **Mulligan, Brian R.** (1993). "Mobilisation with Movement", Journal of Manual & Manipulative Therapy, 1(4): 154-156.

157. **Mulligan, Brian R.** (1994). "Spinal Mobilisation with Arm Movement (Further Mobilisation with Movement)", Journal of Manual & Manipulative Therapy, 2(2): 75-77.

158. **Mulligan, Brian R.** (1995). "Spinal Mobilisation with Leg Movement (Further Mobilisation with Movement)", Journal of Manual & Manipulative Therapy, 3(1): 25-27.

159. **Mulligan, Brian R.** (1996). "Mobilisation with Movement for the Hip Joint to Restore Internal Rotation and Flexion", Journal of Manual & Manipulative Therapy, 4(1): 35-37.

160. **Mulligan, Brian R.** (1997). "Update on Spinal Mobilisations with Leg Movement", Journal of Manual & Manipulative Therapy, 5(4):184-187.

161. **Mulligan, Brian R.** (2003). "The Painful Dysfunctional Shoulder. A New Treatment Approach using Mobilisation with Movement", The New Zealand Journal of Physiotherapy, 31 (3):140-142.

162. **Naik, V.** (2007). "Effectiveness of Maitland versus Mulligan Mobilization Techniques after Post Surgical Management of Colles Fracture", Indian Journal of Physiotherapy and Occupational Therapy, 1(4):14-18.

163. **Ogince, M.** (2006). "The Diagnostic Validity of the Cervical Flexion-Rotation Test in C1/2 related Cervicogenic Headache", Manual Therapy (accepted for publication).

164. **Pagorek, S.** (2009). "Effect of Manual Mobilization with Movement on Pain and Strength in Adults with Chronic Lateral Epicondylitis", Journal of Sport Rehabilitation, 18: 1-10.

165. **Rivett, D.A.** (1997). "Preventing Neurovascular Complications of Cervical Spine Manipulation", Physical Therapy Review, 2: 29-37.

166. Rivett, D.A. (1998). "Negative Pre-manipulative Vertebral Artery Testing Despite Complete Occlusion: A Case of False Negativity"? Manual Therapy, 3(2): 102–107.
167. Smith, K. (2008). "The Influence of Age, Gender, Lifestyle Factors and Sub-clinical Neck Pain on the Cervical Flexion-Rotation Test and Cervical Range of Motion", Manual Therapy, doi:10.1016/j.math.2007.07.005.
168. Stevens, G. (1995). "Lateral Epicondylitis", Journal of Manual & Manipulative Therapy, 3(2): 50–58.
169. Takasaki, H. (2008). "Cervical Segmental Motion Induced by Shoulder Abduction Assessed by Magnetic Resonance Imaging", Spine, 34: E122–E126.
170. Takasaki, H. (2010). "Normal Kinematics of the Upper Cervical Spine during the Flexion-Rotation Test – In Vivo Measurements using Magnetic Resonance Imaging", Manual Therapy, doi:10.1016/j.math.2010.07.005.
171. Teys, P. (2006). "A Preliminary Study of the Effects of a Shoulder Mobilisation with Movement", Journal of Science and Medicine in Sport, 9(Supplement 1):24.
172. Vicenzino, B. (2003). "Lateral Epicondylalgia: A Musculoskeletal Physiotherapy Perspective", Manual Therapy, 8(2):66–79.
173. Vicenzino, B. (2006). "Mulligan's Mobilization-with-Movement, Positional Faults and Pain Relief: Current Concepts from a Critical Review of Literature", Manual Therapy, doi:10.1016/j.math.2006.07.012.
174. Vicenzino, B. (2007). "Joint Manipulation in the Management of Lateral Epicondylalgia: A Clinical Commentary", Journal of Manual & Manipulative Therapy, 15(1): 50–56.
175. Yang, J.I. (2009). "Mobilization Techniques in Subjects with Frozen Shoulder Syndrome: Randomized Multiple Treatment Trial", Physical Therapy, 87:1307–1315.
176. Wilson, E. (1994a). "Mobilisation with Movement: An Update", In Touch, 73: 10–11.
177. Wilson, E. (1994b). "Peripheral Joint Mobilisation with Movement and its Effects on Adverse Neural Tension", Journal of the Manipulative Association of Chartered Physiotherapists (UK), 2: 35–39.
178. Wilson, E. (1995). "Mobilisations with Movement and Adverse Neural Tension: An Exploration of Possible Links", Manipulative Physiotherapist, 27(1).
179. Woodman, R. (2011). "An Introduction to the Examination and Treatment of Non-Surgical Soft Tissue Lesions of the Wrist and Hand, Integrating the Approaches of Cyriax and Mulligan", Physiotimes, 3(3).
180. Woodman, R. (2011). "Integrating the Cyriax and Mulligan Approach for the Examination and Treatment of Soft Tissue Injuries around the Ankle", Physiotimes, 2 (5).

181. **Woodman, R** (2011) Application of the Mulligan Approach to the Lumbar Mechanical Derangement.Physiotimes, 2, (4)
182. **Woodman, R.** (2010). "To SNAG or Not to SNAG the Cervical Spine", Physiotimes, 1 (5).
183. **McDowell, J.M., Johnson, G.M., Hetherington, B.H.**, (2013). "Mulligan Concept Manual Therapy: Standardizing Annotation". Manual Therapy. 2014 Oct,19 (5):499–503, DOI:10.1016/j.math.2013.12.006. Epub 2014 Jan 10.
184. **Beyerlein, C.** (2002). "Geschichte der spinalen Manipulation von Hippokrates bis heute. Krankengymnastik–ZeitschriftfürPhysiotherapeuten", 54(11): 1780–1784.
185. **Beyerlein, C.H.** (2002). "Effektivität der Mulligan–Straight–Leg–Raise–Traktionstechnik auf die BeweglichkeitbeiPatientenmitR ü ckenschmerzen", Manuelle Therapie, 6: 61–68.
186. **Claassen R.** (2001). "Het Mulligan Concept: een veilige en effectieve manier van mobiliseren", WetenschappelijktijdschriftvoorFysischeTherapie, 2(2):7–17.
187. **Schafer, A.** (2005). "Mulligan Bent Leg Raise Technique—A Preliminary Randomized Trial of Immediate Effect After a Single Intervention", Manuelle Therapie, 9: 180–185.